中医实用技术丛书

灸法速成图解

主编 柴铁劬
编者 刘 乡　诸葛建
绘图 柴 丹　郝 雨

科学技术文献出版社
SCIENTIFIC AND TECHNICAL DOCUMENTATION PRESS
·北京·

(京)新登字 130 号

内 容 简 介

本书是一本关于灸疗的中医实用技术图书,分总论、各论两大部分。总论为灸法的基础理论知识,充分介绍了灸法的发展史与定义、治疗机理、功能特点、灸法的操作规程、常用灸法及其特点,以及灸法的注意事项、施灸禁忌;各论重点介绍了内科、骨伤科、妇儿科、泌尿科、皮肤五官科各系统多发病的灸法治疗,包括疾病定义、分型取穴、灸法应用、病例举例等。本书从基础理论到疾病的治疗,均附插图,内容科学,通俗易懂,可作为基层医务工作者学习和广大群众自学自用的参考书。

科学技术文献出版社是国家科学技术部系统惟一一家中央级综合牲科技出版机构,我们所有的努力都是为了使您增长知识和才干。

目　录

总　论

一、灸法发展简史 …………………………………………（3）
二、灸法的定义 ……………………………………………（4）
三、灸法的治疗机理 ………………………………………（4）
四、灸法的功能及特点 ……………………………………（4）
五、灸法的操作 ……………………………………………（6）
六、常用灸法及其特点 ……………………………………（9）
七、注意事项 ………………………………………………（14）
八、施灸禁忌 ………………………………………………（15）

各　论

第一章　内科疾病 …………………………………………（19）
　第一节　感冒 ……………………………………………（19）
　第二节　咳嗽 ……………………………………………（26）
　第三节　哮喘 ……………………………………………（33）
　第四节　高血压 …………………………………………（40）
　第五节　高血脂病 ………………………………………（45）
　第六节　贫血 ……………………………………………（50）
　第七节　惊悸 ……………………………………………（55）
　第八节　失眠 ……………………………………………（59）
　第九节　神经衰弱 ………………………………………（66）
　第十节　头痛 ……………………………………………（71）
　第十一节　眩晕 …………………………………………（81）
　第十二节　慢性胃炎 ……………………………………（86）

第十三节　胃下垂 ……………………………………… (91)

第十四节　泄泻 ………………………………………… (96)

第十五节　腹痛 ………………………………………… (101)

第十六节　偏瘫 ………………………………………… (106)

第十七节　面瘫 ………………………………………… (111)

第十八节　糖尿病 ……………………………………… (117)

第十九节　自汗盗汗 …………………………………… (121)

第二十节　肥胖症 ……………………………………… (127)

第二十一节　水肿 ……………………………………… (131)

第二章　外科骨伤疾病 …………………………………… (137)

第一节　颈椎病 ………………………………………… (137)

第二节　落枕 …………………………………………… (141)

第三节　肩周炎 ………………………………………… (146)

第四节　网球肘 ………………………………………… (150)

第五节　扭伤 …………………………………………… (152)

第六节　慢性腰痛 ……………………………………… (159)

第七节　风湿、类风湿性关节炎 ……………………… (164)

第三章　妇儿科疾病 ……………………………………… (174)

第一节　月经不调 ……………………………………… (174)

第二节　痛经 …………………………………………… (179)

第三节　崩漏 …………………………………………… (185)

第四节　更年期综合征 ………………………………… (191)

第五节　带下 …………………………………………… (195)

第六节　盆腔炎 ………………………………………… (200)

第七节　不孕症 ………………………………………… (205)

第八节　子宫下垂 ……………………………………… (210)

第九节　乳腺增生 ……………………………………… (214)

第十节　小儿惊风 ……………………………………… (219)

第十一节　小儿遗尿 …………………………………… (224)

第十二节　小儿腹泻 …………………………………… (227)

第十三节　小儿夜啼 …………………………………… (231)

第十四节　小儿厌食……………………………………(234)

第四章　泌尿、皮肤科疾病……………………………(238)

第一节　阳痿……………………………………………(238)
第二节　遗精……………………………………………(241)
第三节　早泄……………………………………………(246)
第四节　慢性前列腺炎…………………………………(251)
第五节　不育症…………………………………………(254)
第六节　小便不利………………………………………(259)
第七节　尿失禁…………………………………………(266)
第八节　痤疮……………………………………………(270)
第九节　荨麻疹…………………………………………(275)
第十节　湿疹……………………………………………(279)
第十一节　疣……………………………………………(284)
第十二节　牛皮癣………………………………………(287)
第十三节　冻伤…………………………………………(291)

第五章　五官科疾病……………………………………(296)

第一节　近视……………………………………………(296)
第二节　青光眼…………………………………………(298)
第三节　耳源性眩晕……………………………………(302)
第四节　耳鸣、耳聋……………………………………(307)
第五节　过敏性鼻炎……………………………………(312)
第六节　咽炎……………………………………………(316)
第七节　牙痛……………………………………………(321)

参考文献…………………………………………………(327)

总论

一、灸法发展简史

灸法是一种通过燃烧某种药物释放热力治病的方法,它的媒介是火与灸料。

灸法起源于人类对火的使用。远古人类在用火取暖或意外被火烧灼时,缓解或治愈了某些病痛,从而发现了火焰的热力作用于人体某些特定部位时有治疗疾病的作用。当人类有意识地将这些治疗经验积累起来,并主动用烘烤或灼烧的方式治疗病痛时,灸法治疗便逐渐形成体系。

1973年在长沙市马王堆三号汉墓出土的帛书《足臂十一脉灸经》与《阴阳十一脉灸经》,记载了经脉循行的部位、经脉主治的疾病、灸法适宜的疾病,同时出土的《五十二病方》也记载了灸法和其他火法治疗的方法,由此可见,灸法在《黄帝内经》出现以前便形成了较为完备的系统理论。

春秋战国时期,灸法得到统治阶层的重视,如《孟子·离娄》有云:"今之欲王者,犹七年之病,求三年之艾也。"《左传》中记载医缓给晋景公诊病后说:"疾不可为也,病在膏之上,肓之下。攻之不可,达之不及,药不治焉。""攻之不可"的"攻"即是指灸法。《黄帝内经》作为我国战国以前医学的一次大总结,其中详细叙述了灸法的起源、种类、适应证等众多内容。

汉代至晋代,《伤寒论》、《曹氏灸方》、《针灸甲乙经》、《肘后备急方》等著作的出现极大地推动了针灸学的发展。《伤寒论》十分重视灸法,对少阴病等众多疾病均用灸法。《曹氏灸方》是我国最早的灸法专著,为三国曹操之子曹翕所著,书中记载了诸多穴位及施灸的禁忌。《针灸甲乙经》详尽地论述了脏腑经络腧穴、脉诊理论、针灸禁忌、病机证候等。葛洪的《肘后备急方》把灸法运用到对猝死、霍乱吐利等证的急救之中。

南北朝时期,灸法在民间盛行,《南史·齐本纪第四》记载"贵贱争取之,多得其验"。由此可知,当时人们对于灸法的崇尚程度。

唐朝有"灸师"专业职称出现,著名医家孙思邈的《备急千金要方》、《千金翼方》大力提倡针、灸、药并用。王焘在《外台秘要》中指出:"虽曰针、汤、散,皆所不及,灸为其最要。"崔知悌的《骨蒸病灸方》是专门介绍灸法治疗痨病的专著,《新集备急灸经》则是灸法治疗急症的专论。

宋代有"天灸"、"自灸"的记载,即利用具有刺激性的药物,如蒜泥、白芥子、斑蝥、旱莲草等敷贴于穴位或患部,使皮肤发泡以治疗疾病的方法,是一种非火灸的灸法。

明清时期杨继州的《针灸大成》、徐凤的《针灸大全》、高武的《针灸聚

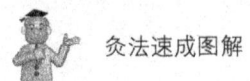

英》、张介宾的《类经图翼》、汪机的《针灸问对》等都为针灸学的发展做出了贡献。清代吴亦鼎的《神灸经论》是我国历史上又一部全面系统的灸法学专著，主张"灸重审穴"。清朝末年，帝国主义的入侵使我国陷入了巨大的灾难，但灸法治疗以其简便、灵验、价廉的特点仍流行于民间，发挥着无可替代的作用。

新中国成立以后，国家大力发展中医，针灸在教育与临床上得到长足的发展，出现了许多新的现代针灸方法，如无烟艾条以及各种新式的灸具和温灸治疗仪的发明及应用等。

二、灸法的定义

灸法是用艾或其他具有治疗作用的药物、可燃物在人体特定部位上温熨、烧灼，借助火的温热之力，通过经络传导，作用于人体，发挥温通气血、扶正祛邪的作用，从而治病防病的一种疗法。

三、灸法的治疗机理

灸法基于人体经络与脏腑之间的相互联系、作用的体系，通过经络将热力与药力输送到人体的各个脏腑及其他组织器官而发挥疗效。

灸法以应用艾灸为主，艾叶性味苦、辛、温，入脾、肝、肾经。艾叶气味芳香，易燃，具有温经通络、回阳救逆、活血行气、散寒除湿、消肿散结等功效。《本草纲目》中说："温中、逐冷、除湿。"《别录》："味苦，微温，无毒，主灸百病。"《孟子·离娄篇》有云"七年之病，求三年之艾"，意指久患病体虚之人，必用陈年的艾长期灸治才可治愈。

现代研究证明艾叶的主要药效成分为挥发油，又名艾叶油，油中含有桉叶素、β-石竹烯、松油烯醇等。艾叶油有明显的祛痰镇咳、抗过敏的作用，在体外对于白色葡萄球菌、甲链球菌、奈瑟菌、肺炎球菌及多数革兰阴性菌有抑制作用。

四、灸法的功能及特点

(一) 功能

灸法治疗主要有以下几种功能。

1. 调和阴阳

人体阴阳的偏盛偏衰是疾病发生发展的根本原因。灸法有泻其有余、补其不足的作用,以达到调和阴阳的目的。在治疗疾病或保健强身方面均有良好的效果。

2. 温经通脉,驱寒除湿

灸料性味辛温,如艾叶,点燃后,热力载药性透穿肌肤之内,直达深层,温气行血,驱寒燥湿。因此,灸法具有很好的温经通络、调理气血、宣痹止痛的功效。用于治疗各种风寒湿所致的痹证、痛证。

3. 行气活血,消瘀散结

滞气见温则散,寒凝、血瘀见温则化。灸法的温热辛窜可使气血协调,营卫和畅,血脉和利而收行气活血、消瘀散结之功。用于治疗各种因跌打或经络阻滞造成的气滞血瘀证。

4. 回阳固脱,复脉救急

艾灸自古以来用于急救,为历代医家推崇。《伤寒论》云:"下利手足厥逆,无脉者,灸之。"临床上治疗各种原因所致的虚脱、休克的危急证候,能够起到回阳救逆的功效。

5. 升阳化气补中

灸法可以推动人体内的气血运行,有利于脾肾等脏腑功能的恢复,从而促使气、血、津、精的再生,在治疗脾胃虚弱消化功能不良,虚劳、血虚、阳痿、早泄、子宫脱垂等虚损陷下性疾病方面,疗效确实。

6. 降逆下气

施灸不仅可使身体陷下的中气提升,亦可平降人体上冲之气,如胃气上逆造成的打嗝儿,肝阳上亢所致的高血压、头痛等均可用灸法治疗。

7. 预防疾病,强身益寿

我们的祖先非常重视防病于未然,尤以艾灸防病为重,《千金要方》说:"凡入吴蜀之地游宦,体上常须三两处灸之,勿令疮暂瘥,则瘴疠瘟疟毒气不能着人也。"无病时自灸,不仅可以预防疾病,更可使精力充沛,抗衰老。

(二) 特点

灸法以艾灸为主,是因艾叶具有其他材料无可比拟的优点。

- 可根据患者的具体情况制作出大小形态不同的施灸材料,并可以根据病情加入其他中药以提高疗效,操作方便。
- 易于燃烧,热力与辛温的性味使其能穿透皮肤,直达深部。
- 疗效卓著,对于各种急慢性病证及日常保健均有较好效果,适用范

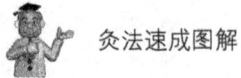

围广。

- 艾叶全国各地均有出产,价格低廉。

五、灸法的操作

(一)选择体位

患者体位的选择合适与否,直接关系到取穴的准确度和灸法的疗效。舒服的体位是保证施灸顺利进行的前提条件。此外选择体位时应注意以下几点。

1. 选择体位

(1)以施灸者能方便取穴、操作,病人舒适,可以长时间保持为原则。

(2)在可能的情况下,尽量采取一种能将施灸部位暴露于外的体位。

(3)施灸时一般采取卧位,尤其病情较重、体质虚弱、精神紧张的首次施灸患者。

(4)当气温较低时,应减少皮肤的暴露面积,避免风寒侵袭。

2. 常用体位

仰卧位——适用于头部、胸腹部及四肢正面的穴位,如中脘、神阙、内关等。

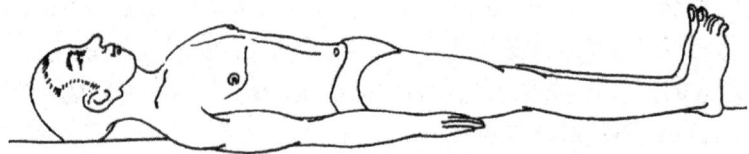

俯卧位——适用于颈项部、胸背部、腰部及四肢背面的穴位,如大椎、肾俞、次髎、委中等。

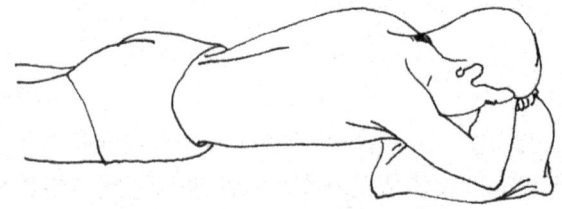

侧卧位——适用于头部、胸腹部及四肢侧面的穴位,如听宫、带脉、曲池等。

总　论

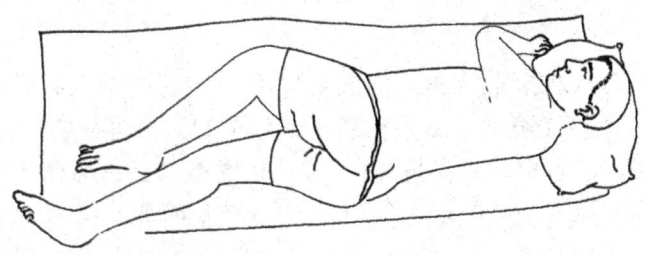

仰靠坐位——适用于头面、经前和上胸部的穴位,如印堂、缺盆等。

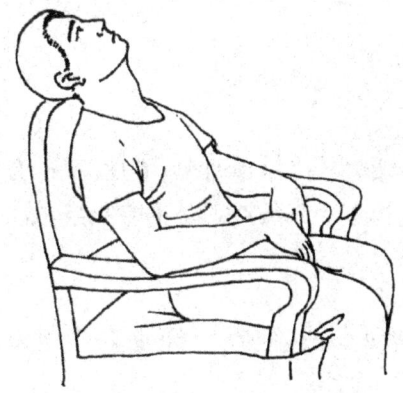

俯伏坐位——适用于颈项部、上胸背部、肩部、上肢部的穴位,如风府、大杼、肩髃、外关等。

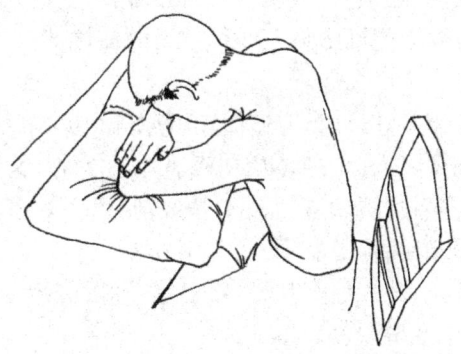

除上述体位外,还有侧伏坐位、屈肘拱手位、屈肘仰掌位等,施灸者可按患者意愿与操作需要灵活地调整,不必拘泥于一种体位。

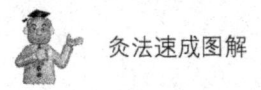

（二）取穴

灸法疗效如何取决于取穴的准确与否,只有保证取穴准确才可以使药物的作用发挥到病处。必须在患者确定体位后,再进行取穴,为防止出现偏差,须嘱患者取穴后保持体位,可用指甲掐或有色笔在穴位处做标记。此外,在取穴时要保证所灸部位平直及体位的舒适,以防艾灸时艾炷底部不平,燃烧时火力不能集中,热力难以透达深层;同时也可防止艾炷滚落,烫伤皮肤、衣物。

（三）施灸

施灸操作主要包括以下几个要点。

1. 固定

使用艾炷灸时,取穴后可用甘油、凡士林、烫伤膏等黏性物质涂抹穴位以固定艾炷,防止掉落。艾条灸需要手持艾条,或者采用温灸架、温灸盒等器具固定艾条。

2. 燃烧

艾炷点火应用暗火,如用线香点燃;艾条用明火点燃,打火机、酒精灯、蜡烛均可。

3. 施灸的顺序

先灸上部穴,后灸下部穴,艾灸的火力由弱逐渐增强,以便患者易于接受,需要灸多壮者,必须由少逐次增加,或者分几次施灸。需用大壮者,先用小壮开始灸,然后逐渐更换至体积较大的艾炷。

4. 施灸的量

根据传统,使用艾炷灸时,应遵循以下原则:凡少壮男子,新病体质好者宜大炷多壮;妇孺老人、久病体质弱者宜小炷少壮;头面躯干皮薄肉少处,灸炷不宜大而多,腰腹四肢肌肉丰厚处,则可大炷多壮;对病情稳定,欲疏通经络,调理气血者,数壮即可;但对病情严重,虚衰体弱,或阴寒内盛,需振奋阳气者,须用大炷多壮;患者昏迷,脉微欲绝,救急之时,大炷施灸,不计壮数,直至脉搏回复。

5. 施灸的补泻

采用灸法补益时,不可吹艾火,使温和的火力缓缓地透入体内,且须待艾火自灭,然后按压穴位,以达到温阳补虚的作用;使用灸疗泻法时,需快速吹旺艾火,使艾炷燃烧迅速,艾火旺可以开穴散邪外出。

六、常用灸法及其特点

灸法的种类很多,主要分为艾灸与非艾灸。

(一)艾灸

1. 艾炷灸

将质地纯净的艾绒放在平板之上,用拇指、食指、中指边捏边旋转,把艾绒捏紧成规格大小不同的圆锥形艾炷。可分为大、中、小三种规格,大号艾炷底直径1.2厘米,高1.5厘米(如半截橄榄大),中号艾炷底直径0.8厘米,高1厘米(如半截枣核大),小号艾炷底直径0.5厘米,高0.8厘米(如麦粒大)。每燃烧一个艾炷称为一壮,艾炷灸主要分为直接灸和间接灸两类。

(1)直接灸 将艾炷直接放在施灸部位的皮肤上,为防止其倾倒,可以事先在施灸皮肤上轻抹上一点凡士林、烫伤膏、蒜汁或粥汤等黏附剂,此法用于所有直接灸。直接灸分为无瘢痕灸和瘢痕灸两种。

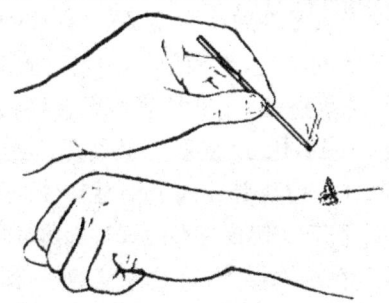

无瘢痕灸:又称非化脓灸,用中、小艾炷施灸,将艾炷放置于皮肤上之后,在艾炷的上部尖端点燃,当患者开始感觉灼烫时,立即用镊子将艾炷移走,换下一炷。1个艾炷为1壮,一般灸3~7壮,以局部皮肤充血、红晕为度。施灸后少部分可见水泡,但不形成灸疮。若出现水泡,水泡较小者可不必处理待其自行吸收,较大者可用消毒针具将其刺破引流液体,再涂上龙胆紫或烫伤膏即可。其特点是对皮肤损伤小,疗效较好,适用于慢性虚寒性疾病,如阳痿、哮喘、眩晕、慢性腹泻、风寒湿痹和皮肤疣等。

瘢痕灸:又称化脓灸,大、中、小艾炷皆可使用,固定艾炷后,从上部尖端点燃,当烧近皮肤时有强烈的灼痛感,施灸者可用手在穴位周围拍打以减轻疼痛。待艾炷燃尽后,除去灰烬,若要换下一炷,须先再涂1次黏附剂,

1个艾炷为1壮,可根据病情选择壮数。施灸完毕后施灸部位往往被烧破,呈焦黑色,可用一般消毒药膏贴于创面,大约1周可化脓。化脓时每天换药膏1次,灸疮45天左右愈合,留有瘢痕。适用于治疗慢性胃肠病、瘰疬、哮喘、预防中风等,此法效果佳,但因遗留瘢痕,灸前应有思想准备。

(2)间接隔物灸　将一层药片(单方、复方均可)放置于艾炷与皮肤之间,施灸时可以同时发挥艾灸与药物的功效。现介绍几种临床上常用的隔物灸。

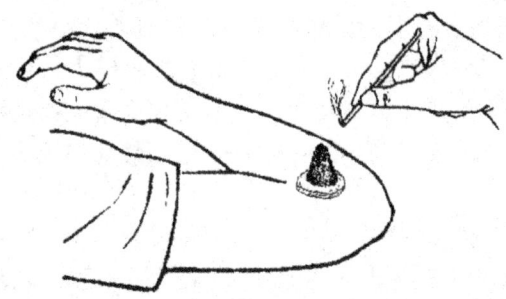

隔姜灸:把生姜切成直径3厘米左右、厚约0.2～0.3厘米的薄片,在中间用针穿刺10个以上的小孔,上面放置中或大的艾炷,然后再将姜片放置在施灸的皮肤上,点燃施灸,当艾炷燃尽后,换新艾炷再灸,若姜片烧焦也可更换。一般5～10壮,以皮肤红晕而不起泡为度。在施灸过程中若患者感觉灼热难忍时,可将姜片向上稍提起,或缓慢地移动姜片。隔姜灸的应用很广泛,适用于一切虚寒病证,对咳嗽、呕吐、腹痛、泄泻、遗精、阳痿、早泄、不孕不育、风寒湿痹、痿证和痛经等证均有较好疗效。

隔蒜灸:用新鲜的大蒜头(独头紫皮蒜最好)切取厚约0.3～0.5厘米的薄片,或将蒜捣成泥制成蒜饼,用针在中间扎出几个小孔,上面放置中或大的艾炷,然后再将蒜饼放置在施灸的皮肤上,点燃施灸,当艾炷燃尽后,换新艾炷再灸,每灸4～5壮换一次蒜片。一般灸5～7壮。因大蒜对皮肤有刺激性,灸后容易起泡,若要避免起泡,可将蒜片向上稍提起,或缓慢移动蒜片。此法多用于治疗急性乳腺炎、瘰疬、牛皮癣、神经性皮炎、关节炎、腹中积块及溃破的疮疡等。

隔盐灸:此法用于脐部(神阙穴),患者取仰卧位,将纯净的食盐填于脐部(气温较低时,可将食盐稍微炒温),使之填平脐窝,上置大艾炷,点燃后待患者感到灼热时更换艾炷,一般灸3～9壮。此法有回阳救逆、复脉固脱之功,危急之时应连续施灸,不计壮数,直至患者神志及体温恢复。

10

临床上用于治疗虚脱昏迷、泄泻、腹痛、癃闭、尿潴留、低血压、中暑等。

隔葱灸：取适量的葱白捣烂如泥，平敷在肚脐周围，厚约0.2～0.3厘米，葱泥上放置数个大艾炷同时点燃施灸，以脐内感温热舒适不觉灼痛为度。葱白性味辛温，有发汗解表、散寒通阳的功效。隔葱灸主要用于治疗虚脱、肠胀气、阴寒腹痛等。

隔物灸除采用以上四种材料外，还可辨证选用豆豉、胡椒、韭菜、面粉、硫磺、黄土等材料，或用中药打粉加入其中制成药饼，作为隔物灸的药片。

2. 艾条灸

艾条灸是用纸包裹艾绒卷成圆筒形的艾卷，一端点燃，在穴位或患处施灸的疗法。其操作简便，适应证广泛。主要采用两种艾条，一种是纯艾绒卷制成的清艾条，另一种是在艾绒中掺入药粉的药艾条，两种艾条的操作方法一致。艾条灸法的操作方法主要有以下四种。

温和灸：将艾条一端点燃，靠近施灸穴位的皮肤约2～3厘米左右，以患者感到温热舒适为宜，施灸时固定不移直至皮肤出现红晕即可，灸10～15分钟，期间应及时抖去艾灰。为保持固定，减轻施灸者的疲劳，施灸者可将拇指、食指、中指持艾条，小指与手掌相连的外侧放于施灸穴位附近的皮肤上，作为支撑，每次灸3～5穴。温和灸为补法。

回旋灸：又称"熨热灸"，将艾条一端点燃，与施灸穴位的皮肤距离约2厘米左右，平行来回进行回旋施灸（动作如熨烫衣服），灸10～15分钟，期间应及时抖去艾灰，回旋灸为泻法。

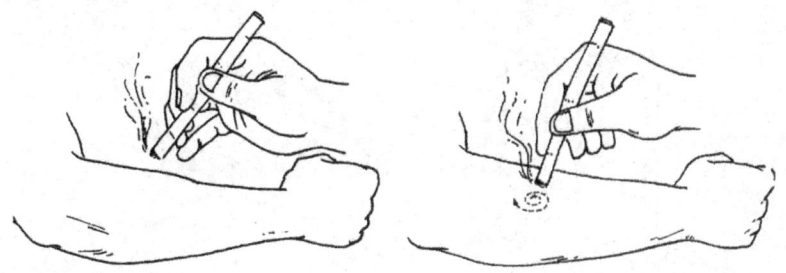

雀啄灸：点燃艾条一端，对准施灸的部位，如小鸟啄食一样，以一起一落忽远忽近的方式进行施灸，每次落下艾条时与皮肤之间的距离为1～2厘米，以阵阵瞬间的灼热感为好，灸5～15分钟，期间应及时抖去艾灰，皮肤红晕为度，每次灸3～5穴。雀啄灸为泻法。

实按灸：多采用药艾条，在施灸部位上覆盖上5～7层棉纸或棉布，点燃艾条,待其烧旺后将点燃的一端紧按在穴位上,稍留1~2秒钟,每穴按5~10下,至皮肤红晕为度。若艾火熄灭,可再重新点燃。实按灸为补法。

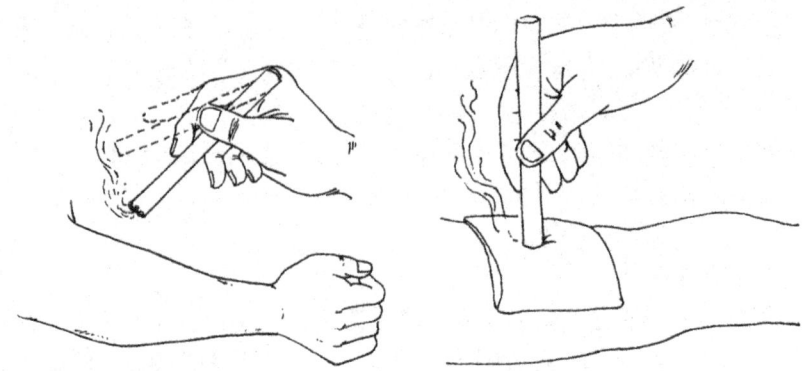

3. 温灸器灸

温灸器灸是利用灸具施灸的一种方法。温灸器种类繁多,多为金属或木竹制品。宜在面积较大部位施灸,用于风寒湿痹、虚寒腹痛、腹胀、泄泻及其他虚弱病证。对于惧怕针灸的小儿尤为适宜。常用的温灸器灸主要有两种。

温灸架灸:温灸架的类型多样,只要可以固定并调节艾条与皮肤的距离与角度的器具均可使用。将艾条点燃后固定在灸架上,施灸方法与艾条温和灸一致,调整合适的角度与距离后便可取代人手进行温和灸。

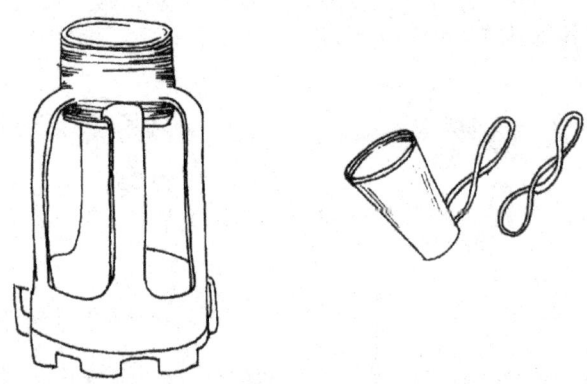

温筒器灸:其形状大致如长勺,由一个带孔洞筒状容器(形状如有筛孔的罐头,其顶部有活动翻盖)和与其相连的长手柄组成。施灸前先将艾绒放入筒内,点燃艾绒后盖好,施灸时操作者手握长柄可按温和灸和雀啄灸的方法操作。

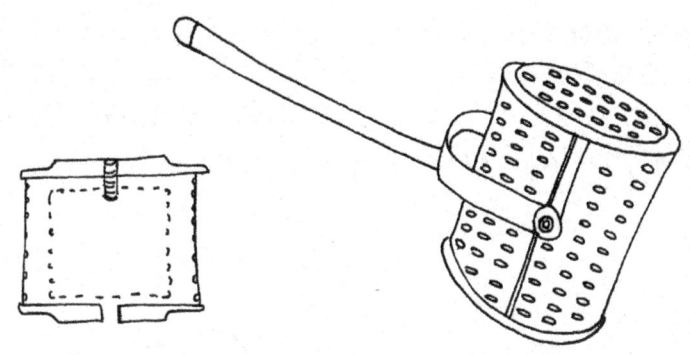

(二)非艾灸

非艾灸是采用其他非艾的材料或药物,在皮肤特定部位施灸的一类治疗方法。常用的几种非艾灸法如下:

1. 灯芯草灸

又称"灯火灸",是一种民间的传统治疗方法。首先点穴,即用有色笔在施灸部位上标记,然后选取一根长约3～4厘米的灯芯草,将一端浸入植物油中(花生油、麻油均可)约1厘米长,取出后用棉纸吸去多余油脂,施灸者用拇指与食指捏住灯芯草上1/3处,点燃浸油的一端,待火焰略变大时迅速垂直触点于穴位上,此时发出"叭"的一声。触点1次为1壮,每穴灸1壮即可,不必强求声响。灸后可出现水泡,小水泡可不必处理,待自行吸收;大水泡可用消毒针头刺破放出液体,外涂龙胆紫,再用消毒纱布覆盖固定即可。灯芯草灸用于治疗腮腺炎、小儿惊风、癫痫、哮喘、腹泻效果较好。

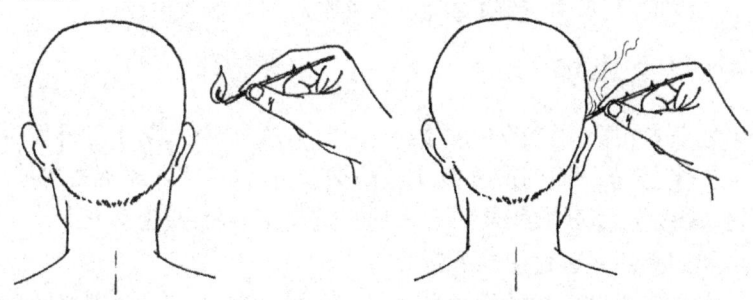

2. 线香灸

线香即祭祀时所用的线香,应选取质量好且较细的线香。操作分为两种:一种与雀啄灸相同,点燃线香后,采用雀啄灸的形式施灸,将香头逐渐靠近患处,待患者感到灼痛时提起线香,在穴位处只灸2~3次即止;另一种用香头靠近患处,以局部红晕感觉灼痛为度,灸后若出现水泡,处理如灯芯草灸。线香灸用于皮肤病,如疣、鸡眼、毛囊炎早期可获得满意的效果,亦可用于哮喘、手术后癃闭等。

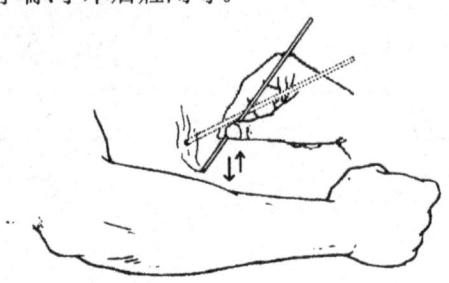

3. 桑枝灸

先在施灸部位覆盖上3~5层棉纸,然后用长21厘米左右,手指大的新桑木(或桑枝),点燃后吹熄火焰,用火头按灸患处,火燃尽后再换,每次灸用5~6根桑枝,施灸穴位以阿是穴为主。桑枝灸可以治疗疮疡肿毒、瘰疬、流注、臁疮、顽疮以及风湿痹痛等,对于疮疡未溃的,可以拔毒止痛,对于已溃的,可以补接阳气,祛腐生肌。

4. 蒜泥灸

蒜泥灸属于敷灸(非火热灸)的一种,无须火焰。首先将所要敷贴的穴位或患处用75%酒精消毒,将新鲜大蒜捣成糊状,涂在穴位或患处上,面积直径约1~2厘米,每次不超过10分钟,局部感到灼热即可去掉蒜泥。若时间过久皮肤出现水泡,处理方法可参见灯芯草灸。蒜泥敷贴灸用于治疗痢疾、流鼻血、崩漏、高血压、咽喉肿痛等证效果较好。

七、注意事项

• 施灸者在操作过程中,要集中注意力,认真对待,防止意外发生。

• 艾炷、艾条燃烧时应注意实施防护措施,以免艾灰掉落在皮肤或衣物上,造成烫伤、烧毁衣物或引起火灾。施灸完毕后,应熄灭艾火。

• 孕妇必须在医生指导下施灸。

• 由于施灸火力过猛造成的水泡,体积小者可不必处理,待自行吸收;大水泡可用消毒针头刺破,放出液体,外涂龙胆紫,再用消毒纱布覆盖固定即可,但应保持皮肤的清洁,避免触水,防止感染。

• 若要实施瘢痕灸,应事先咨询针灸医师,应注意患者有无晕针史。

施灸以食后1小时为宜,颜面、心脏区、大血管、肌腱处不宜用瘢痕灸。

• 瘢痕灸后须保持皮肤的清洁,避免触水,防止感染灸疮,若出现疼痛剧烈或发烧,应及时到医院检查,以确定是否灸疮感染引起。

• 患者体位固定后尽量避免再移动,否则体位的变化,可使穴位因骨骼、肌肉的变动而改变,造成定位不准,影响疗效。若发生了体位的变化,应重新取穴。

八、施灸禁忌

禁灸部位:位于重要器官及大血管分布的区域,如颈部大动脉、心脏的区域禁灸,孕妇的腹部与腰部禁灸。

禁灸病证:对于外感温病,阴虚内热,实热证,若施灸者对灸法操作不熟悉,此类病严禁施灸,以免加重病情。

灸法治疗不适宜过劳、过饱、过饥、酒醉、大渴、大惊、大恐、大怒患者。

各 论

第一章 内科疾病

第一节 感 冒

感冒是一种外感风邪或时行病毒所引起的发热性疾病,现代医学称之为呼吸道感染性疾病。

临床表现为发热、恶寒、头痛、鼻塞、流涕、喷嚏、咳嗽、咽喉肿痛、脉浮。感冒一年四季皆可发病,以冬春寒冷季节为多,是临床常见的多发病。由于外感病邪不同,感冒有风寒、风热和暑湿之分。

一、风寒感冒

(一)症状

恶寒重,发热轻,头痛无汗,流清涕,痰稀白,口不渴,舌淡红,苔薄白,脉浮紧。

(二)治法

1. 方法一

(1)选穴　百会　大椎　风门　肺俞(见图1-1-1、图1-1-2)
(2)定位　百会:在头顶部,正中线上,两耳尖连线中点,或前发际正中直上5寸。

大椎:在背部,后正中线上,第七颈椎棘突(即低头时颈背最突起的骨头)下凹陷中。

风门:在背部,第二胸椎棘突下,两侧旁开1.5寸。

肺俞:在背部,第三胸椎棘突下,两侧旁开1.5寸。

(3)灸法　艾条温和灸,每穴15~20分钟,灸至局部皮肤温热泛红、恶寒症状缓解即可,每日1~2次,病愈即止。

2. 方法二

(1)选穴　大椎　合谷　肺俞　列缺(见图1-1-2、图1-1-3)

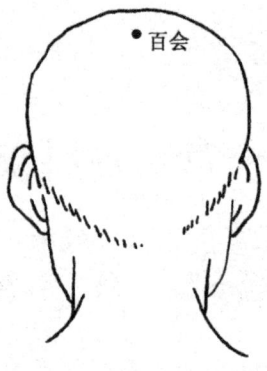

图 1-1-1

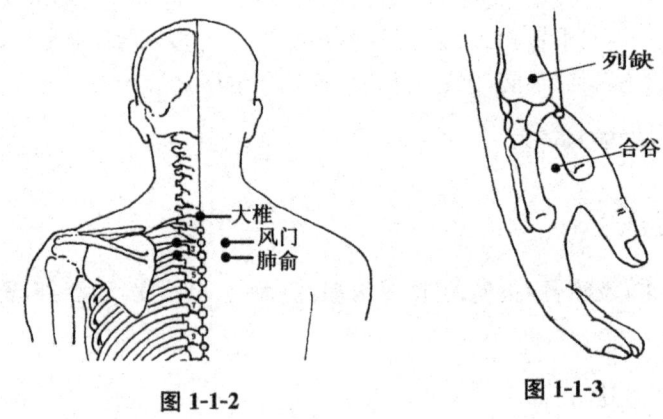

图 1-1-2　　　　　　　　图 1-1-3

(2)定位　大椎：后正中线上，第七颈椎棘突（即低头时颈背最突起的骨头）下凹陷中。

合谷：即通常所说的虎口，并拢拇指时肌肉隆起处。

肺俞：在背部，第三胸椎棘突下，两侧旁开1.5寸。

列缺：两手虎口自然平直交叉，一手食指按在另一手桡骨茎突上，指尖下凹陷处。

(3)灸法　艾条温和灸，每穴15分钟，灸至局部皮肤温热泛红、恶寒症状缓解即可，每日1～2次，病愈即止。

二、风热感冒

(一)症状

恶寒轻,发热重,头痛有汗,流浊涕,痰黄稠,口渴,舌红,苔薄黄,脉浮数。

(二)治法

1. 方法一

(1)选穴　大椎　曲池　尺泽　合谷(见图1-1-2、图1-1-3、图1-1-4、图1-1-5)

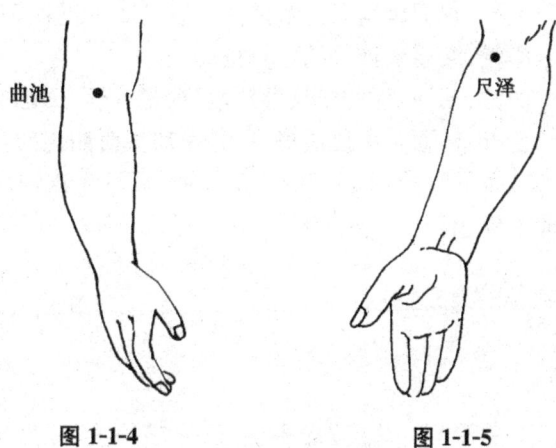

图 1-1-4　　　　　　图 1-1-5

(2)定位　大椎:后正中线上,第七颈椎棘突(即低头时颈背最突起的骨头)下凹陷中。

曲池:屈肘,肘横纹桡侧端凹陷中。

尺泽:肘横纹中,肱二头肌腱桡侧缘。

合谷:即通常所说的虎口,并拢拇指时肌肉隆起处。

(3)灸法　艾条雀啄灸,每穴10~15分钟,每日1~2次,症状消失后再施灸1~2次即可停止。

2. 方法二

(1)选穴　太阳　印堂　曲池　合谷(见图1-1-3、图1-1-4、图1-1-6、图1-1-7)

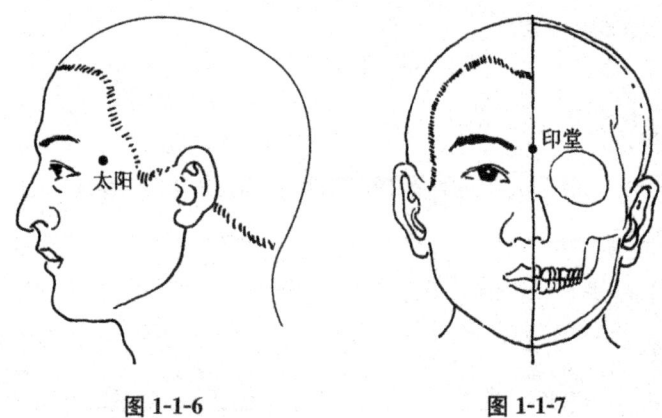

图 1-1-6　　　　　　　图 1-1-7

(2) 定位　太阳:在眉梢与目外眦之间向后约 1 寸的凹陷中。

印堂:两眉头连线的中点处。

曲池:屈肘,肘的横纹外侧端(拇指一侧)凹陷中。

合谷:即通常所说的虎口,并拢拇指时肌肉隆起处。

(3) 灸法　艾条雀啄灸,每穴 10～15 分钟,每日 1 次,症状消失后再施灸 1～2 次即可停止。

三、暑湿感冒

(一)症状

多见于夏季,感受当令暑邪,暑多夹湿,暑湿并重,证见发热,汗出热不解,鼻塞流浊涕,头昏、头痛、头胀,身重倦怠,心烦口渴,胸闷欲呕,尿短赤,舌红,苔黄腻,脉濡数。

(二)治法

1. 方法一

(1) 选穴　肺俞　至阳　阴陵泉　足三里(见图 1-1-8、图 1-1-9、图 1-1-10)

(2) 定位　肺俞:第三胸椎棘突下,两侧旁开 1.5 寸。

至阳:后正中线上,第七胸椎棘突下凹陷中。

阴陵泉:胫骨内侧髁后下方。

足三里:犊鼻下 3 寸,距胫骨前缘外侧一横指。

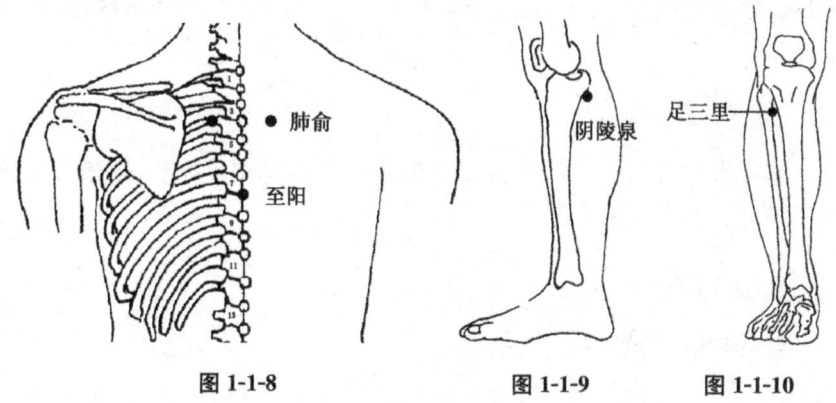

图 1-1-8　　　　　图 1-1-9　　　　　图 1-1-10

（3）灸法　艾条温和灸，每穴 15 分钟，以局部温热红晕为度，每日 1 次，灸至身热解除，头昏、头痛、胸闷等症状消失后加灸 1~2 次即可。

2. 方法二

（1）选穴　肺俞　心俞　膈俞　天突　膻中　神阙（见图 1-1-11、图 1-1-12）

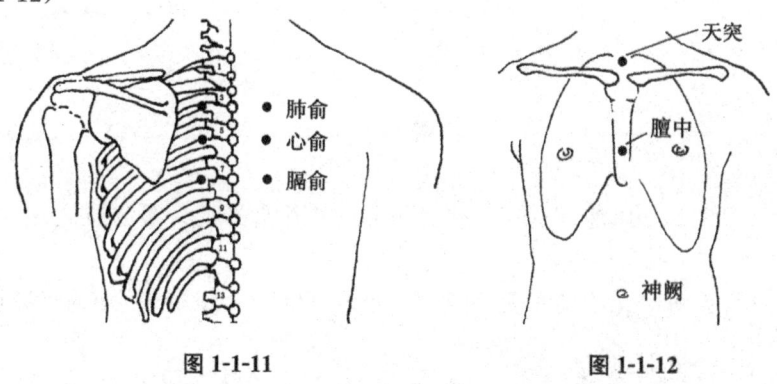

图 1-1-11　　　　　　　　图 1-1-12

（2）定位　肺俞：在背部，第三胸椎棘突下，两侧旁开 1.5 寸。

心俞：在背部，第五胸椎棘突下，两侧旁开 1.5 寸。

膈俞：在背部，第七胸椎棘突下，两侧旁开 1.5 寸。

天突：前正中线上，胸骨上窝中央。

膻中：前正中线上，平第四肋间隙，两乳头连线的中点。

神阙：即肚脐。

（3）灸法　艾炷隔姜灸，将生姜切成 2 毫米厚的生姜片，然后在生姜片上扎出 10 个以上分布均匀的小孔，上置如黄豆大小艾炷，点燃艾炷，待其将要燃尽,皮肤有灼热感时移除,每穴 5~7 壮,每日 1~2 次,感冒痊愈后即止。

四、对症治疗

感冒常伴有项痛、腹胀便溏、咳嗽喉痛、头痛鼻塞等症状,临床可以根据伴随症状加用以下方法。

(一)项痛

(1)选穴 风池(见图 1-1-13)

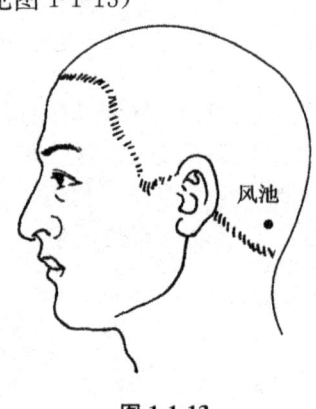

图 1-1-13

(2)定位 风池:在项部,枕骨下缘,胸锁乳突肌与斜方肌之间的凹陷处。

(3)灸法 艾条温和灸,每穴 15 分钟,每日 1 次,头项疼痛消失即止。

(二)腹胀便溏

(1)选穴 天枢(见图 1-1-14)

(2)定位 天枢:平脐中,两侧距前正中线 2 寸。

(3)灸法 艾条温和灸,每穴 15 分钟,每日 1 次,大便正常后加灸 1~2 次。

(三)咳嗽喉痛

(1)选穴 少商(见图 1-1-15)

(2)定位 少商:拇指末节桡侧,距指甲角 0.1 寸。

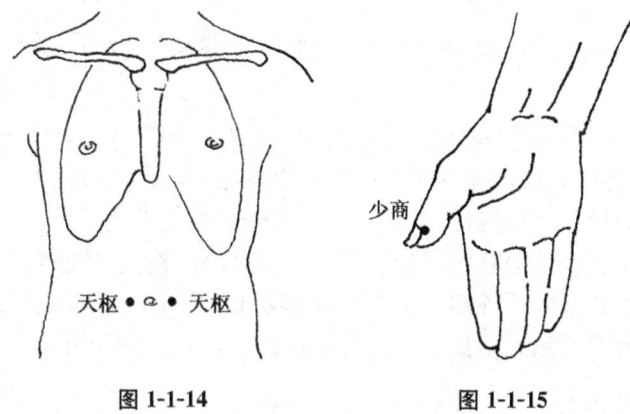

图 1-1-14   图 1-1-15

(3) 灸法 艾条温和灸,每穴 15 分钟,每日 1 次,症状消失即止。

(四) 头痛鼻塞

(1) 选穴 太阳 印堂 (见图 1-1-6、图 1-1-7)
(2) 定位 太阳:在眉梢与目外眦之间向后约 1 寸的凹陷中。
印堂:两眉头连线的中点处。
(3) 灸法 艾条温和灸,每穴 15 分钟,每日 1 次,症状消失即止。

五、注意事项

- 施灸期间要注意避风保暖,防止受凉。
- 在冬春疾病流行季节要做好预防工作,经常从事户外耐寒锻炼,提高抗病能力;常开门窗,保持室内空气流通。
- 经常参加体育锻炼,增强体质,可减少本病的发生。经常灸足三里穴,可增强身体的抵抗力。每周 1~2 次,连续 4 周,流感高发季节连灸 1 周,对于易患感冒者有预防效果。

六、病例

梁某,男,38 岁。头痛,发热,咳嗽,鼻塞,腰痛 4 天。查体:体温 38.5℃,咽部充血,心肺无异常,肝脾未扪及,腹软,苔薄黄腻,脉象滑数。证属时行感冒(流行性感冒),治当疏风解表。针灸并施,取风门、风池、肺俞、合谷、足三里。每日 1 次,2 次而愈。

第二节 咳 嗽

咳嗽是外感或内伤引起的肺系常见病证。"咳"是指肺气上逆,有声无痰;"嗽"指咳吐痰而无咳声。一般多痰声相兼,故称"咳嗽"。现代医学的上呼吸道感染,急、慢性支气管炎,支气管扩张常见此证。

临床主要表现为咳嗽,咳痰。四季皆可发病,根据发病原因可分为外感咳嗽与内伤咳嗽。外感咳嗽多因外邪所致,内伤咳嗽多因久病肺脾肾三脏功能失调所致。根据临床表现治疗方法如下:

一、风寒咳嗽

(一)症状

咳嗽声音较重,咽痒,咳痰较稀薄,色白,多兼有鼻塞,流清涕,头痛,肢体酸痛,怕冷,或见发热,无汗,舌淡红,苔薄白,脉浮或浮紧。

(二)治法

(1)选穴　大椎　风门　肺俞　合谷　列缺　太渊(见图 1-2-1、图 1-2-2、图 1-2-3)。

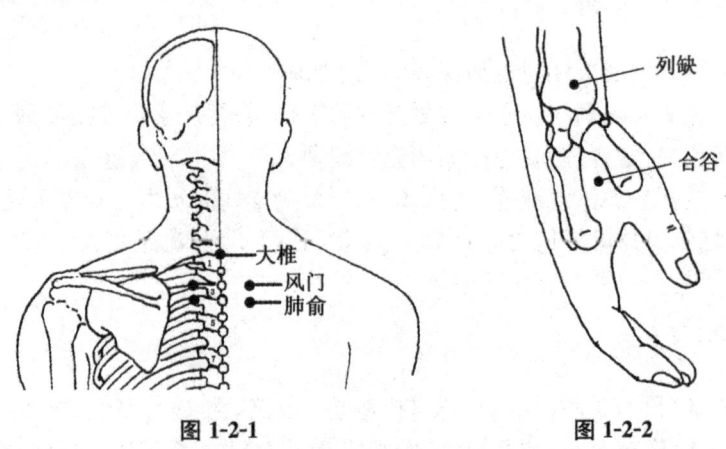

图 1-2-1　　　　　　　　　图 1-2-2

(2)定位　大椎:后正中线上,第七颈椎棘突(即低头时颈背最突起的骨头)下凹陷中。

风门:在背部,第二胸椎棘突下,两侧旁开 1.5 寸。

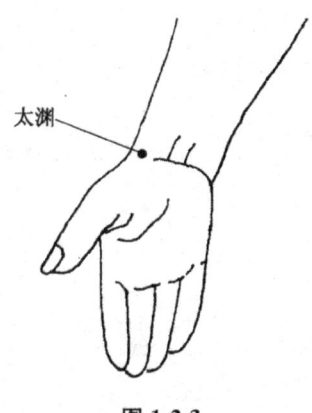

图 1-2-3

　　肺俞：在背部，第三胸椎棘突下，两侧旁开 1.5 寸。
　　合谷：即通常所说的虎口，并拢拇指时肌肉隆起处。
　　列缺：左右手虎口张开，垂直交叉，在上方的食指尖所触及的突起的骨端处。
　　太渊：腕掌横纹桡侧，桡动脉搏动处。
（3）灸法　艾条温和灸，每穴 15 分钟，灸至局部红晕温热为度，每日 1 次，咳嗽停止、痰液消失后巩固 2~3 次。

二、风热咳嗽

（一）症状

　　咳嗽频繁、剧烈，气粗或咳声音沙哑，喉燥咽痛，咳痰不爽，痰黏稠或稠黄，多兼有咳时出汗，鼻流黄涕，口渴，头痛，肢体酸软，怕风，身体发热，舌红，苔薄黄，脉浮数或浮滑。

（二）治法

1. 方法一
（1）选穴　大椎　肺俞　丰隆　曲池　外关　合谷（见图1-2-1、图1-2-2、图 1-2-4、图 1-2-5、图 1-2-6）
（2）定位　大椎：后正中线上，第七颈椎棘突（即低头时颈背最突起的骨头）下凹陷中。
　　肺俞：在背部，第三胸椎棘突下，两侧旁开 1.5 寸。

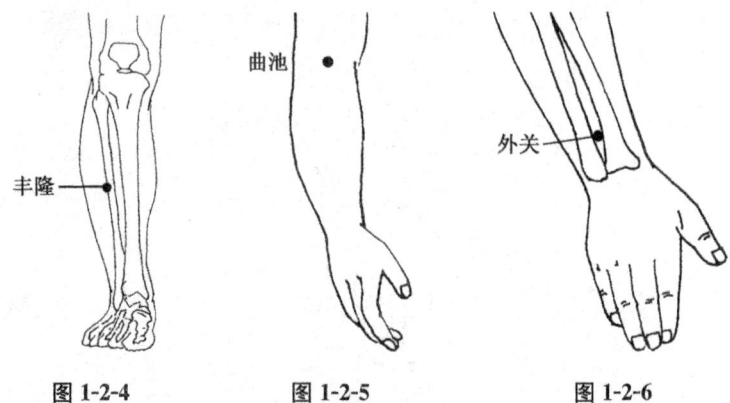

图 1-2-4　　　　　图 1-2-5　　　　　图 1-2-6

丰隆：小腿前外侧,在外踝尖上 8 寸,距胫骨前缘 2 寸。
曲池：屈肘,肘的横纹外侧端(拇指一侧)凹陷中。
外关：在前臂背侧,腕横纹上 2 寸,两骨之间凹陷处。
合谷：即通常所说的虎口,并拢拇指时肌肉隆起处。

(3)灸法　艾条雀啄灸,每穴 10～15 分钟,以微红为度,每日 1 次,病愈即止。

或用温和灸,距离皮肤 2～3 厘米感觉温热即可,以微红为度,每次 5～7 分钟,每日 1 次,咳嗽停止、咳痰消失后巩固 2～3 次。

2. 方法二

(1)选穴　肺俞　太渊　足三里　三阴交　太溪(见图 1-2-1、图 1-2-3、图 1-2-7、图 1-2-8)

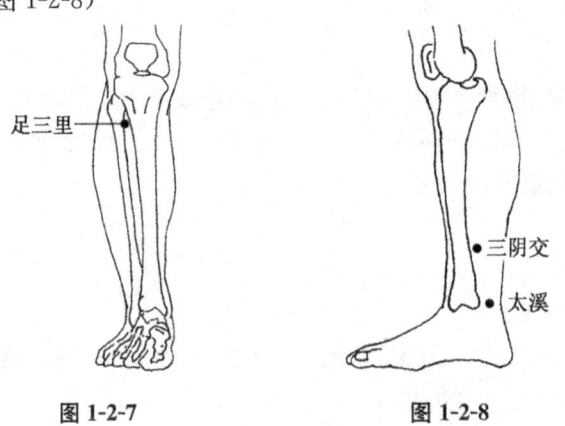

图 1-2-7　　　　　图 1-2-8

(2)定位　肺俞：在背部,第三胸椎棘突下,两侧旁开 1.5 寸。
太渊：腕掌横纹桡侧,桡动脉搏动处。

足三里:小腿前外侧,犊鼻下(膝盖骨下缘)3寸,距胫骨前缘约一横指。

三阴交:小腿内侧,在足内踝尖上3寸,胫骨内侧后方。

太溪:足内侧,内踝后方,在内踝尖与跟腱的凹陷处。

(3)灸法　艾条温和灸,距离皮肤2～3厘米感觉温热即可,以微红为度,每穴8～10分钟,每日1次。咳嗽停止、咳痰消失后巩固2～3次。

三、风燥咳嗽

(一)症状

干咳,连声作呛,无痰或有少量黏痰,不易咳出;多伴有喉咙发痒,唇鼻干燥,咳甚则胸痛,或痰中带有血丝,口干、咽干而痛,或鼻塞、头痛、微寒、身热,舌红干而少津,苔薄白或薄黄而干,脉浮数。

(二)治法

1. 方法一

(1)选穴　陶道　风门　肺俞　膏肓　脾俞(见图1-2-9)

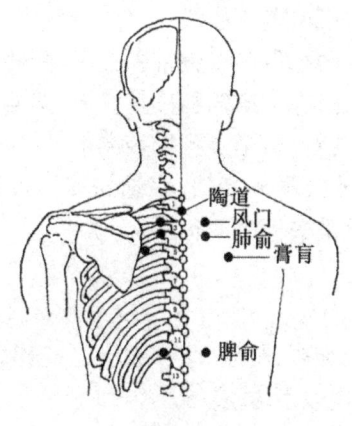

图1-2-9

(2)定位　陶道:第一胸椎棘突下凹陷处。

风门:在背部,第二胸椎棘突下,两侧旁开1.5寸。

肺俞:在背部,第三胸椎棘突下,两侧旁开1.5寸。

膏肓:在背部,第四胸椎棘突下,两侧旁开3寸。

脾俞:在背部,第十一胸椎棘突下,两侧旁开1.5寸。

(3)灸法　艾条温和灸,距离皮肤2～3厘米感觉温热即可,以微红为度,每穴10～20分钟,每日1～2次,咳嗽消失后巩固灸3～5次。

2. 方法二

(1)选穴　大椎　天突　风门　膏肓　肾俞(见图1-2-10、图1-2-11)

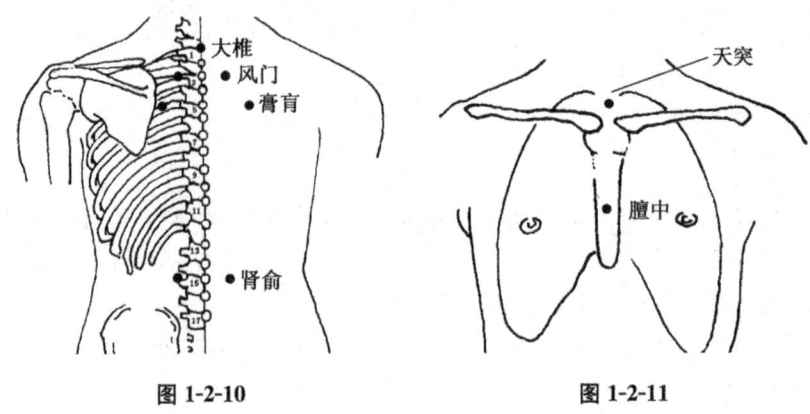

图 1-2-10　　　　　　　　　图 1-2-11

(2)定位　大椎:后正中线上,第七颈椎棘突下凹陷中。

天突:颈部,前正中线,胸骨上窝中央。

风门:在背部,第二胸椎棘突下,两侧旁开1.5寸。

膏肓:在背部,第四胸椎棘突下,两侧旁开3寸。

肾俞:在背部,第二腰椎棘突下,两侧旁开1.5寸。

(3)灸法　艾炷无瘢痕灸,皮肤感觉灼热即可移走艾炷,每穴5～7壮,每日1～2次,干咳消失后巩固灸3～5次。

四、对症治疗

咳嗽常伴有头痛、胸痛、胁痛、肢体酸痛、少气懒言、怕冷等症状,临床可以根据伴随症状加用以下方法。

(一)头痛

(1)选穴　上星(见图1-2-12)

(2)定位　上星:头部前发际正中直上1寸。

(3)灸法　艾条温和灸,每次6～8分钟,以局部有放松、疼痛缓解为度。

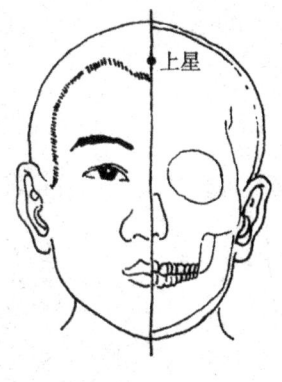

图 1-2-12

(二)胸痛胁痛

(1)选穴　膻中　阳陵泉(见图 1-2-11、图 1-2-13)
(2)定位　膻中:前胸正中线上,两乳头连线中点。
　　　　　阳陵泉:位于人体的膝盖斜下方,小腿外侧之腓骨小头稍前凹陷中。
(3)灸法　艾条温和灸,每穴 10~15 分钟,以局部有放松、疼痛缓解为度。

(三)肢体酸痛

(1)选穴　昆仑(见图 1-2-14)
(2)定位　足部外踝后方,外踝尖与跟腱之间的凹陷处。

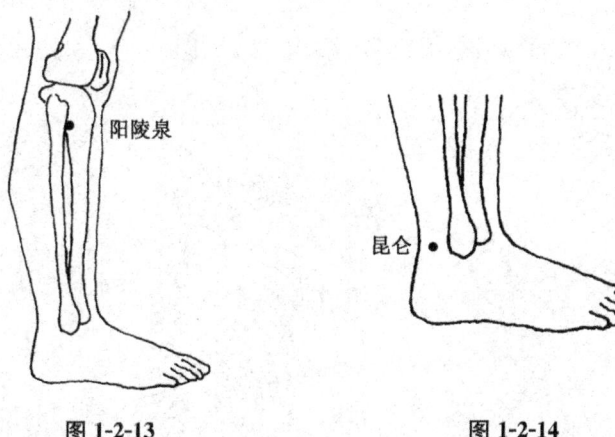

图 1-2-13　　　　　　　　图 1-2-14

(3)灸法 艾条温和灸,每穴10～15分钟,以局部有放松舒适感、皮肤红晕为度。

(四)少气懒言

(1)选穴 关元 肾俞 脾俞(见图1-2-15、图1-2-16)

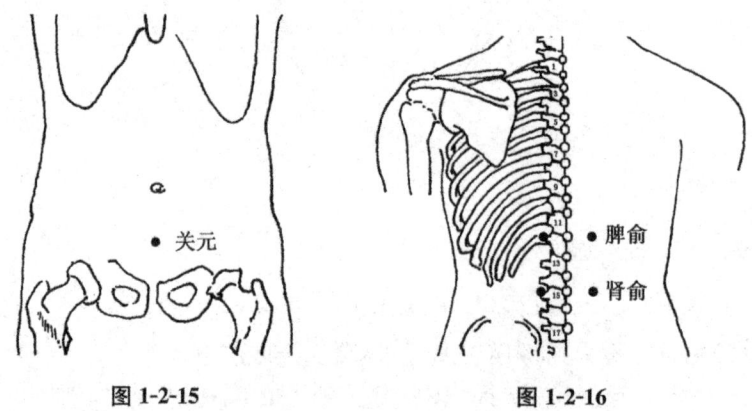

图1-2-15　　　　　　　　　图1-2-16

(2)定位 关元:在下腹部,前正中线上,脐下3寸。
　　　　　肾俞:在背部,第二腰椎棘突下,两侧旁开1.5寸。
　　　　　脾俞:在背部,第十一胸椎棘突下,两侧旁开1.5寸。

(3)灸法 艾炷温和灸,每穴10～15分钟,以局部温热红晕为度,每日1次。

(五)怕冷

(1)选穴 关元 百会 至阳(见图1-2-15、图1-2-17、图1-2-18)

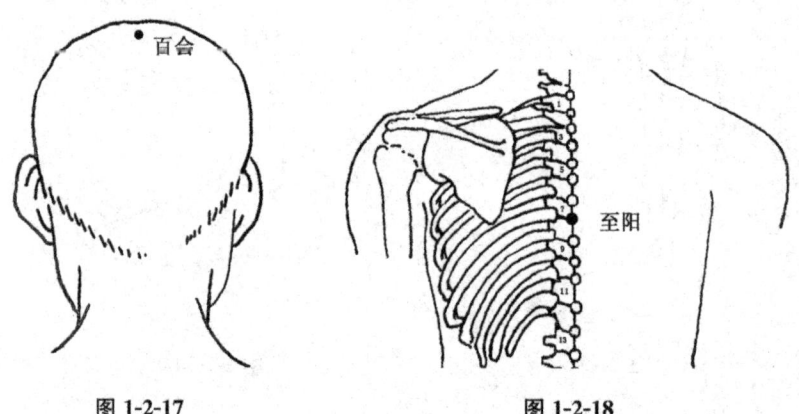

图1-2-17　　　　　　　　　图1-2-18

(2) 定位　关元：在下腹部，前正中线上，脐下3寸。

百会：在头顶部，正中线上，两耳尖连线中点，或前发际正中直上5寸。

至阳：在背部，后正中线上第七胸椎棘突（隆起的骨）下方凹陷处。

(3) 灸法　艾炷温和灸，每穴 10～15 分钟，每日 1 次，可灸至怕冷症状消失为止。

五、注意事项

- 操作时应避风保暖，防止因皮肤暴露而受凉，加重病情。
- 有条件者可配合针灸、拔罐治疗。
- 经常参加体育锻炼，增强体质，可减少本病的发生。经常灸足三里穴，可增强抵抗力，对于易患感冒者有预防效果。

常开门窗，保持室内空气流通，减少病菌感染几率。

六、病例

孔某，女，18岁，学生。因受凉后咳嗽，咽痒，吐清稀痰两天，兼有发热、恶寒、流涕，脉浮紧，苔薄白。查：体温 37.8℃，诊断为风寒咳嗽。即用隔姜灸大椎 4 壮，风门、肺俞、膻中各 6 壮，合谷、列缺各 8 壮。每天 1 次，连续灸 3 次。体温复常，36.5℃，咳嗽吐痰消失而停止治疗。

第三节　哮　　喘

哮喘是由于宿痰伏肺，遇诱因引触，导致痰阻气道，气道挛急，肺失肃降，肺气上逆所致的发作性痰鸣气喘疾患。发作时喉中哮鸣有声，呼吸气促困难，甚则喘息不能平卧。引发哮喘的原因有多种，主要病因为过敏原刺激和肺部病毒感染。常见的过敏原有花粉、灰尘、霉菌、吸烟、化学气体及动物皮屑等。本病有季节性发病或加重的特点，常先有喷嚏、咽喉发痒、胸闷等先兆症状，如不及时治疗可迅速出现哮喘。根据发作时特点及伴随症状的不同一般可以分为寒哮、热哮及脾肺虚弱、气虚乏力三型。

一、寒哮

(一)症状

呼吸急促,喉中哮鸣有声,胸膈满闷如塞;伴有咳嗽,痰少咳吐不爽,或清稀呈泡沫状;口不渴,或渴喜热饮;面色晦黯带青色,形寒怕冷;或小便清,天冷或受寒易发;或怕冷,无汗,身体疼痛,舌淡,苔白腻,脉弦紧或浮紧。

(二)治法

1. 方法一

(1)选穴　定喘　膻中　百会　肾俞　大椎(见图 1-3-1、图 1-3-2、图 1-3-3)

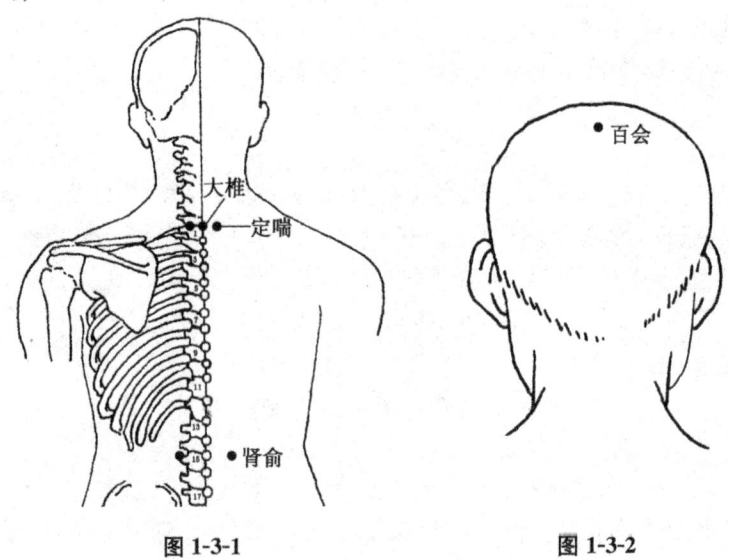

图 1-3-1　　　　　　　　图 1-3-2

(2)定位　定喘:在肩背部,后正中线上第七颈椎棘突下方凹陷处(大椎穴),两侧旁开 0.5 寸。

膻中:在胸部,两乳头连线中点处。

百会:在头顶部,正中线上,两耳尖连线中点,或前发际正中直上 5 寸。

肾俞:在背部,第二腰椎棘突下,两侧旁开 1.5 寸。

大椎:在肩背部,当后正中线上第七颈椎棘突(隆起的骨)

下方凹陷处。

(3) 灸法　艾炷隔姜灸,将生姜切成2毫米厚的片,然后在生姜片上扎出10个以上分布均匀的小孔,上置如黄豆大小艾炷,点燃艾炷,待其将要燃尽皮肤有灼热感时移除,每穴5~7壮,每日或隔日1次,10次为1个疗程。

2. 方法二

(1) 选穴　至阳　定喘　命门　肺俞　膻中(见图1-3-3、图1-3-4)

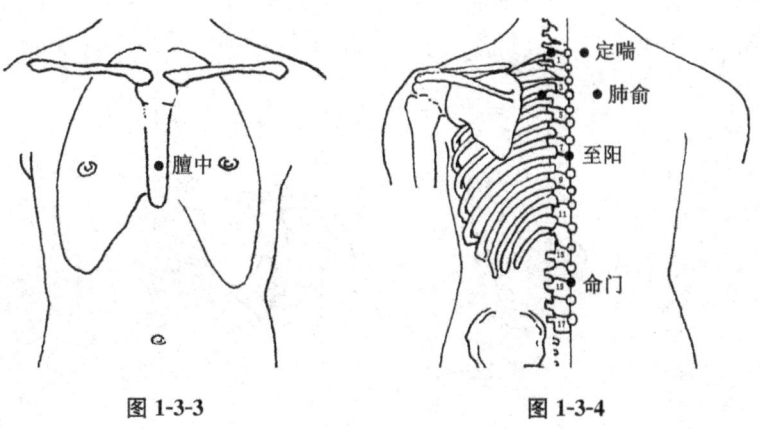

图 1-3-3　　　　　　　　图 1-3-4

(2) 定位　至阳:在背部,后正中线上第七胸椎棘突(隆起的骨)下方凹陷处。

定喘:在肩背部,后正中线上第七颈椎棘突(隆起的骨)下方凹陷处,两侧旁开0.5寸。

命门:在腰部,后正中线上第二腰椎棘突(隆起的骨)下方凹陷处。

肺俞:在背部,第三胸椎棘突下,两侧旁开1.5寸。

膻中:在胸部,两乳头连线中点处。

(3) 灸法　艾条温和灸,每穴10~15分钟,灸至皮肤红晕温热即可,每日1次,10次为1个疗程,可长期间隔施灸。

二、热哮

(一) 症状

气粗息涌,喉中痰鸣如吼,胸胁胀闷;伴有咳嗽频作,咳痰色黄,黏浊稠厚,咳吐不利,烦闷不安,不恶寒,汗出,面赤,口苦,口渴喜饮,舌红,苔黄腻,脉弦滑或滑数。

(二)治法

(1)选穴　曲池　尺泽　孔最　大杼　身柱(见图 1-3-5、图 1-3-6、图 1-3-7)

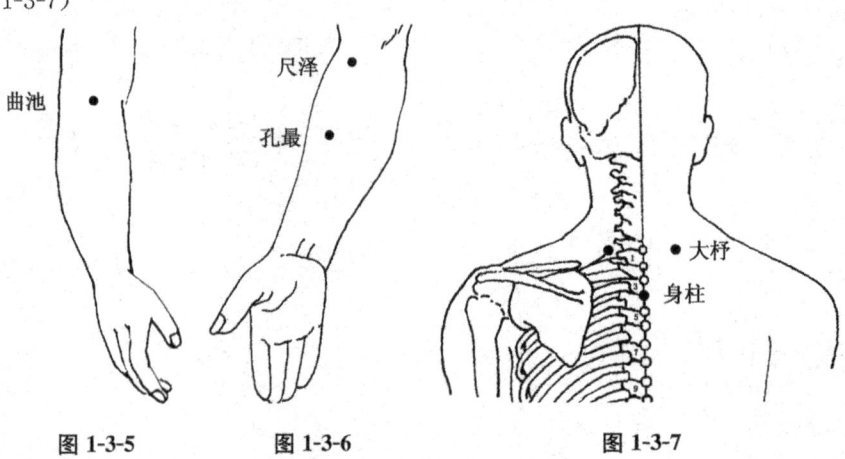

图 1-3-5　　　　图 1-3-6　　　　图 1-3-7

(2)定位　曲池:屈肘,肘的横纹外侧端(拇指一侧)凹陷中。

尺泽:肘横纹中,肱二头肌腱桡侧缘。

孔最:前臂掌面偏外侧,腕横纹上 7 寸。

大杼:在背部,第一胸椎棘突下,两侧旁开 1.5 寸。

身柱:在背部,后正中线上第三胸椎棘突下凹陷处。

(3)灸法　艾条雀啄灸(即像麻雀进食时头部一上一下地运动,艾条距皮肤最近 0.5~1 厘米,从而产生一阵阵的灼热感),每穴 10~15 分钟,皮肤灼热红晕即可,每日 1 次,10 次为 1 个疗程。

三、脾肺虚弱、气虚乏力

(一)症状

咳喘气短,稍运动则加剧,咳声较低,痰多清稀,神疲乏力,食欲减退,大便稀薄,舌淡苔薄白,脉细弱。

(二)治法

1. 方法一

(1)选穴　脾俞　肺俞　肾俞　足三里　膏肓　定喘(见图 1-3-8、图 1-3-9)

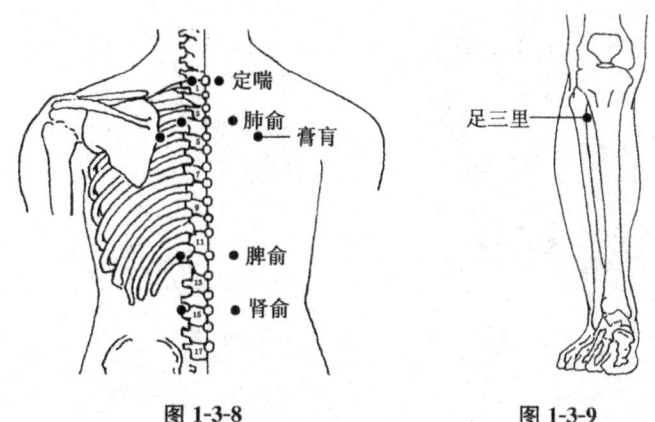

图 1-3-8　　　　　　图 1-3-9

(2)定位　脾俞:在背部,第十一胸椎棘突下,两侧旁开 1.5 寸。

肺俞:在背部,第三胸椎棘突下,两侧旁开 1.5 寸。

肾俞:在背部,第二腰椎棘突下,两侧旁开 1.5 寸。

足三里:小腿前外侧,犊鼻下(膝盖骨下缘)3 寸,距胫骨前缘约一横指。

膏肓:在背部,第四胸椎棘突下,两侧旁开 3 寸。

定喘:在背部,第七颈椎棘突下,两侧旁开 0.5 寸。

(3)灸法　艾炷无瘢痕灸,采用黄豆大艾炷,每穴灸 9 壮,每日 1 次,10 次为 1 个疗程,平时间隔保健施灸。

2. 方法二

(1)选穴　脾俞　肾俞　定喘　关元　太渊(见图 1-3-8、图 1-3-10、图1-3-11)

(2)定位　脾俞:在背部,第十一胸椎棘突下,两侧旁开 1.5 寸。

肾俞:在背部,第二腰椎棘突下,两侧旁开 1.5 寸。

定喘:在背部,在第七颈椎棘突下,两侧旁开 0.5 寸。

关元:在腹部,前正中线上,脐下 3 寸。

太渊:腕掌横纹桡侧,桡动脉搏动处。

(3)灸法　艾炷无瘢痕灸,用黄豆大艾炷,每穴 10 壮,每日 1 次,10 次为 1 个疗程,可不拘时施灸。

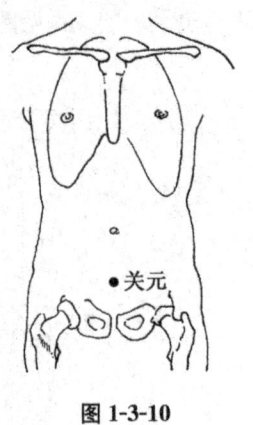
图 1-3-10

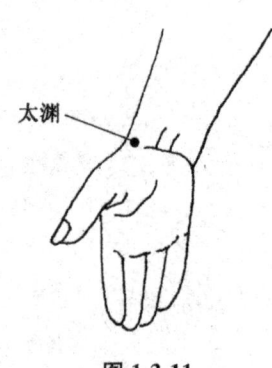
图 1-3-11

四、对症治疗

哮喘常伴有感冒、咳嗽咳痰,临床可以根据伴随症状加用以下方法。

(一)感冒

(1)选穴　风门　风池(见图 1-3-12、图 1-3-13)
(2)定位　风门:在背部,第二胸椎棘突下,两侧旁开 1.5 寸。
　　　　　风池:在项部,枕骨下缘,胸锁乳突肌与斜方肌之间的凹陷处。
(3)灸法　艾条温和灸,每穴 10 分钟,每日 2 次,病愈即止。

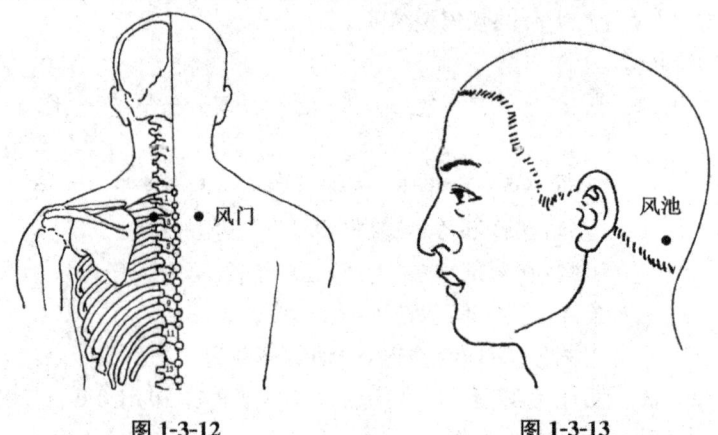
图 1-3-12　　　　　　　　图 1-3-13

(二)咳嗽咳痰

(1)选穴　列缺　云门(见图1-3-14、图1-3-15)

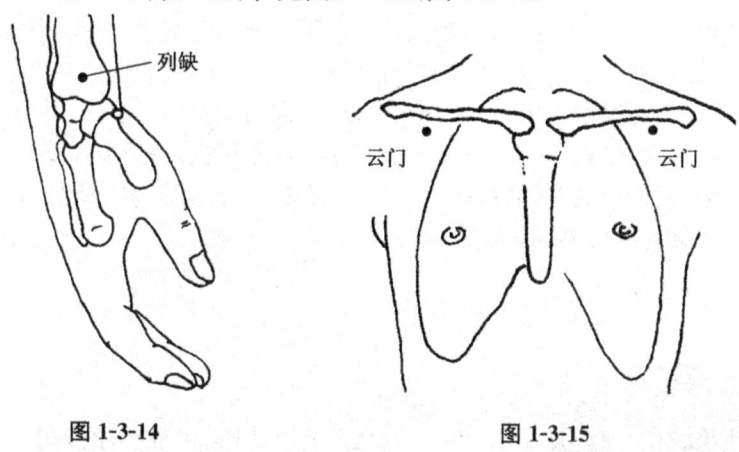

图1-3-14　　　　　　　　图1-3-15

(2)定位　列缺:左右手虎口张开,垂直交叉,在上方的食指尖所触及的突起的骨端即是。

云门:位于两侧前胸外上方,锁骨下窝凹陷处,距前正中线6寸。

(3)灸法　艾条温和灸,每穴10分钟,每日2次,病愈即止。

五、注意事项

• 平时亦可灸上述穴位以防病,有条件者夏日三伏天与冬季三九天时可去中医院进行敷贴治疗和预防。

• 远离刺激哮喘发作的诱发物,如花粉、灰尘,避寒保暖等。

• 保持情绪乐观,避免不良情绪刺激。

六、病例

梁某某,女,52岁。患哮喘近20年,每到下半夜为甚,不能平卧。去当地医院治疗,用组织疗法,仅能保持半个月之久。每隔半个月需要再去治疗,若迟去1天,哮喘即大发作,病情十分严重,现面青肌瘦,精神疲乏,不能工作。隔姜灸天突5壮,肺俞5壮,膏肓7壮,肾俞7壮,足三里5壮。连灸8日,面色转红,已能安睡,诸证尽退矣。

第四节　高血压

高血压病是以体循环动脉血压增高为主要临床特征,并伴有血管、心、脑、肾等器官病理性改变的全身性疾病。成年人收缩压在140mmHg以上,并(或)伴有舒张压在90mmHg以上,排除继发性高血压,并伴有头痛、头晕、耳鸣、健忘、失眠、心跳加快等症状,即可确诊为高血压病。现代医学认为,高血压病与年龄、职业、环境、肥胖、高血脂、嗜酒、吸烟等也有关。一般分为肝火偏旺、痰浊上扰及肾虚火旺三型。

一、肝火偏旺

(一)症状

头痛眩晕,面红目赤,口干口苦,急躁易怒,便秘尿黄,舌红苔黄,脉滑数或弦数。

(二)治法

1. 方法一

(1)选穴　百会　行间(见图1-4-1、图1-4-2)

(2)定位　百会:在头顶部,正中线上,两耳尖连线中点,或前发际正中直上5寸。

　　　　　行间:在足背,第一、第二趾间,趾根部的后方足背皮肤与足底皮肤交界处。

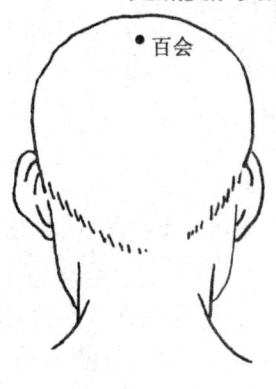

图 1-4-1

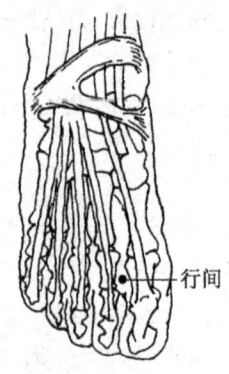

图 1-4-2

(3)**灸法** 艾条雀啄灸,每穴15分钟,以穴位温热红晕为度,每日1次,可长期间隔施灸。

2. 方法二

(1)**选穴** 百会 肩井 太冲(见图1-4-3、图1-4-4)

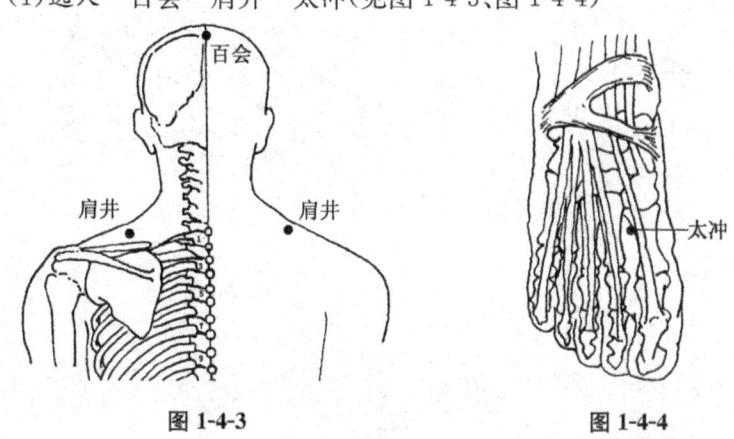

图1-4-3　　　　　　　图1-4-4

(2)**定位** 百会:在头顶部,正中线上,两耳尖连线中点,或前发际正中直上5寸。

肩井:大椎穴(即低头时颈背最突起的骨头下凹陷处)与肩峰连线中点。

太冲:在足背侧,第一、第二跖骨间隙的后方凹陷处。

(3)**灸法** 艾条雀啄灸,每穴15分钟,以穴位温热红晕为度,每日1次,长期施灸,可隔天施灸。

二、痰浊上扰

(一)症状

看东西时感觉物体在旋转,头重如被布裹住一样,胸闷恶心,呕吐,清水痰涎,脘腹不适,胃口差,精神疲倦,舌淡,苔白厚,脉滑。

(二)治法

(1)**选穴** 百会 丰隆 公孙 脾俞(见图1-4-1、图1-4-5、图1-4-6、图1-4-7)

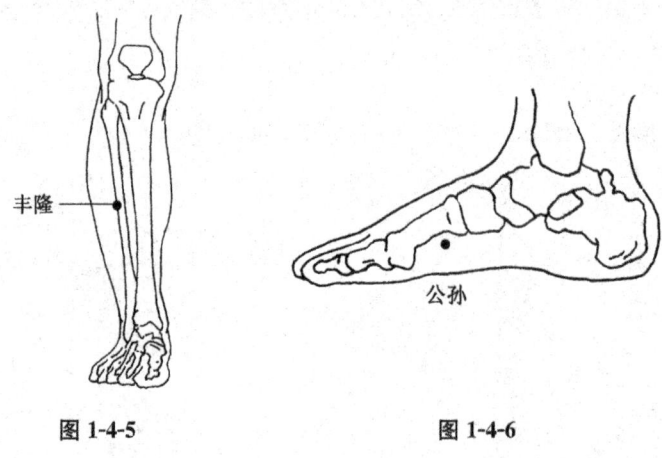

图 1-4-5   图 1-4-6

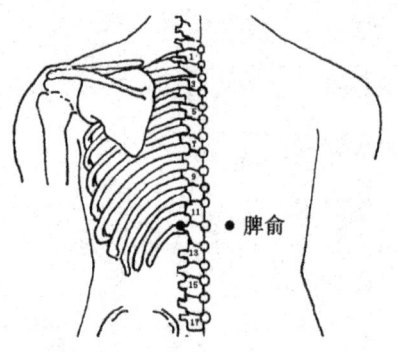

图 1-4-7

（2）定位　百会：在头顶部，正中线上，两耳尖连线中点，或前发际正中直上 5 寸。

丰隆：小腿前外侧，外踝尖向上数 8 寸，距胫骨前缘 2 寸。

公孙：在足内侧缘，第 跖骨基底前下方。

脾俞：在背部，第十一胸椎棘突下，两侧旁开 1.5 寸。

（3）灸法　艾炷隔姜灸，每穴 5～7 壮，待其将要燃尽皮肤有灼热感时移除，每日或隔日 1 次，10 次为 1 个疗程，若症状明显时应连续灸 2 个疗程。

三、阴虚阳亢

（一）症状

头痛头晕，耳鸣，眼花，头重脚轻，腰膝酸软，失眠多梦，急躁易怒，舌红干少津,苔少或无苔,脉细数。

(二)治法

(1)选穴　百会　三阴交　涌泉(见图1-4-1、图1-4-8、图1-4-9)

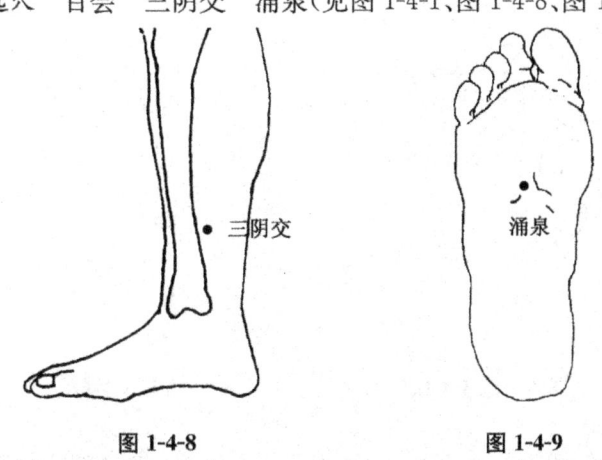

图 1-4-8　　　　　　　　图 1-4-9

(2)定位　百会:在头顶部,正中线上,两耳尖连线中点,或前发际正中直上5寸。

三阴交:小腿内侧,足内踝尖上3寸,胫骨内侧后方。

涌泉:在足底部,卷足时前部凹陷处,足底二、三趾趾缝纹头端与足跟连线的前1/3与后2/3交点上。

(3)灸法　艾条雀啄灸,每穴5分钟,灸至皮肤红润灼热,每日1次,10次为1个疗程。

四、对症治疗

高血压常伴有头晕、头痛等症状,临床可以根据伴随症状加用以下方法。

(一)头晕头痛

(1)选穴　头维(见图1-4-10)

(2)定位　头维:在头两侧部发际里,位于发际点向上一指宽,嘴动时肌肉也会动之处,距前正中线4.5寸。

(3)灸法　艾条温和灸,每穴15分钟,每日1次,症状消失即止。

(二)心悸

(1)选穴　内关　神门(见图1-4-11)

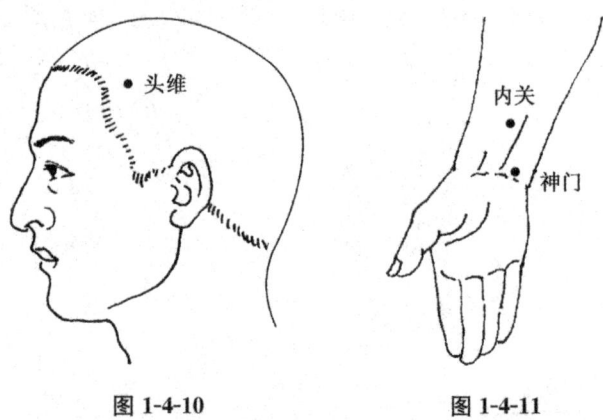

图1-4-10　　　　　　　图1-4-11

(2)定位　内关:在前臂背侧,腕横纹上2寸,两骨之间凹陷处。
　　　　　神门:仰掌,在腕部腕掌侧横纹尺侧(内侧)端,尺侧腕屈肌的桡侧凹陷处。

(3)灸法　艾条温和灸,每穴15分钟,每日1次,症状消失即止。

五、注意事项

- 施灸期间密切检测血压,但仍需继续服用降压药,若施灸一段时间后血压控制较好,可在医生指导下减少降压药用量,不可擅自减量。
- 饮食尽量清淡,忌食过咸、酸辣等刺激性及煎炸食物。
- 天气降温时注意保暖,避免血压升高。

六、病例

汪某,女,65岁,工人。1998年1月30日初诊。高血压病史8年。现头晕,后项及两肩酸沉不适,腰膝酸软乏力,心悸失眠,夜尿频,每年春、秋季血压升高,舌质淡红,苔薄白。查体:面色微红,脉弦细,血压170/100mmHg。诊断为高血压病2期。灸百会10壮,1小时后血压降至130/60mmHg。以后嘱其每周灸治1次,血压基本控制在140/80mmHg左右。

第五节 高血脂病

高血脂病属于中医的痰湿证范畴,是由于嗜食肥甘厚味、饮酒无度,或情志不遂、肝郁气滞,或思虑过度等因素导致脾胃损伤,脾失健运,痰湿积聚于体内的一种病证。现代医学是指血浆脂质浓度超过正常范围,可分为继发性和原发性:继发性主要继发于糖尿病、饮酒过度、甲状腺功能减退、痛风、肝病、肾病综合征、胆道阻塞、口服避孕药等情况;原发性多因脂质和脂蛋白代谢先天性缺陷(或遗传性缺陷)所致。

临床表现为血脂超出正常范围,有高血脂症引发的心脑血管疾病,如胸闷、乏力、眩晕等。根据其临床表现具体治疗方法如下:

一、痰浊内阻

(一)症状

血脂高出正常范围,患者形体肥胖,心悸眩晕,胸脘痞满,乏力倦怠,恶心呕吐,口渴不欲饮水,舌淡体胖苔腻,舌边有齿痕。

(二)治法

(1)选穴　丰隆　中脘　三焦俞　阳池(见图1-5-1、图1-5-2、图1-5-3、图1-5-4)

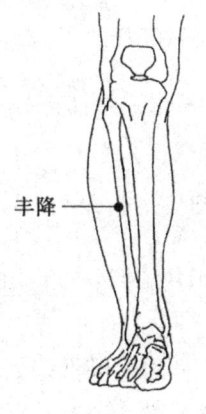

图 1-5-1

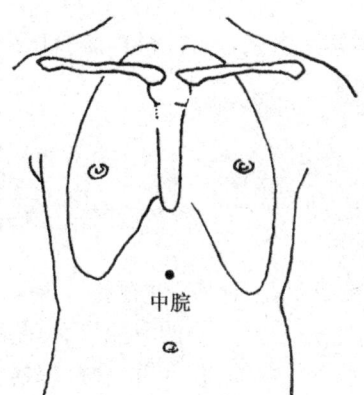

图 1-5-2

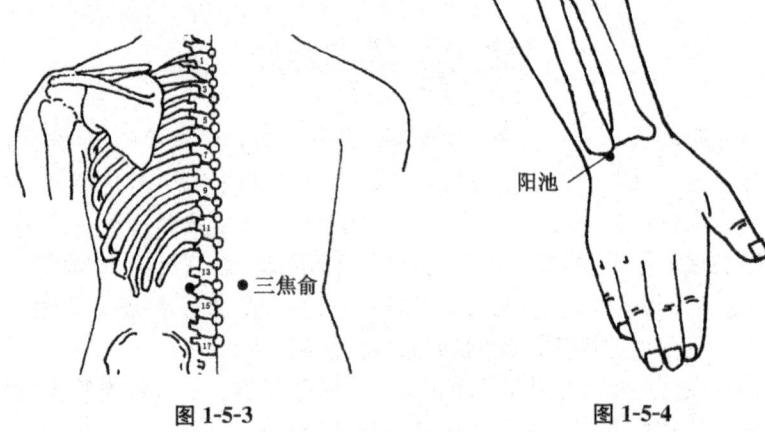

图 1-5-3　　　　　　　　　图 1-5-4

(2) 定位　丰隆：小腿前外侧，外踝尖向上数 8 寸，距胫骨前缘 2 寸。
　　　　　中脘：在腹部，前正中线上，脐上 4 寸处。
　　　　　三焦俞：在背部，第一腰椎棘突下，两侧旁开 1.5 寸。
　　　　　阳池：在腕背横纹上，两骨之间凹陷处。

(3) 灸法　艾炷隔姜灸，每穴 5～7 壮，待其将要燃尽皮肤有灼热感时移除，每日或隔日 1 次，1 个月为 1 个疗程，坚持施灸。

二、脾胃湿热

(一) 症状

食多容易饥饿，形体偏胖，脘腹胀满，面色红润，口苦口干，心烦头昏，舌红苔黄腻。

(二) 治法

(1) 选穴　公孙　内关　中脘　足三里（见图 1-5-2、图 1-5-5、图 1-5-6、图 1-5-7）

(2) 定位　公孙：在足内侧缘，第一跖骨（即足大趾后方与其相连的最长的一段骨头）基底前下方。
　　　　　内关：在前臂内侧，腕横纹上 2 寸，两骨之间凹陷处。
　　　　　中脘：在腹部，前正中线上，脐上 4 寸处。
　　　　　足三里：小腿前外侧，犊鼻下（膝盖骨下缘）3 寸，距胫骨前缘约一横指。

(3)灸法　艾条雀啄灸,每穴 10～15 分钟,灸至穴位红润灼痛为度,每日 1 次,20 次为 1 个疗程。

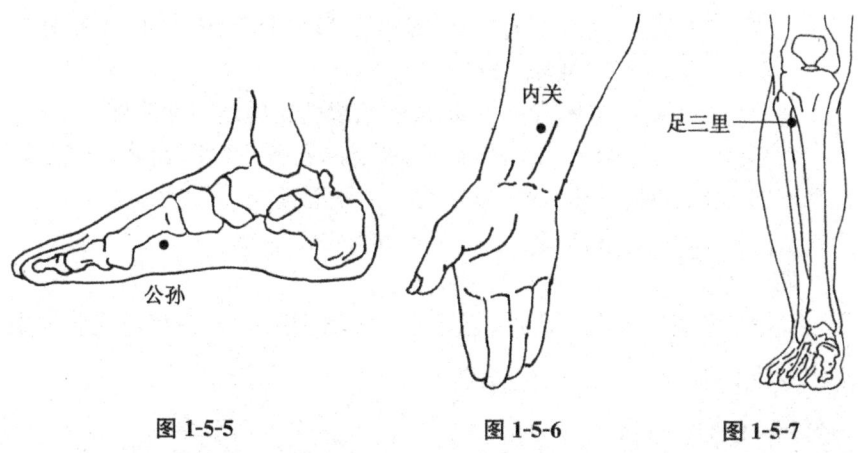

图 1-5-5　　　　　图 1-5-6　　　　　图 1-5-7

三、肝肾亏虚

(一)症状

头晕目眩,耳鸣健忘,失眠多梦,口干舌燥,胁肋疼痛,腰膝酸软,五心烦热,舌红少苔。

(二)治法

(1)选穴　肝俞　肾俞　足三里　悬钟(见图 1-5-7、图 1-5-8、图1-5-9)

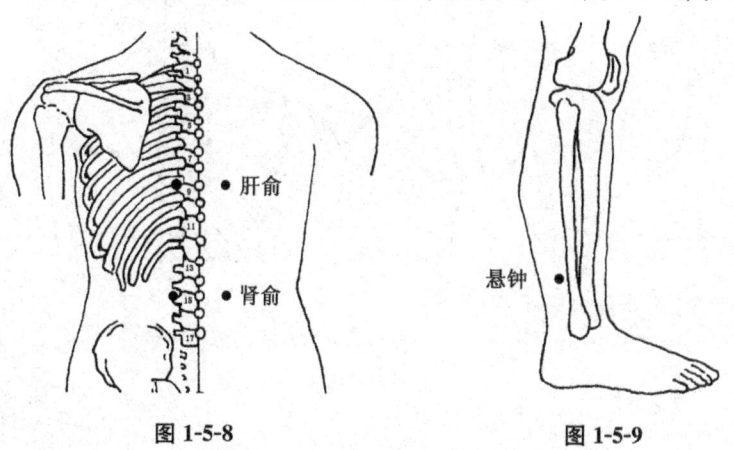

图 1-5-8　　　　　　　　　图 1-5-9

(2)定位　肝俞:在背部,第九胸椎棘突下,两侧旁开1.5寸。
　　　　　肾俞:在背部,第二腰椎棘突下,两侧旁开1.5寸。
　　　　　足三里:小腿前外侧,犊鼻下(膝盖骨下缘)3寸,距胫骨前
　　　　　　　　缘约一横指。
　　　　　悬钟:外踝尖上3寸,腓骨后缘与肌腱之间凹陷处。
(3)灸法　艾炷无瘢痕灸,用黄豆大艾炷,每穴10壮,灸至局部温热红晕不起水泡为度,每日1次,20次为1个疗程。

四、对症治疗

高脂血病常伴有胸闷心悸、乏力等症状,临床可以根据伴随症状加用以下方法。

(一)胸闷心悸

(1)选穴　膻中　心俞(见图1-5-10、图1-5-11)
(2)定位　膻中:在胸部,两乳头连线中点处。
　　　　　心俞:在背部,第五胸椎棘突下,两侧旁开1.5寸。
(3)灸法　艾条温和灸,每穴15分钟,灸至局部温热红晕为度,每日1次,症状消失即止。

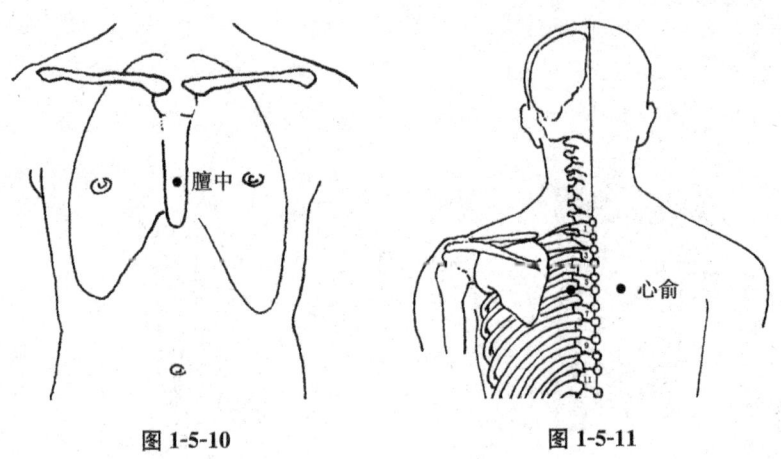

图1-5-10　　　　　　　　　图1-5-11

(二)乏力

(1)选穴　气海　百会(见图1-5-12、图1-5-13)

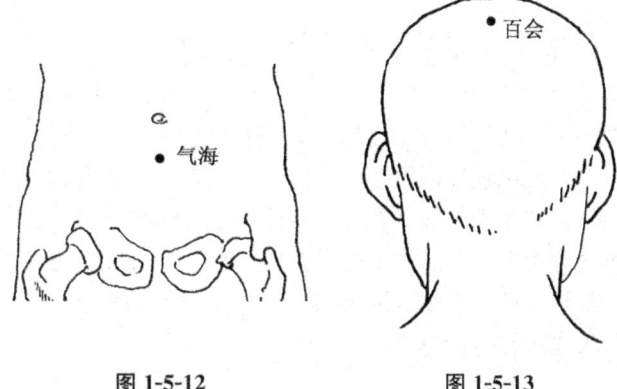

图 1-5-12　　　　　　图 1-5-13

(2) 定位　气海：在腹部，前正中线上，脐下 1.5 寸。

百会：在头顶部，正中线上，两耳尖连线中点，或前发际正中直上 5 寸。

(3) 灸法　艾条温和灸，每穴 15 分钟，灸至局部温热红晕为度，每日 1 次，连续灸至乏力消失为止。

五、注意事项

- 灸法治疗高血脂病可获较好疗效，患者应耐心坚持长期施灸。
- 可配合中西医结合治疗，疗效更佳。
- 饮食尽量清淡，少食海鲜等高蛋白、高胆固醇食物，忌食肥腻、酸辣等刺激性及煎炸食物，坚持低盐饮食。

六、病例

廖某，男，54 岁，干部。2001 年 8 月 29 日就诊。于 1996 年体检时检出高血脂，后一直采用中西药结合治疗，现总胆固醇 5.87mmol/L，甘油三酯 2.01mmol/L。为求进一步治疗来我处就诊。经诊察患者伴有头晕、胸胁满闷、食欲不振、便溏，且舌淡苔白腻，脉细滑。证属脾气痰盛，治以健脾化痰，取百会、足三里、中脘、气海、内关、三焦俞，采用艾炷无瘢痕灸，经治疗 20 余次后复检总胆固醇 5.65mmol/L，甘油三酯 1.82mmol/L，其余各项均在正常范围，嘱患者继续巩固治疗，每周 1 次。

第六节 贫 血

贫血属于中医的虚劳、血虚、血证的范畴,是由于心、脾、肾三脏先天不足或后天饮食不足,或久病体虚所致心、脾、肾三脏虚弱功能失调所致。现代医学的缺铁性贫血、再生障碍性贫血、巨幼红细胞性贫血等可参照本病治疗。

临床表现为单位容积血红细胞与血红蛋白均低于正常水平,身乏体倦,头晕眼花,耳鸣心悸失眠,四肢麻木,月经紊乱,闭经,严重者出现晕厥。根据临床表现治疗方法如下:

一、心脾两虚

(一)症状

血红细胞与血红蛋白均低于正常水平,心悸失眠,乏力困倦,食欲减退,腹胀便溏,严重者可出现出血,舌淡苔薄白。

(二)治法

(1)选穴　脾俞　心俞　神门　太白(见图1-6-1、图1-6-2、图1-6-3)

(2)定位　脾俞:在背部,第十一胸椎棘突下,两侧旁开1.5寸。

心俞:在背部,第五胸椎棘突下,两侧旁开1.5寸。

神门:仰掌,在腕部腕掌侧横纹尺侧(内侧)端,尺侧腕屈肌的桡侧凹陷处。

太白:在足内侧缘,第一跖趾关节后下方赤白肉际凹陷处。

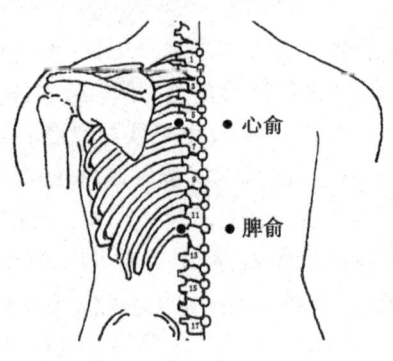

图1-6-1

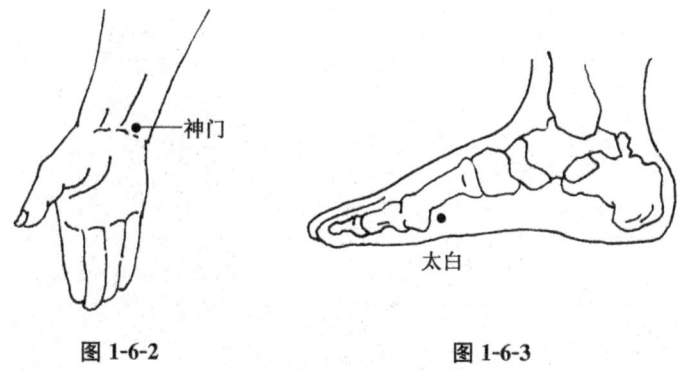

图 1-6-2　　　　　　　图 1-6-3

（3）灸法　艾炷无瘢痕灸,用黄豆大艾炷,每穴 10 壮,灸至皮肤红晕不起水泡为度,每日 1 次,10 次为 1 个疗程,可灸至血红细胞与血红蛋白恢复至正常水平为止。

二、肝肾阴虚

（一）症状

血红细胞与血红蛋白均低于正常值,头晕耳鸣,腰膝酸软,烦躁失眠多梦,舌红苔薄或无苔。

（二）治法

（1）选穴　肝俞　肾俞　太溪　太冲（见图 1-6-4、图 1-6-5、图 1-6-6）

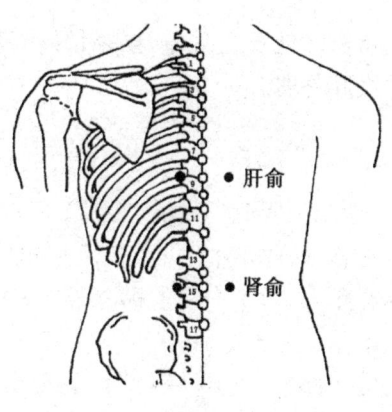

图 1-6-4

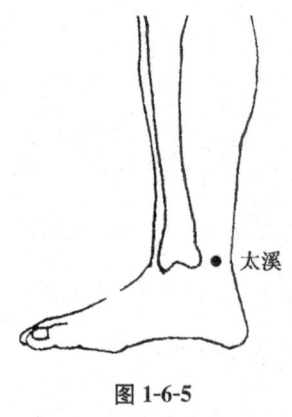
图 1-6-5

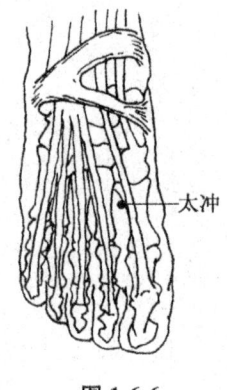
图 1-6-6

(2)定位　肝俞：在背部，第九胸椎棘突下，两侧旁开1.5寸。
　　　　　肾俞：在背部，第二腰椎棘突下，两侧旁开1.5寸。
　　　　　太溪：足内侧，内踝后方，内踝尖与跟腱的凹陷处。
　　　　　太冲：在足背侧，第一、第二跖骨间隙的后方凹陷处。

(3)灸法　艾条温和灸，每穴15分钟，以局部皮肤红晕温热为度，每日1次，10次为1个疗程，可灸至血红细胞与血红蛋白恢复至正常水平为止。

三、肾阳不足

(一)症状

血红细胞与血红蛋白均低于正常值，畏寒怕冷，身体困倦嗜睡，四肢厥冷，腹胀泄泻，舌体淡胖苔白。

(二)治法

(1)选穴　关元　命门　肾俞　太溪（见图1-6-5、图1-6-7、图1-6-8）
(2)定位　关元：在腹部，前正中线上，脐下3寸。
　　　　　命门：在腰部，后正中线上第二腰椎棘突（隆起的骨）下凹陷处。
　　　　　肾俞：在背部，第二腰椎棘突下，两侧旁开1.5寸。
　　　　　太溪：足内侧，内踝后方，内踝尖与跟腱的凹陷处。
(3)灸法　艾炷隔姜灸，每穴5～7壮，待其将要燃尽皮肤有灼热感时移除,每日或隔日1次,15次为1个疗程,可灸至血红细胞与血红蛋白恢复至正常水平为止。

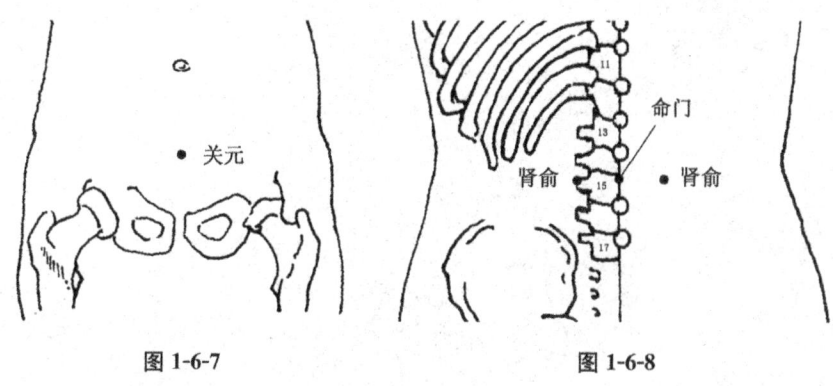

图 1-6-7　　　　　　　　　图 1-6-8

四、对症治疗

贫血常伴有头晕、耳鸣等症状,临床可以根据伴随症状加用以下方法。

(一)头晕

(1)选穴　百会　风池(见图1-6-9、图1-6-10)

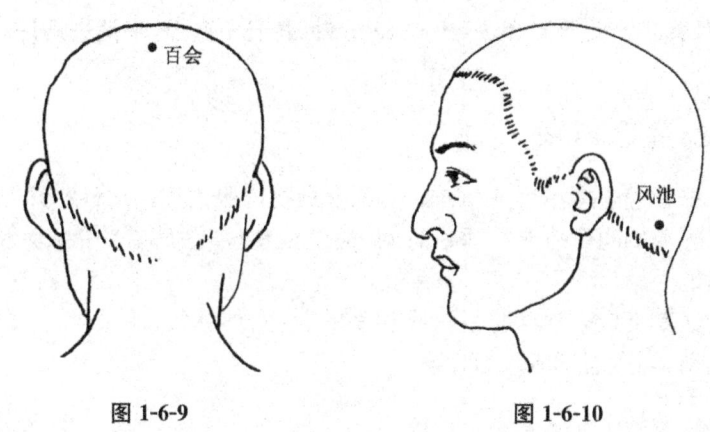

图 1-6-9　　　　　　　　　图 1-6-10

(2)定位　百会:在头顶部,正中线上,两耳尖连线中点,或前发际正中直上5寸。

风池:在项部,枕骨下缘,胸锁乳突肌与斜方肌之间的凹陷处。

(3)灸法 艾条温和灸,每穴15分钟,皮肤温热为度,每日1次,可以经常施灸。

(二)耳鸣

(1)选穴 听宫(见图1-6-11)

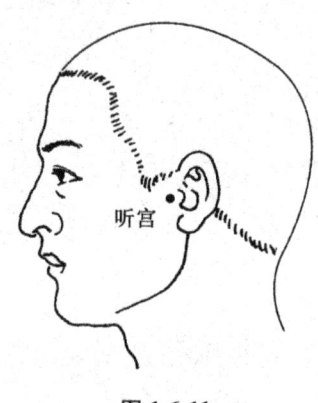

图 1-6-11

(2)定位 听宫:在面部侧面,耳屏前(耳腔前突起的小软骨),张口时凹陷处上缘。

(3)灸法 艾条温和灸,每穴15分钟,每日1次,耳鸣消失后加灸2~3次。

五、注意事项

• 患者应坚持治疗,耐心施灸,配合药物内服治疗,可获较好的疗效。

• 施灸期间保持充足睡眠时间,适度运动,增强脾胃功能,改善机体造血功能。

• 饮食上应多食富含蛋白质和铁的食物,如鸡蛋、菠菜等,注意营养搭配均衡,忌食油腻煎炸的食物。

六、病例

张某,女,32岁,银行职员。于2年前确诊为缺铁性贫血,经多种方法治疗,病情尚能控制,但近来由于劳累,原来的治疗方案收效较前减弱,并伴有心悸失眠,头晕眼花,食欲差,遂来寻求针灸治疗。经查其证属心脾两虚,治疗以补益心脾为主。取穴:脾俞、心俞、百会、命门,针刺30分钟并配合温和灸,治疗 1 个月后心悸头晕等症状较前减轻,食欲较好,血常规显示红细胞、血红蛋白接近正常值,又继续治疗 1 个月,血常规各项指数正常,伴随症状消失,嘱其配偶或家人帮其灸脾俞、心俞、命门,以巩固疗效。

第七节 惊　悸

惊悸是指气血虚弱,痰饮瘀血阻滞心脉,心失所养,心脉不畅等引起的以惊慌不安、心脏急剧跳动、不能自主为主要症状的一种病证。本病临床多为阵发性,有时也呈持续发作,并伴有胸痛、胸闷、喘息、吸气不够、头晕和失眠等症状。一般分为心气虚、胆怯易惊和心脾两虚两型。

一、心气虚、胆怯易惊

(一)症状

心悸不宁,善惊易怒,稍惊即发,劳累则加重,兼有胸闷气短,自汗出,坐卧不安,不愿闻及声响,少寐多梦而易惊醒,舌淡,苔薄白,脉细略数或细弦。

(二)治法

1. 方法一

(1)选穴　心俞　胆俞　神门　郄门　足三里(见图 1-7-1、图 1-7-2、图 1-7-3)

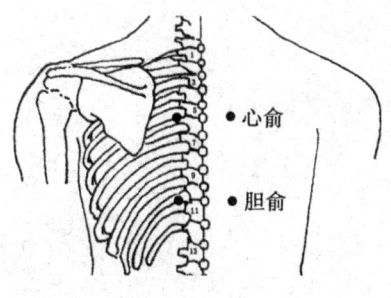

图 1-7-1

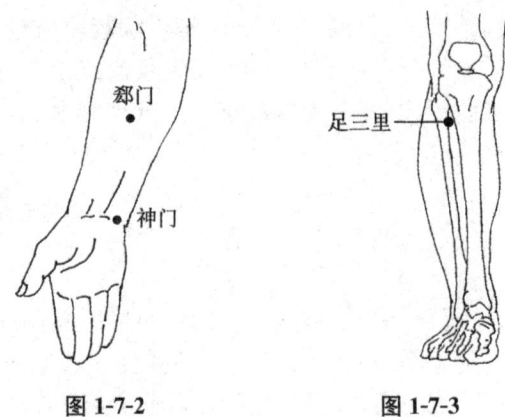

图 1-7-2　　　　　　　图 1-7-3

（2）定位　心俞：在背部，第五胸椎棘突下，两侧旁开 1.5 寸。

胆俞：在背部，第十胸椎棘突下，两侧旁开 1.5 寸。

神门：仰掌，在腕部腕掌侧横纹尺侧（内侧）端，尺侧腕屈肌的桡侧凹陷处。

郄门：仰掌，微屈腕，在腕横纹上 5 寸。

足三里：小腿前外侧，犊鼻下（膝盖骨下缘）3 寸，距胫骨前缘约一横指。

（3）灸法　艾条温和灸，每穴 20 分钟，灸至皮肤灼热为度，每日 1 次，10 次为 1 个疗程，缓解时或发作时都可以施灸。

2. 方法二

（1）选穴　神门　内关　阴郄　脾俞（见图 1-7-4、图 1-7-5）

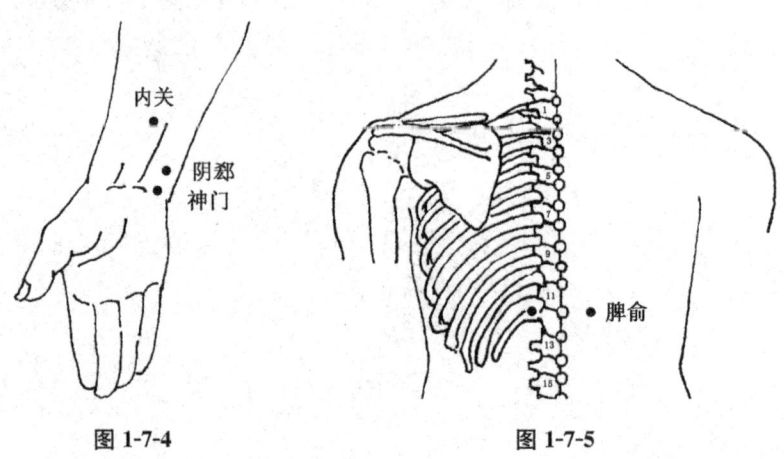

图 1-7-4　　　　　　　图 1-7-5

(2)定位　神门：仰掌，在腕部腕掌侧横纹尺侧（内侧）端，尺侧腕屈肌的桡侧凹陷处。

内关：在前臂内侧，腕横纹上2寸，两骨之间凹陷处。

阴郄：在前臂掌侧，尺侧腕屈肌肌腱的桡侧缘，腕横纹上0.5寸。

脾俞：在背部，第十一胸椎棘突下，两侧旁开1.5寸。

(3)灸法　艾炷无瘢痕灸，将艾绒揉成黄豆大底部平整的圆锥状，在施灸的皮肤处涂上少量凡士林或者烫伤膏，然后将艾炷直接放在穴位皮肤上点燃，待其将要燃尽皮肤有灼热感时移除，换下一个，一个艾炷算1壮，每穴10壮，每日1次，10次为1个疗程，缓解时或发作时都可以施灸。

二、心脾两脏虚损

(一)症状

心跳不安，气短，失眠多梦，思虑劳心则加重，多伴有神疲乏力，眩晕健忘，面色无华，口唇色淡，食少腹胀，大便稀烂，舌淡红，苔白，脉细弱。

(二)治法

(1)选穴　心俞　脾俞　足三里　中脘(见图1-7-3、图1-7-6、图1-7-7)

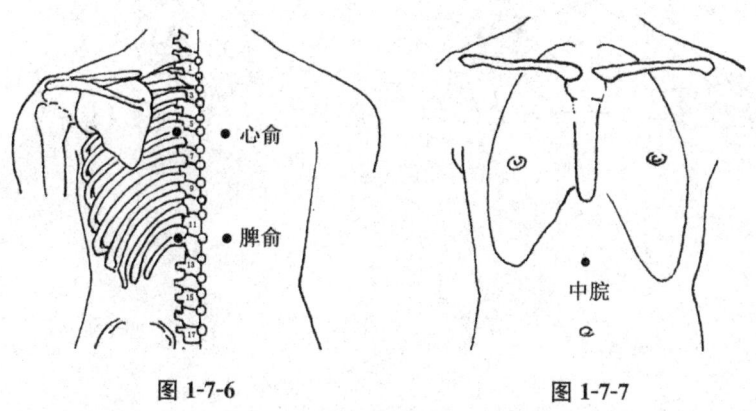

图1-7-6　　　　　　　　图1-7-7

(2)定位　心俞：在背部，第五胸椎棘突下，两侧旁开1.5寸。

脾俞：在背部，第十一胸椎棘突下，两侧旁开1.5寸。

足三里：小腿前外侧，犊鼻下（膝盖骨下缘）3寸，距胫骨前缘约一横指。

中脘：在腹部前正中线上，脐上4寸处。

(3)**灸法** 艾炷无瘢痕灸，用黄豆大艾炷，每穴10壮，以皮肤有灼热感时为度，每日1次，10次为1个疗程，缓解时或发作时都可以施灸。亦可使用艾条温和灸，每穴20分钟，每日1次，10次为1个疗程。

三、对症治疗

惊悸常伴有失眠、气短乏力等症状，临床可以根据伴随症状加用以下方法。

（一）失眠

(1)**选穴** 照海　肾俞（见图1-7-8、图1-7-9）

(2)**定位** 照海：在踝部，内踝顶点下缘凹陷处。

肾俞：在背部，第二腰椎棘突下，两侧旁开1.5寸。

(3)**灸法** 艾条温和灸，每穴15分钟，每日1次，这2个穴位平时可以保健施灸。

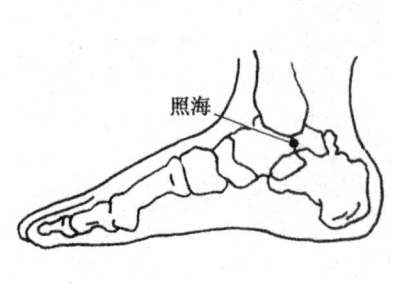

图1-7-8

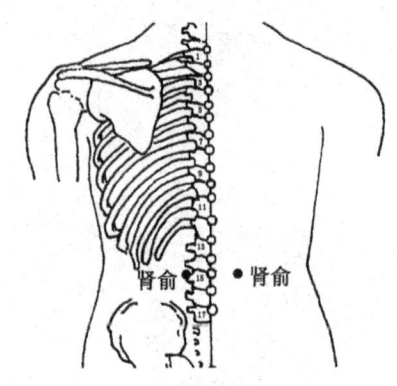

图1-7-9

（二）气短乏力

(1)**选穴** 气海　肾俞（见图1-7-9、图1-7-10）

(2)**定位** 气海：在腹部，前正中线上，脐下1.5寸。

肾俞：在背部，第二腰椎棘突下，两侧旁开1.5寸。

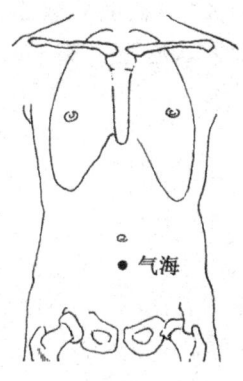

图 1-7-10

(3) 灸法　艾条温和灸,每穴 15 分钟,每日 1 次,平时可以保健施灸。

四、注意事项

- 施灸缓解后,应及时去医院进行相关检查。
- 保持充足休息时间,避免劳累。
- 放松心态,保持情绪稳定,避免大怒大喜等极端情绪波动。

五、病例

郭某,男,54 岁,外科医生。患有心律不齐,每 3～4 次正常搏动即出现 1 次早搏,心前区闷窒。第 1 次熏灸右侧阴郄穴,灸感沿手少阴经上传,自右胸横向左胸入心。心前区有盘旋感,至感应减弱后停灸,早搏消失,胸部舒畅。随后应其要求再灸第 2 次,3 日后早搏再次出现,乃左右间使穴与左右阴郄,每日灸 2 次,连灸 7 天,早搏未再出现。

第八节　失　　眠

失眠,中医称之为"不寐"或"不得眠"。中医认为,人体进入睡眠在于阴气,阴气盛则目闭安卧,而人体的阴气又为心神所控制,神安则人体容易进入睡眠。情绪起伏较大时,如大喜、大悲、大怒皆可影响心神。此外,气、血、阴液等濡养器官的精微物质匮乏时,亦可造成心神涣散或心神不定,使入夜阴气难盛,卧而难眠。现代医学的神经衰弱、贫血等引起的失眠,可按本病的灸法治疗。

临床表现为夜卧难以入睡,或睡时易醒,醒后难再入睡,睡中多梦,可伴有心悸、心神不安、腰膝酸软、心下胀满、头晕目眩、嗳气不舒等症状。根据具体临床症状治疗如下:

一、阴虚火旺

(一)症状

心烦难以入睡,头晕耳鸣,烦热盗汗,咽干口渴,腰膝酸软,或伴有遗精滑精,月经不调症状,舌红舌体尖小少苔。

(二)治法

(1)选穴　神门　太溪　三阴交　大陵(见图1-8-1、图1-8-2)
(2)定位　神门:仰掌,在腕部腕掌侧横纹尺侧(内侧)端,尺侧腕屈肌的桡侧凹陷处。
　　　　　太溪:足内侧,内踝后方,内踝尖与跟腱的凹陷处。
　　　　　三阴交:小腿内侧,足内踝尖上3寸,胫骨内侧后方。
　　　　　大陵:在前臂内侧腕横纹中点处,两条肌腱之间。

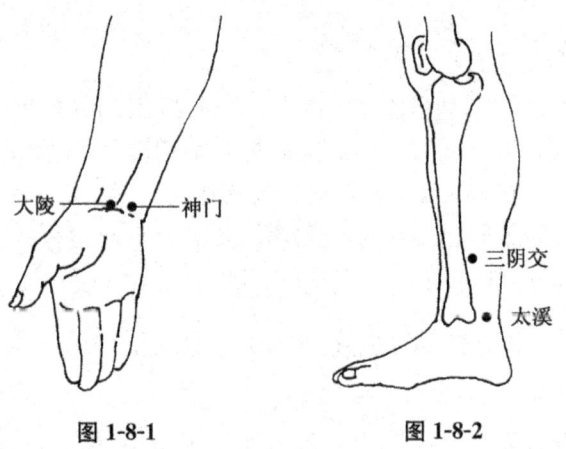

图1-8-1　　　　图1-8-2

(3)灸法　艾条温和灸,每次选用2~3穴,每穴15分钟,灸至局部红晕温热为度,每日1次,10次为1个疗程,精神紧张或身体劳累时可以灸1或2个疗程。

二、气血两虚

(一)症状

夜间失眠,或多梦,或入睡后易醒,醒后难再入睡,伴有心悸、健忘、困倦、乏力、食欲差、泄泻、面色萎黄等症状,舌质淡红,苔薄白。

(二)治法

(1) 选穴　脾俞　心俞　神门　足三里(见图 1-8-3、图 1-8-4、图 1-8-5)

(2) 定位　脾俞:在背部,第十一胸椎棘突下,两侧旁开 1.5 寸。
心俞:在背部,第五胸椎棘突下,两侧旁开 1.5 寸。
神门:仰掌,在腕部腕掌侧横纹尺侧(内侧)端,尺侧腕屈肌的桡侧凹陷处。
足三里:小腿前外侧,犊鼻下(膝盖骨下缘)3 寸,距胫骨前缘约一横指。

(3) 灸法　艾炷隔姜灸,用黄豆大小艾炷,每穴 5~7 壮,皮肤有灼热感时移除,每日或隔日 1 次,临睡前半小时施灸,10 次为 1 个疗程。

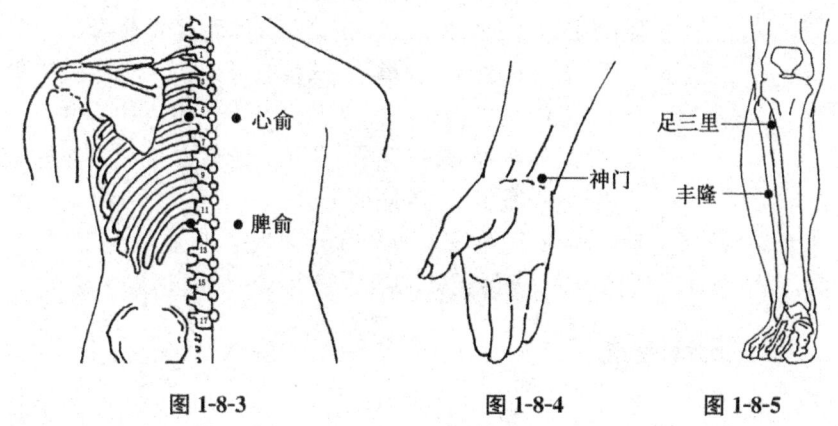

图 1-8-3　　　　　图 1-8-4　　　　　图 1-8-5

三、胃气不和

(一)症状

失眠,心下及脘腹感觉胀满或胀痛,时有恶心呕吐,嗳腐吞酸,大便臭秽,或便秘腹痛,舌苔黄腻。

(二)治法

(1)选穴　中脘　丰隆　足三里　公孙(见图1-8-5、图1-8-6、图1-8-7)

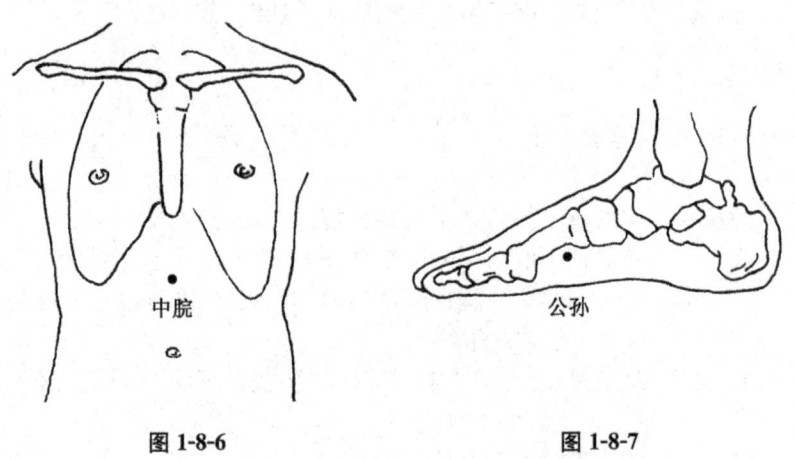

图1-8-6　　　　　　　　　　图1-8-7

(2)定位　中脘:在腹部,前正中线上,脐上4寸处。

丰隆:小腿前外侧,外踝尖向上数8寸,距胫骨前缘2寸。

足三里:小腿前外侧,犊鼻下(膝盖骨下缘)3寸,距胫骨前缘约一横指。

公孙:在足内侧缘,第一跖骨(即足大趾后方与其相连的最长的一段骨头)基底前下方。

(3)灸法　艾条温和灸,每穴15分钟,灸至局部红晕温热为度,每日1次,灸至腹部不适感消失、大便正常后再巩固灸5~7次。

四、痰热内扰

(一)症状

心烦失眠,口苦痰多,头重目眩,胸闷恶心,嗳气喘咳,舌红苔黄腻。

(二)治法

(1)选穴　神门　丰隆　阴陵泉　筑宾(见图1-8-4、图1-8-5、图1-8-8)

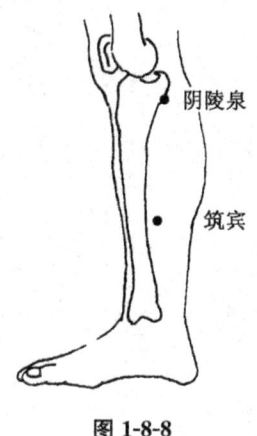

图 1-8-8

(2) 定位　神门：仰掌，在腕部腕掌侧横纹尺侧（内侧）端，尺侧腕屈肌的桡侧凹陷处。

丰隆：小腿前外侧，外踝尖向上数 8 寸，距胫骨前缘 2 寸。

阴陵泉：在小腿内侧，胫骨内侧髁后下方凹陷处（从踝关节后方，沿骨的边缘向上推行至尽头处即是穴位）。

筑宾：在小腿内侧面，内踝尖上 5 寸，小腿腓肠肌肌腹（小腿用力时可见明显的轮廓）下端处。

(3) 灸法　艾炷无瘢痕灸，每穴 6～8 壮，灸至局部红晕温热为度，每日 1 次，10 次为 1 个疗程，灸至睡眠改善为止。

五、对症治疗

失眠常伴有心悸、心神不安、腹胀等症状，临床可以根据伴随症状加用以下方法。

(一) 心悸

(1) 选穴　内关　膻中（见图 1-8-9、图 1-8-10）

(2) 定位　内关：在前臂内侧，腕横纹上 2 寸，两骨之间凹陷处。

膻中：在胸部，两乳头连线中点处。

(3) 灸法　艾条温和灸，每穴 15 分钟，以局部红晕温热为度，每日 1 次。

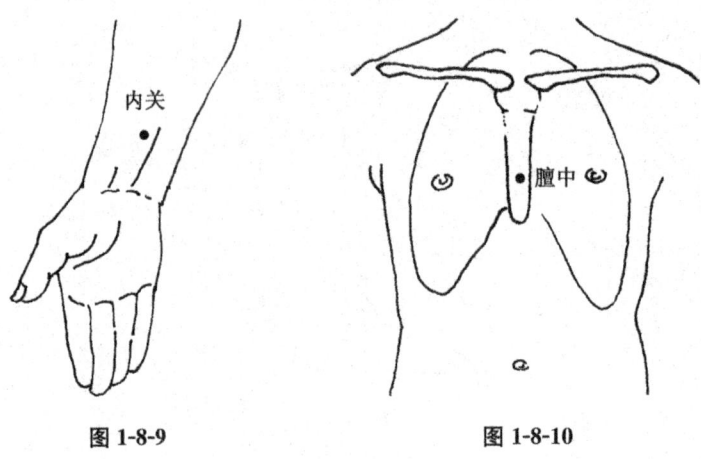

图 1-8-9　　　　　　　　图 1-8-10

(二)心神不安

(1)选穴　百会　神阙(见图 1-8-11、图 1-8-12)
(2)定位　百会:在头顶部,正中线上,两耳尖连线中点,或前发际正中直上 5 寸。

　　　　神阙:在腹部,前正中线上,肚脐凹陷处。

(3)灸法　艾条温和灸,每穴 15 分钟,灸至局部红晕温热为度,每日 1 次。

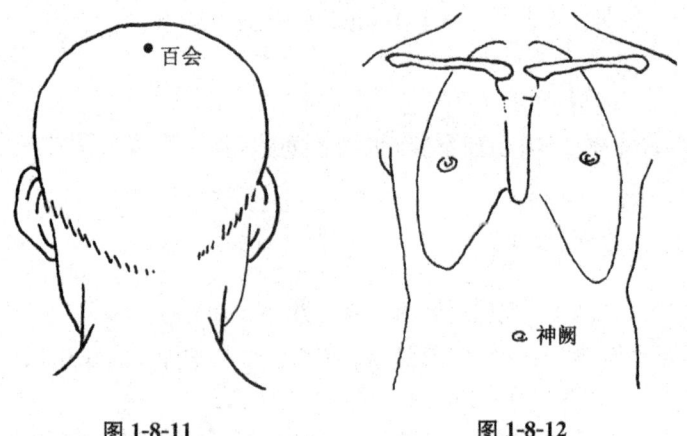

图 1-8-11　　　　　　　　图 1-8-12

(三)腹胀

(1)选穴　中脘　天枢(见图1-8-13)

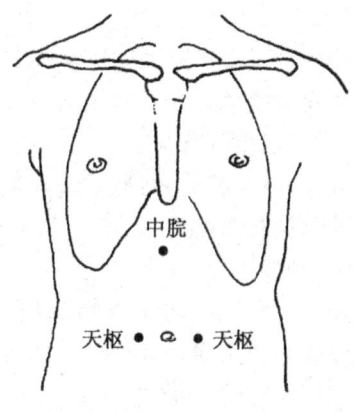

图 1-8-13

(2)定位　中脘:在腹部,前正中线上,脐上4寸处。
天枢:在腹部,肚脐两侧旁开2寸。
(3)灸法　艾条温和灸,每穴15分钟,以局部红晕温热为宜,每日1次。

六、注意事项

- 睡前尽量避免进行情绪激动的活动,如观看内容激烈的影片、听摇滚乐等,可自我按摩或叫家人按摩以放松全身,睡前用热水泡脚,刺激足底穴位,促进血液循环,改善睡眠。
- 患者可配合中药内服调理,以增强效果。
- 痰热及阴虚患者忌食酸辣等刺激性及煎炸食物。

七、病例

陈某,女,30岁,干部。患者自述失眠近4年,近半年来病情加重,每晚都只能入睡4～5小时,心慌心悸,头晕目眩,面色㿠白,体倦乏力,食欲差,月经不调,经量少色淡,舌淡苔白,脉细弱。经查证属心脾两虚。取穴:脾俞、心俞、足三里、内关,采用艾炷隔姜灸,每穴9壮,隔日1次,半月后每晚可入睡7～8小时。2年内因生活、工作问题,偶有失眠,经灸治后即愈。

第九节 神经衰弱

神经衰弱是由某些精神因素引起的内脏功能失调及高级神经活动障碍为主要表现的一类全身性疾病。中医无此病名,但其可见于中医的失眠、健忘、心悸、郁证、虚损、遗精等病证。

临床表现为病程较长,涉及脏腑多,症状多而复杂,一般以头痛脑涨,头晕目眩,多梦失眠,耳鸣健忘,注意力不集中,记忆力减退,工作效率低下,烦躁易怒,肌肉酸痛,神疲乏力,全身不适为主要表现,可伴有心悸心慌,胸闷气短,食欲不振,小便不利,男子遗精阳痿,女子月经不调等。根据临床表现的不同可分为心脾两虚、阴虚阳亢、脾肾阳虚等证。治疗方法如下。

一、心脾两虚

(一)症状

头晕头痛,心悸心慌,胸闷气短,失眠,不思饮食,口淡乏味,面色苍白,身体困倦,记忆力减退,舌淡苔薄白,脉细弱。

(二)治法

(1)选穴 百会 脾俞 肾俞 足三里 内关(见图 1-9-1、图 1-9-2、图 1-9-3、图 1-9-4)

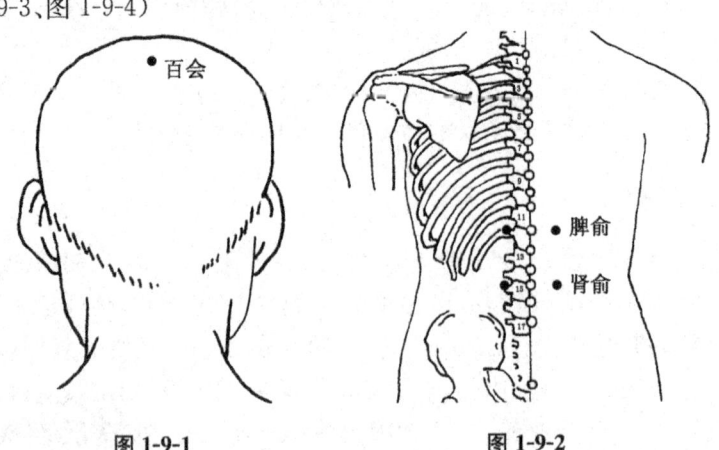

图 1-9-1　　　　　　图 1-9-2

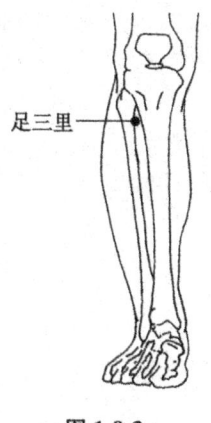
图 1-9-3

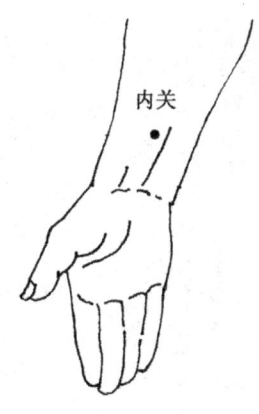
图 1-9-4

(2) 定位　百会：在头顶部，正中线上，两耳尖连线中点，或前发际正中直上5寸。

脾俞：在背部，第十一胸椎棘突下，两侧旁开1.5寸。

肾俞：在背部，第二腰椎棘突下，两侧旁开1.5寸。

足三里：小腿前外侧，犊鼻下（膝盖骨下缘）3寸，距胫骨前缘约一横指。

内关：在前臂内侧，腕横纹上2寸，两骨之间凹陷处。

(3) 灸法　艾条温和灸，每穴15分钟，灸至局部红晕温热为度，每日1次，10次为1个疗程，平时可经常施灸保健。

二、阴虚阳亢

(一)症状

头痛脑涨，头晕目眩，多梦失眠，耳鸣健忘，烦躁易怒，可伴有口干舌燥，小便短赤，男子可见遗精、滑精、阳痿、早泄，女子可见月经不调、不孕、性欲减退，舌红苔薄或无苔，脉弦细数。

(二)治法

(1) 选穴　太溪　三阴交　神门　涌泉（见图1-9-5、图1-9-6、图1-9-7）

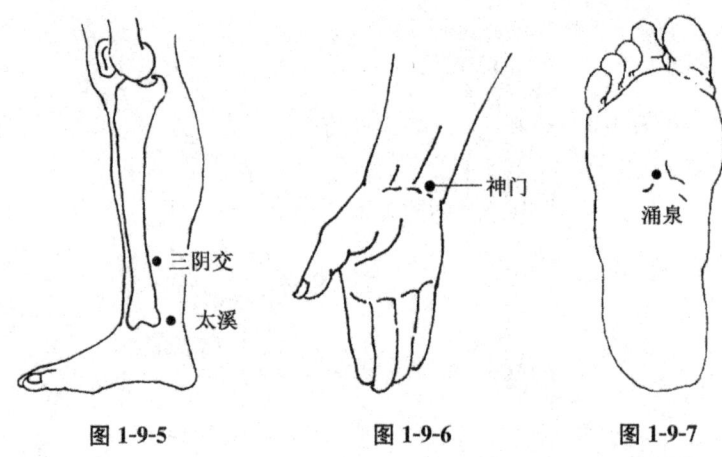

图 1-9-5　　　　　图 1-9-6　　　　　图 1-9-7

(2)定位　太溪:足内侧,内踝后方,内踝尖与跟腱的凹陷处。
　　　　　三阴交:小腿内侧,足内踝尖上 3 寸,胫骨内侧后方。
　　　　　神门:仰掌,在腕部腕掌侧横纹尺侧(内侧)端,尺侧腕屈肌
　　　　　　　　的桡侧凹陷处。
　　　　　涌泉:在足底部,卷足时前部凹陷处,约当足底二、三趾趾
　　　　　　　　缝纹头端与足跟连线的前 1/3 与后 2/3 交点上。

(3)灸法　艾条温和灸,每穴 15 分钟,灸至局部红晕温热为度,每日 1 次,10 次为 1 个疗程,平时可经常施灸保健。

三、脾肾阳虚

(一)症状

头晕头痛,畏寒,腹胀便溏,食欲差,嗜睡,肌肉酸痛,神疲乏力,四肢不温,遗精阳痿,记忆力减退,舌胖大苔滑,脉沉细。

(二)治法

(1)选穴　关元　命门　脾俞　百会　涌泉(见图 1-9-1、图 1-9-7、图 1-9-8、图 1-9-9)
(2)定位　关元:在腹部,前正中线上,脐下 3 寸。
　　　　　命门:在腰部,后正中线上第二腰椎棘突(隆起的骨)下凹
　　　　　　　　陷处。
　　　　　脾俞:在背部,第十一胸椎棘突下,两侧旁开 1.5 寸。

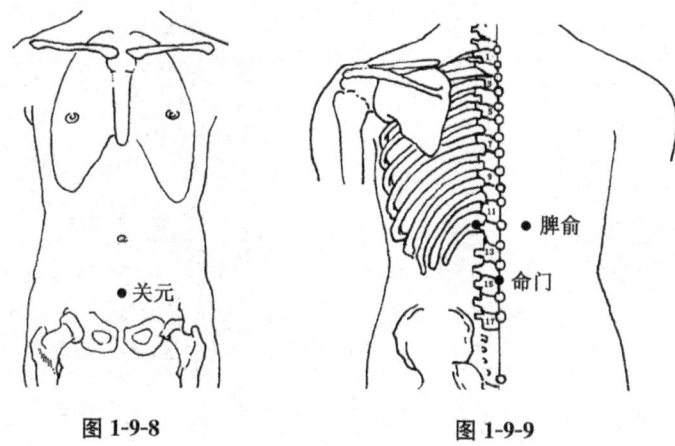

图 1-9-8　　　　　图 1-9-9

　　百会：在头顶部,正中线上,两耳尖连线中点,或前发际正
中直上 5 寸。
　　涌泉：在足底部,卷足时前部凹陷处,约足底二、三趾趾缝
纹头端与足跟连线的前 1/3 与后 2/3 交点上。
　(3)灸法　艾炷隔姜灸,将生姜切成 2 毫米厚的生姜片,然后在生姜片上扎出 10 个以上分布均匀的小孔,上置如黄豆大小艾炷,点燃艾炷,待其将要燃尽皮肤有灼热感时移除,每穴 5～7 壮,每日或隔日 1 次,10 次为 1 个疗程,可长期施灸。

四、对症治疗

　　常伴有心神不宁、遗精等症状,临床可以根据伴随症状加用以下方法。

(一)心神不宁

　(1)选穴　合谷　太冲(见图 1-9-10、图 1-9-11)
　(2)定位　合谷：即通常所说的虎口,并拢拇指时肌肉隆起处。
　　太冲：在足背侧,第一、第二跖骨间隙的后方凹陷处。
　(3)灸法　艾条回旋灸,每穴 15 分钟,以局部温热红晕为度,每日 1 次。

(二)遗精

　(1)选穴　志室(见图 1-9-12)

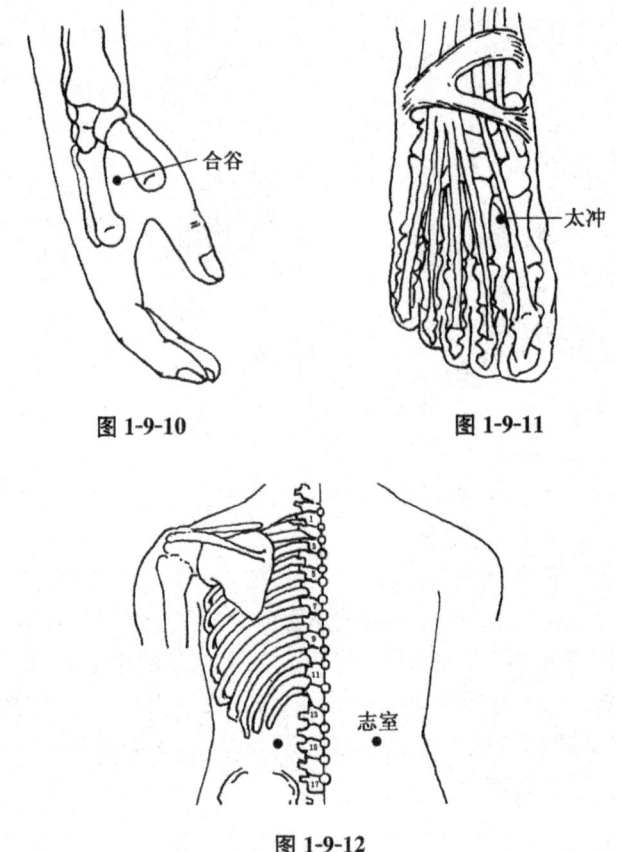

图 1-9-10　　　　　　图 1-9-11

图 1-9-12

(2)定位　志室：在腰部，第二腰椎棘突下，两侧旁开3寸。

(3)灸法　艾条温和灸，每穴15分钟，灸至局部温热红晕为度，每日1次。

五、注意事项

- 因为大脑是使用频率最高也最容易疲劳的器官。长时间用脑，不注意休息，可引起脑涨、反应迟钝、思维能力下降。随着年龄的增长，大脑功能逐步减弱，脑力逐渐减退，进入老年，脑力减退更明显。所以平时应保持充足睡眠时间，睡前避免过度兴奋，多参加体育锻炼加强脑部的供氧能力，参与社交活动，放松心情，缓解自身的紧张情绪，避免思虑过度。

- 清淡饮食，忌食酸辣等刺激性及煎炸食物。

- 可配合内服中药或拔罐治疗。

六、病例

吕某,男,20岁,学生。素患有神经衰弱,自诉:初中开始至就诊时头痛失眠、乏力,常困扰其生活及学习。曾服用谷维素、多虑平,只能暂时控制症状,易反复。经询问患者平素思虑过度,较少参加集体活动,就诊时伴有头晕头痛,心慌闷,食欲不振,便溏,舌淡,苔薄白等表现。证属心脾两虚。治法:百会、内关、心俞、脾俞、天枢针灸并用,每次30分钟,连续治疗2周,并要求积极参加集体活动和体育锻炼,失眠症状较前大为减轻,食欲较好,偶有头痛,继续治疗1月余,症状逐渐消失,嘱其自灸内关、天枢、足三里,随访半年无严重失眠等症状。

第十节 头 痛

头痛是一种常见的自觉症状,引起原因较复杂。头痛是主要以头部疼痛为主要症状的一种病证,头部或五官疾病可致头痛,头部以外或全身性疾病也可致头痛,所以必须辨清头痛的发病原因,方可对症治疗。颅内占位性病变或颅外伤所致头痛,不宜用灸疗。根据病因及发作时特点的不同我们一般分为风寒头痛、风热头痛、肝阳上亢头痛等型。

一、外感风热

(一)症状

风热表现为头涨裂痛,遇热加重,恶风发热,咽喉肿痛,口渴欲饮,小便短赤,舌苔薄黄,脉浮数。

(二)治法

(1)选穴 太阳 头维 大椎 曲池 列缺(见图1-10-1、图1-10-2、图1-10-3、图1-10-4)

(2)定位 太阳:在眉梢与眼外角之间向后约1寸的凹陷中。

头维:在头两侧发际里,位于发际点向上一指宽,嘴动时肌肉也会动之处,距前正中线4.5寸。

灸法速成图解

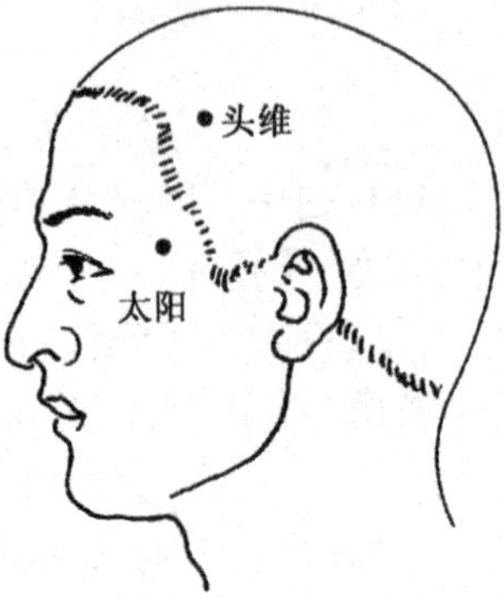

图 1-10-1 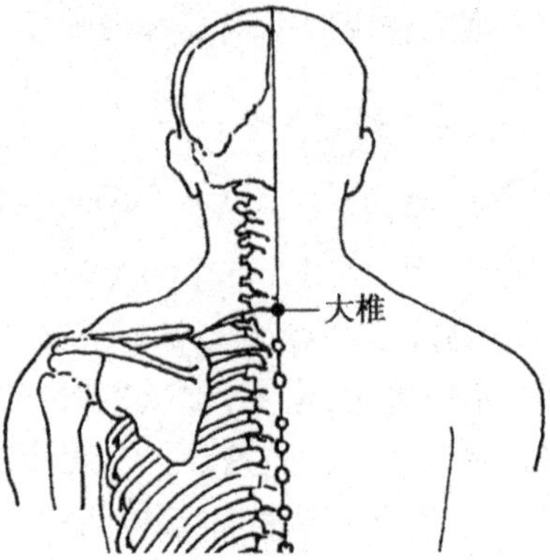　　　　　　图 1-10-2

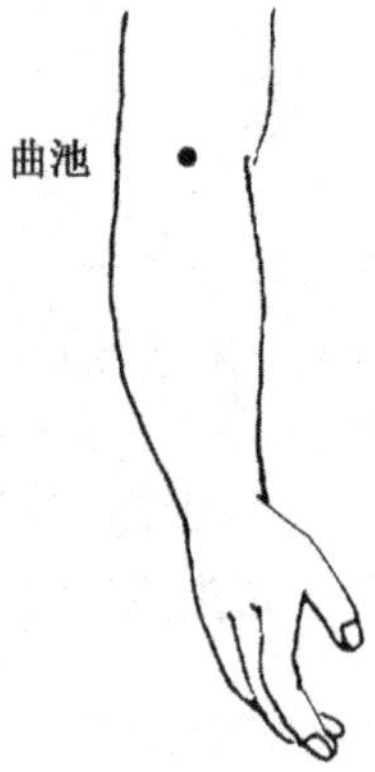

图 1-10-3 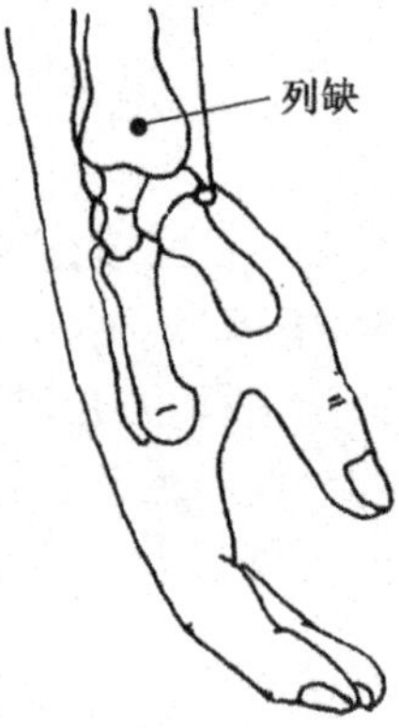　　　　　　图 1-10-4

　　大椎：后正中线上，第七颈椎棘突（即低头时颈背最突起的骨头）下凹陷中。
　　曲池：屈肘，肘的横纹外侧端（拇指一侧）凹陷中。
　　列缺：左右手虎口张开，垂直交叉，在上方的食指尖所触及的突起的骨端即是。

　（3）灸法　艾条回旋灸，每穴 10～15 分钟，灸至局部温热红晕，每日 1 次，疾病痊愈后可巩固多灸 1～2 次。

二、外感风寒

（一）症状

风寒表现为全头痛，颈项强痛，恶风寒，遇热痛减，舌苔薄白，脉浮紧。

（二）治法

(1)选穴　百会　风池　风门　足三里　神阙(见图1-10-5、图1-10-6、图1-10-7、图1-10-8、图1-10-9)

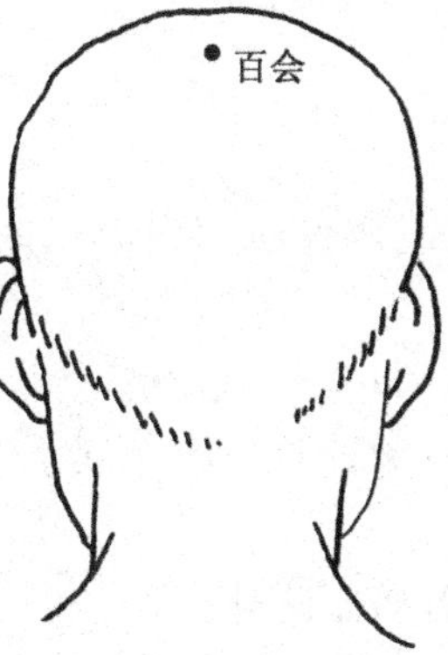

图1-10-5 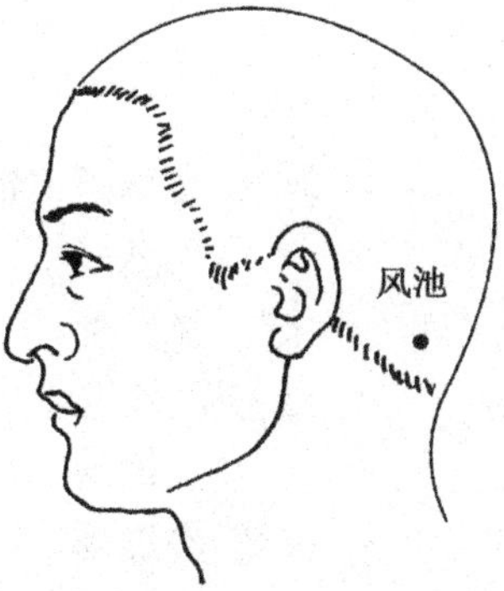　　　　　　　图1-10-6

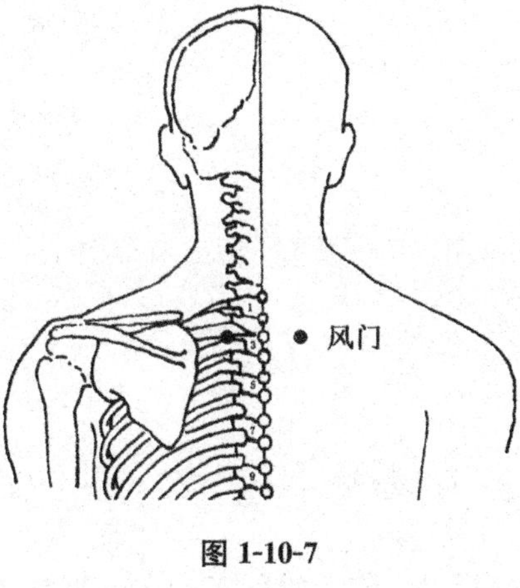

图1-10-7 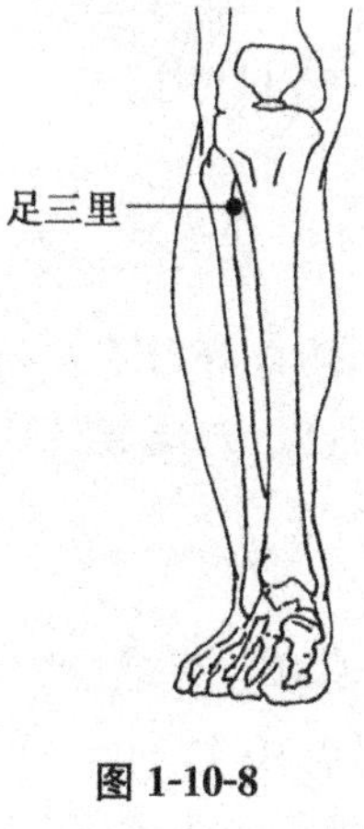　　　　　　　图1-10-8

(2)定位　百会：在头顶部，正中线上，两耳尖连线中点，或前发际正中直上5寸。

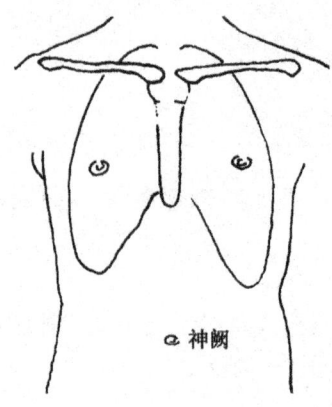

图 1-10-9

　　风池：在项部，枕骨下缘，胸锁乳突肌与斜方肌之间的凹陷处。
　　风门：在背部，第二胸椎棘突下，旁开 1.5 寸。
　　足三里：小腿前外侧，犊鼻下（膝盖骨下缘）3 寸，距胫骨前缘约一横指。
　　神阙：在腹部，前正中线上，肚脐凹陷处。

（3）灸法　艾条温和灸，每穴 15 分钟，灸至局部红晕温热为度，每日 1 次，10 次为 1 个疗程，诸症消失后可巩固多灸 1～2 次。

三、肝阳上亢

（一）症状

　　头掣痛伴有目眩，多偏于一侧，烦躁易怒，面部有烘热，或兼有胁肋痛，口苦舌红，苔薄黄，脉沉弦有力。

（二）治法

（1）选穴　头维　太溪　太冲　涌泉（见图 1-10-1、图 1-10-10、图 1-10-11、图 1-10-12）

　　（2）定位　头维：在头两侧发际里，位于发际点向上一指宽，嘴动时肌肉也会动之处，距前正中线 4.5 寸。
　　太溪：足内侧，内踝后方，内踝尖与跟腱的凹陷处。

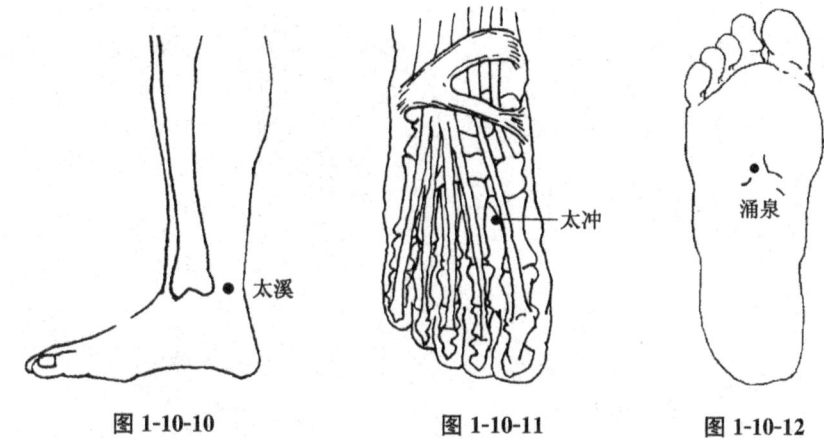

图 1-10-10　　　　　图 1-10-11　　　　　图 1-10-12

太冲:在足背侧,第一、第二跖骨间隙的后方凹陷处。
涌泉:在足底部,卷足时前部凹陷处,足底二、三趾趾缝纹头端与足跟连线的前 1/3 与后 2/3 交点上。

(3)灸法　艾条温和灸,每穴 15 分钟,灸至局部红晕温热为度,每日 1 次,10 次为 1 个疗程,平时可保健施灸。

四、气血虚损

(一)症状

头隐痛伴有头晕,时发时止,劳累加重,气短乏力,面色淡白,可伴有心悸,食欲不振,舌淡苔薄,脉细弱。

(二)治法

(1)选穴　百会　足三里　气海　脾俞　肾俞(见图 1-10-5、图 1-10-8、图 1-10-13、图 1-10-14)

(2)定位　百会:在头顶部,正中线上,两耳尖连线中点,或前发际正中直上 5 寸。

足三里:小腿前外侧,犊鼻下(膝盖骨下缘)3 寸,距胫骨前缘约一横指。

气海:在腹部,前正中线上,脐下 1.5 寸。

脾俞:在背部,第十一胸椎棘突下,两侧旁开 1.5 寸。

肾俞:在背部,第二腰椎棘突下,两侧旁开 1.5 寸。

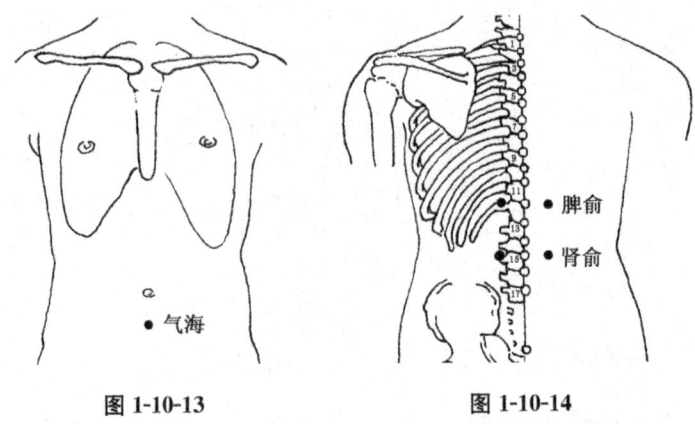

图 1-10-13　　　　　　　图 1-10-14

(3)灸法　艾条温和灸,每穴 15 分钟,灸至局部红晕温热为度,每日 1 次,10 次为 1 个疗程,气血虚损头痛患者适宜平时保健施灸。

五、肾精亏虚

(一)症状

头痛如空虚状伴有眩晕,腰膝酸软,耳鸣,盗汗遗精,女子或伴有带下,舌红苔薄或无苔,脉弦细无力。

(二)治法

(1)选穴　百会　列缺　肾俞　悬钟　太溪(见图 1-10-4、图 1-10-5、图 1-10-10、图 1-10-14、图 1-10-15)

(2)定位　百会:在头顶部,正中线上,两耳尖连线中点,或前发际正中直上 5 寸。

列缺:左右手虎口张开,垂直交叉,在上方的食指尖所触及的突起的骨端即是。

肾俞:在背部,第二腰椎棘突下,两侧旁开 1.5 寸。

悬钟:外踝尖上 3 寸,腓骨后缘与肌腱之间凹陷处。

太溪:足内侧,内踝后方,内踝尖与跟腱的凹陷处。

(3)灸法　艾条温和灸,每穴 15 分钟,灸至局部红晕温热为度,每日 1 次,10 次为 1 个疗程,需长期施灸以巩固疗效。

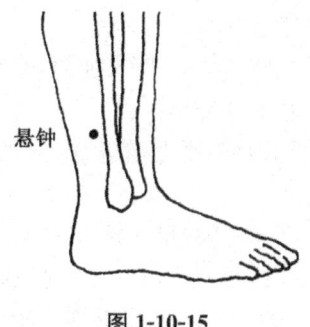

图 1-10-15

六、瘀血头痛

（一）症状

头痛经久不愈，痛有定处，以刺痛为主，常伴有头部外伤史，舌紫暗伴瘀痕，脉细涩或沉涩。

（二）治法

(1) 选穴 阿是穴 百会 行间 血海 三阴交（见图 1-10-5、图 1-10-16、图 1-10-17、图 1-10-18）

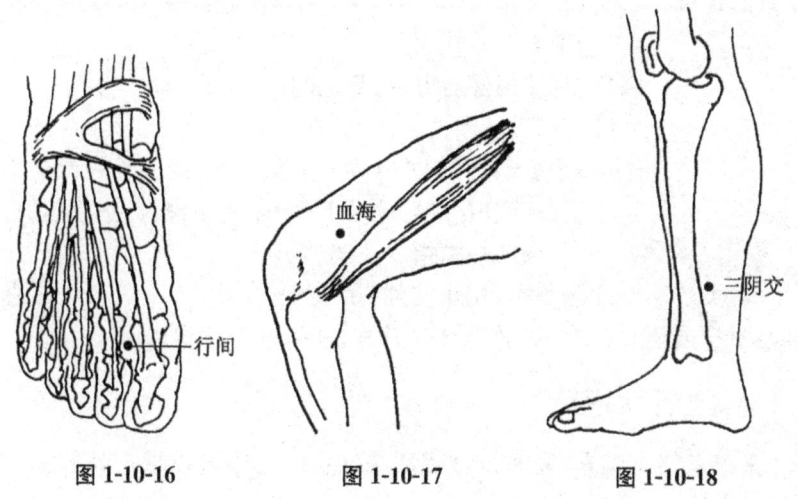

图 1-10-16　　　图 1-10-17　　　图 1-10-18

(2) 定位 阿是穴：即疼痛处。

百会：在头顶部，正中线上，两耳尖连线中点，或前发际正中直上5寸。

行间：在足背，第一、第二趾间，趾根部的后方足背皮肤与足底皮肤交界处。

血海：大腿内侧，距膝盖骨内侧的上角约三指的肌肉隆起处。

三阴交：小腿内侧，足内踝尖上3寸，胫骨内侧后方。

(3)灸法 艾条雀啄灸，每穴10～15分钟，灸至局部红晕温热为度，每日1次，9次为1个疗程，头痛消失后巩固1个疗程。

七、痰浊内扰

(一)症状

头痛昏蒙且头重，或伴有眩晕、恶心欲呕，胸闷脘腹痞满，食欲不振，或呕哕痰涎，舌苔白腻，脉滑或弦滑。

(二)治法

(1)选穴 百会 翳风 中脘 丰隆 足三里(见图1-10-5、图1-10-19、图1-10-20、图1-10-21)

(2)定位 百会：在头顶部，正中线上，两耳尖连线中点，或前发际正中直上5寸。

翳风：耳垂根部后方，两骨之间凹陷处。

中脘：在腹部，前正中线上，脐上4寸处。

丰隆：小腿前外侧，外踝尖向上数8寸，距胫骨前缘2寸。

足三里：小腿前外侧，犊鼻下(膝盖骨下缘)3寸，距胫骨前缘约一横指。

(3)灸法 艾炷隔姜灸，用小艾炷，每穴5～7壮，待皮肤有灼热感时移除，每日或隔日1次，10次为1个疗程，坚持5个疗程以上。

八、对症治疗

头痛常伴有感冒、失眠、乏力困重等症状，临床可以根据伴随症状加用以下方法。

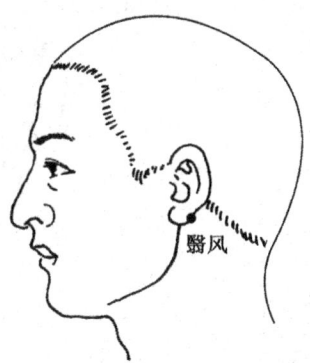

图 1-10-19

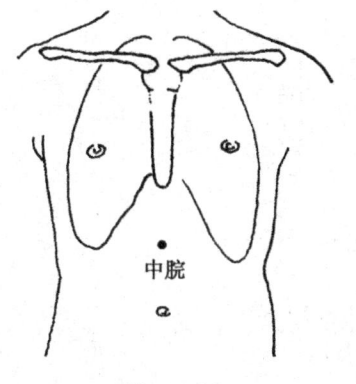

图 1-10-20

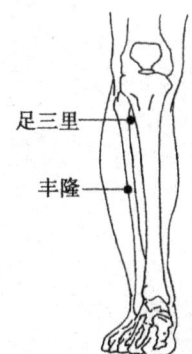

图 1-10-21

（一）感冒

(1) 选穴　外关　合谷（见图 1-10-22、图 1-10-23）

(2) 定位　外关：在前臂背侧，腕横纹上 2 寸，两骨之间凹陷处。

合谷：即通常所说的虎口，并拢拇指时肌肉隆起处。

(3) 灸法　艾条温和灸，每穴 15 分钟，以局部温热红晕为度，每日 1 次，症状消失后巩固灸 1~2 次。

（二）失眠

(1) 选穴　神门　内关（见图 1-10-24）

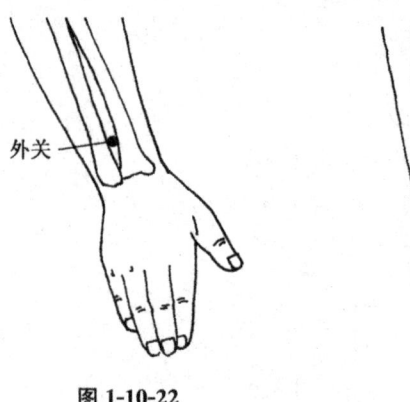

图 1-10-22　　　　　图 1-10-23

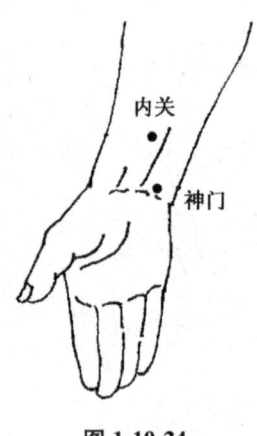

图 1-10-24

(2)定位　神门:仰掌,在腕部腕掌侧横纹尺侧(内侧)端,尺侧腕屈肌的桡侧凹陷处。

内关:在前臂内侧,腕横纹上2寸,两骨之间凹陷处。

(3)灸法　艾条温和灸,每穴15分钟,以局部温热红晕为度,每日1次。

(三)乏力困重

(1)选穴　阴陵泉　天枢(见图1-10-25、图1-10-26)

(2)定位　阴陵泉:在小腿内侧,胫骨内侧髁后下方凹陷处(从踝关节后方,沿骨的边缘向上推行至尽头处即是穴位)。

天枢:在腹部,肚脐两侧旁开2寸。

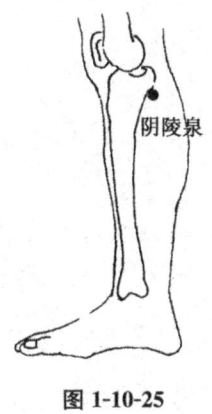

图 1-10-25

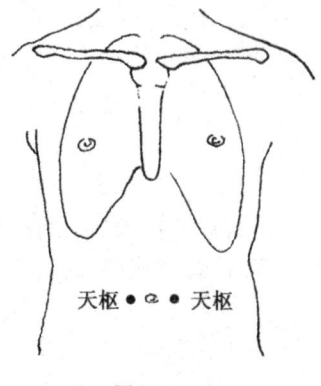

图 1-10-26

(3) 灸法　艾条温和灸,每穴 20 分钟,局部感觉温热红晕为度,每日1次。

九、注意事项

- 施灸期间保持充足睡眠时间,避风寒注意保暖。
- 饮食尽量清淡,忌食酸辣等刺激性及煎炸食物。
- 保持心情放松,避免情绪波动过大。
- 配合推拿治疗或中药内服效果更好。

十、病例

秦某,女,60 岁。3 年前出现前头及两太阳穴疼痛,反复发作,止痛剂只能暂时维持。第三、第五椎尖有压痛,第五椎尖有触电样感觉,即采用阿是穴疗法,在第五椎尖重用灸法,灸感未上传至头部,但灸至 15 分钟后疼痛消失,以后在原处并配合列缺、合谷穴续灸 2 周,随访 3 月余尚未再发。

第十一节　眩　晕

临床上以头晕、眼花为主证的一类病证称为眩晕。眩即眼花,晕是头晕,两者常同时并见,故统称为"眩晕"。轻者闭目可止,重者如坐车船,有旋转不定的感觉,不能站立,或伴有恶心、呕吐、汗出、面色苍白等症状,严重者可突然仆倒。根据发作时特点及伴随症状的不同我们一般分为气血亏虚、痰浊阻滞两型。

一、气血亏虚

（一）症状

眩晕,动则加剧,遇劳累则发作,伴有神疲懒言,四肢乏力,自汗出,面无光泽,面色苍白,唇甲淡白,时有心跳快,眠差,舌淡,苔薄白,脉细弱。

（二）治法

(1)选穴　百会　关元　脾俞　肾俞　足三里(见图 1-11-1、图 1-11-2、图 1-11-3、图 1-11-4)

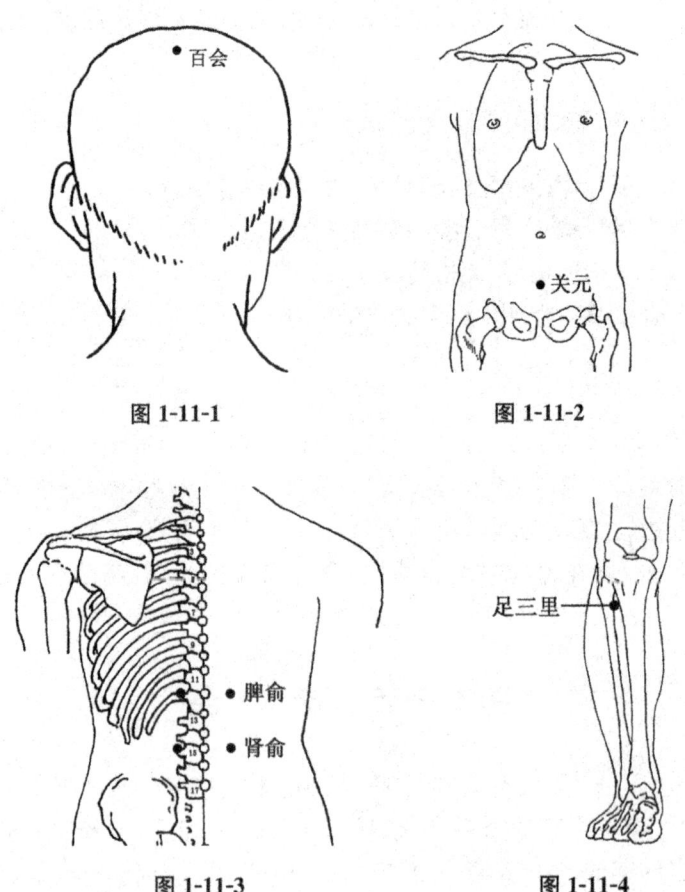

图 1-11-1

图 1-11-2

图 1-11-3

图 1-11-4

(2)定位　百会：在头顶部，正中线上，两耳尖连线中点，或前发际正中直上5寸。

关元：在腹部，前正中线上，脐下3寸。

脾俞：在背部，第十一胸椎棘突下，两侧旁开1.5寸。

肾俞：在背部，第二腰椎棘突下，两侧旁开1.5寸。

足三里：小腿前外侧，犊鼻下（膝盖骨下缘）3寸，距胫骨前缘约一横指。

(3)灸法　艾炷无瘢痕灸，可用小艾炷，每穴10壮，灸至局部灼热红晕，每日1次，10次为1个疗程，每次发病时皆可施灸，需长期坚持。

二、痰浊阻滞

(一)症状

视物旋转，自觉头重，胸闷，时有恶心感，呕吐痰涎，胸腹部闷满不适，胃口差，精神疲倦，舌淡，苔白腻，脉弦滑。

(二)治法

(1)选穴　中脘　神阙　百会　丰隆　公孙（见图1-11-1、图1-11-5、图1-11-6、图1-11-7）

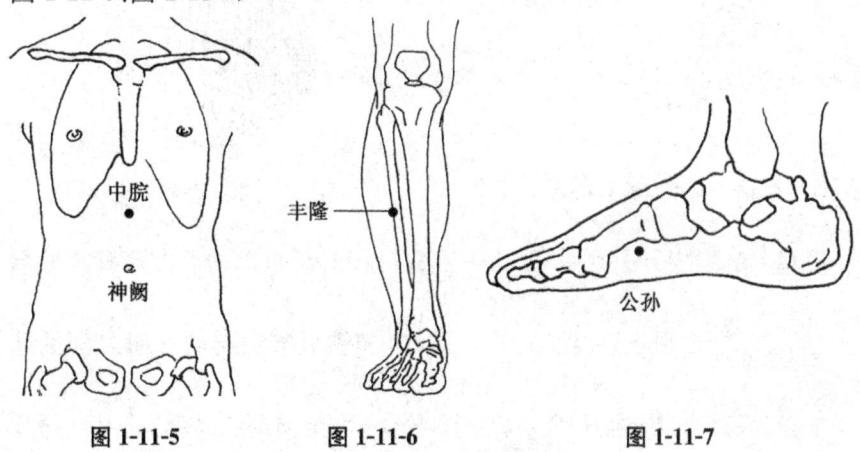

图1-11-5　　　　图1-11-6　　　　图1-11-7

(2)定位　中脘：在腹部，前正中线上，脐上4寸处。

神阙：在腹部，前正中线上，肚脐凹陷处。

百会：在头顶部，正中线上，两耳尖连线中点，或前发际正中直上5寸。

丰隆：小腿前外侧，外踝尖向上数8寸，距胫骨前缘2寸。

公孙：在足内侧缘，第一跖骨（即足大趾后方与其相连的最长的一段骨头）基底前下方。

(3)灸法　艾炷隔姜灸，用黄豆大小艾炷施灸，每穴3～5壮，灸至局部红晕稍有辣感为度，每日或隔日1次，10次为1个疗程，每次发病时皆可施灸，需长期坚持。

三、对症治疗

眩晕常伴有高血压、耳鸣、遗精、失眠等症状，临床可以根据伴随症状加用以下方法。

(一)高血压

(1)选穴　行间　风池（见图1-11-8，图1-11-9）

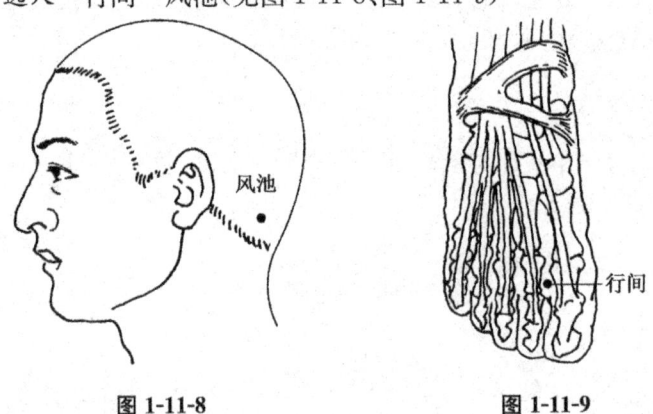

图1-11-8　　　　　　　　图1-11-9

(2)定位　行间：在足背，第一、第二趾间，趾根部的后方足背皮肤与足底皮肤交界处。

风池：在项部，枕骨下缘，胸锁乳突肌与斜方肌之间的凹陷处。

(3)灸法　艾条温和灸，每穴10分钟，灸至局部红晕温热为度，每日1次。

(二)耳鸣遗精

(1)选穴　太溪　三阴交（见图1-11-10）

(2)定位 太溪:足内侧,内踝后方,内踝尖与跟腱的凹陷处。

三阴交:小腿内侧,足内踝尖上3寸,胫骨内侧后方。

(3)灸法 艾条温和灸,每穴10分钟,灸至局部红晕温热为度,每日1次。

(三)失眠

(1)选穴 神门 内关(见图1-11-11)

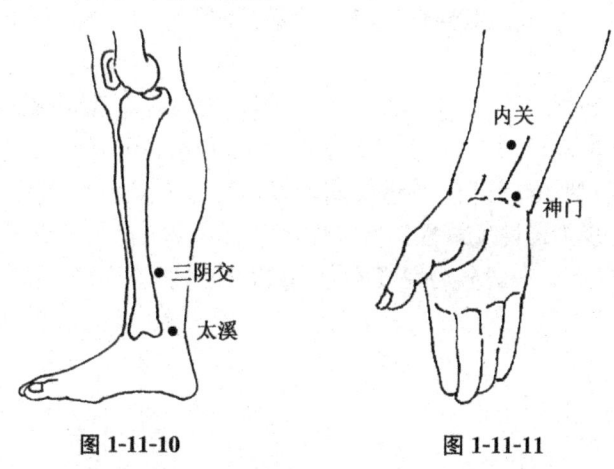

图1-11-10　　　　　　　图1-11-11

(2)定位 神门:仰掌,在腕部腕掌侧横纹尺侧(内侧)端,尺侧腕屈肌的桡侧凹陷处。

内关:在前臂内侧,腕横纹上2寸,两骨之间凹陷处。

(3)灸法 艾条温和灸,每穴15分钟,以局部红晕温热为度,每日1次。

四、注意事项

- 高血压患者施灸期间应在医师指导下服用降压药物。
- 保持充足睡眠时间,避免过度运动,禁房事。
- 保持心情舒畅,避免情绪失控。
- 饮食合理搭配,避免过咸,忌食酸辣等刺激性及煎炸食物。

五、病例

牛某某,男,54岁,工人,1995年5月7日就诊。患高血压6年,长期服用降血压药而收效不佳,常感头部涨痛,头昏,头重脚轻,头面烘热,下午为甚,耳鸣如蝉,心悸乏力,睡眠多梦易醒,颜面及下肢轻度浮肿,手足心热,舌质红,苔薄白,脉弦细。查体:血压 180/108mmHg,采用涌泉、太溪、三阴交、行间、肾俞进行艾条温和灸治,1 周后复查血压为 139/80mmHg,但患者仍有少许头晕耳鸣,上方基础上加耳门穴,治疗半月后,诸证消除。

第十二节　慢性胃炎

凡由于脾胃受损,气血不调所引起的胃脘部疼痛,称之胃痛。慢性胃炎可由急性胃炎转变而来,也可因不良饮食习惯,长期服用对胃有刺激的药物,口、鼻、咽、幽门部位的感染病灶及自身的免疫性疾病等原因而导致。临床表现为慢性反复性的上腹部疼痛、胃口差、消化不良、胃酸过多、饱胀感、嗳气等。一般分为胃气壅滞、肝胃气滞、脾胃虚寒三型。

一、胃气壅滞

(一)症状

胃脘胀痛,食后加重,嗳气,有酸腐气味,或有明显伤食病史,或有感受外邪病史,或有怕冷、怕热、肢体困重等感觉,舌红,苔薄白或厚,脉滑。

(二)治法

(1)选穴　气海　天枢　梁门　公孙　足三里(见图 1-12-1、图 1-12-2、图 1-12-3)

(2)定位　气海:在腹部,前正中线上,脐下 1.5 寸。

天枢:在腹部,肚脐两侧旁开 2 寸。

梁门:在上腹部,脐上 4 寸,居前中线 2 寸。

公孙:在足内侧缘,第一跖骨(即足大趾后方与其相连的最长的一段骨头)基底前下方。

足三里:小腿前外侧,犊鼻下(膝盖骨下缘)3 寸,距胫骨前缘约一横指。

(3)灸法　艾条温和灸,每穴 15 分钟,灸至局部红晕温热为度,每日 1 次,灸至胃痛、腹胀、肢体困重等症状消失后再巩固灸 5～6 次。

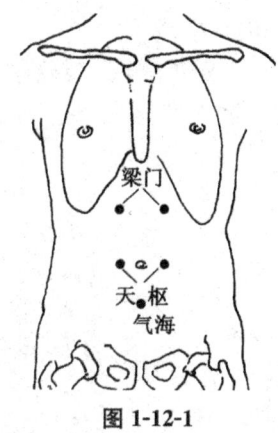

图 1-12-1

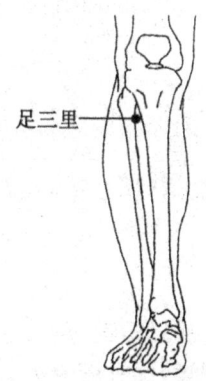

图 1-12-2　　　　　　图 1-12-3

二、肝胃气滞

（一）症状

胃脘胀痛，连及两胁，疼痛攻撑走窜，可因情志变化而加重，伴有善太息，不思饮食，精神抑郁，夜寐不安，舌红，苔薄白，脉弦。

（二）治法

(1) 选穴　　太冲　天枢　中脘　期门（见图 1-12-1、图 1-12-4、图 1-12-5）
(2) 定位　　太冲：在足背侧，第一、第二跖骨间隙的后方凹陷处。

　　　　　　天枢：在腹部，肚脐两侧旁开 2 寸。

　　　　　　中脘：在腹部，前正中线上，脐上 4 寸处。

　　　　　　期门：锁骨中点垂直向下第六肋间隙（即肋骨之间的凹陷）

处,距前正中线4寸。

(3)灸法 艾条温和灸,每穴15分钟,灸至局部红晕温热为度,每日1次,情绪不稳定时施灸以预防,平时应长期坚持施灸保健。

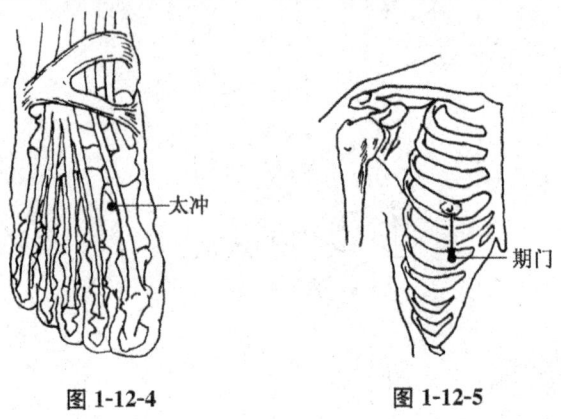

图 1-12-4　　　　　　图 1-12-5

三、脾胃虚寒

(一)症状

胃脘隐痛,遇寒冷或饥饿时疼痛加剧,得温暖或进食后则缓解,喜温暖,喜按揉,伴有面色差,神疲,四肢乏力、不温,食少便稀,或吐清水,舌淡,苔白,脉虚弱。

(二)治法

(1)选穴 神阙 中脘 胃俞 足三里(见图1-12-3、图1-12-6、图1-12-7)

(2)定位 神阙:在腹部,前正中线上,肚脐凹陷处。
中脘:在腹部,前正中线上,脐上4寸处。
胃俞:在背部,第十二胸椎棘突下,两侧旁开1.5寸。
足三里:小腿前外侧,犊鼻下(膝盖骨下缘)3寸,距胫骨前缘约一横指。

(3)灸法 神阙艾炷隔盐灸,用食盐填埋脐窝,再覆盖上2毫米厚的生姜片,上置艾炷施灸,每次7壮,灸至肚脐温热为度,其他穴温和灸,每穴10分钟,以局部红晕温热为度,每日1次,10次为1个疗程,2个疗程之间可以休息5～6天,需要长期坚持。

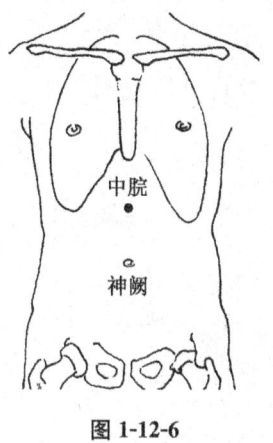

图 1-12-6

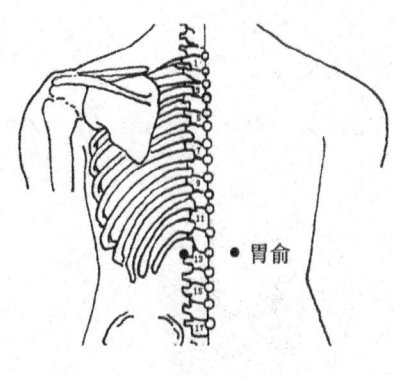

图 1-12-7

四、对症治疗

慢性胃炎常伴有腹胀、便溏等症状,临床可以根据伴随症状加用以下方法。

(一)腹胀

(1)选穴　上脘　内关(见图1-12-8、图1-12-9)

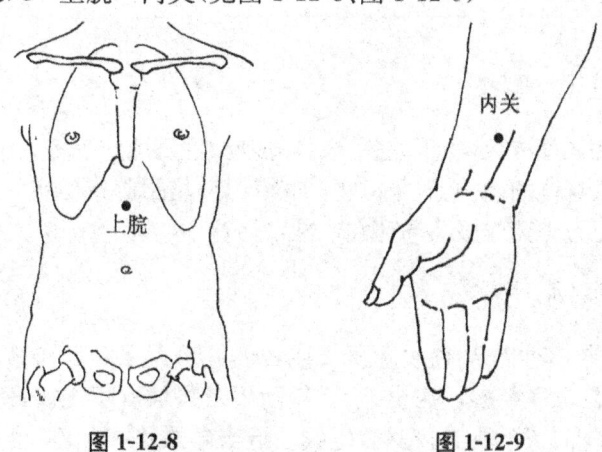

图 1-12-8　　　　　　　图 1-12-9

(2)定位　上脘:在腹部,前正中线上,脐上5寸处。

内关:在前臂内侧,腕横纹上2寸,两骨之间凹陷处。

(3)灸法　艾条温和灸,每穴15分钟,以局部红晕温热为度,每日

1次。

(二)便溏

(1)选穴　脾俞　关元(见图 1-12-10、图 1-12-11)

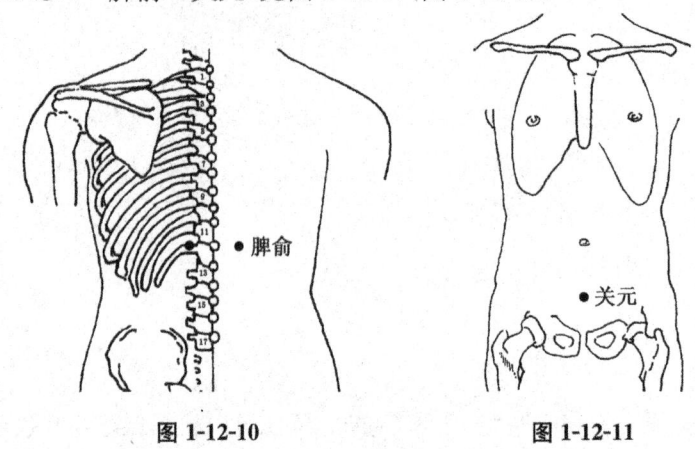

图 1-12-10　　　　　　　图 1-12-11

(2)定位　脾俞:在背部,第十一胸椎棘突下,两侧旁开 1.5 寸。
　　　　　关元:在腹部,前正中线上,脐下 3 寸。
(3)灸法　艾条温和灸,每穴 15 分钟,以局部红晕温热为度,每日 1 次。

五、注意事项

- 饮食尽量清淡,忌食油腻、酸辣等刺激性及煎炸食物。
- 注意身体的调护,避寒保暖,加强锻炼,增强脾胃功能。
- 可配合中药内服及局部穴位推拿治疗。

六、病例

蔡某,男,25 岁,某校硕士研究生,1996 年 2 月 6 日初诊。主诉:胃痛,伴嗳气泛酸 1 年多。病史:于 2 年前因三餐饮食不规律,逐渐感到上腹部隐隐作痛,饭后胀满,嗳气,泛酸。近半年来疼痛加剧,食欲减退,身体消瘦,疲倦乏力。胃肠钡餐透视,诊断为慢性胃炎。查体:面黄,消瘦,口唇苍白,舌质淡白。中脘、脐左侧压痛,但喜按。辨证:脾肾阳虚,胃中虚寒。治法:温中散寒,健脾和胃。选穴:中脘、胃俞、肾俞、梁门、足三里。先针足三里,次针中脘、梁门、胃俞、肾俞,用补法留针 10 分钟,出针后用艾条熏灸各穴,均为15分钟,7次后胀痛、泛酸消除。嘱患者睡前灸中脘、足三里,3月后症状逐渐消失。

第十三节　胃下垂

由于腹腔内脂肪薄弱,腹壁肌肉松弛,导致胃低于正常位置,称为胃下垂。胃下垂属胃无力证,多见于消耗性疾病患者及无力型体质者,直接影响消化功能。临床表现为上腹胀满、食欲不振、胃痛、消瘦、乏力、嗳气、恶心、呕吐、肠鸣、胃下坠感,或伴有便秘、腹泻、气短、眩晕、心悸、失眠、多梦等。一般分为脾脏虚损、中气下陷及脾胃不和两型。

一、脾脏虚损、中气下陷

（一）症状

面色萎黄,形体消瘦,神疲乏力,少气懒言,食欲不振,脘腹胀满不适,食后加重,平卧减轻,常伴有嗳气或泛吐痰涎,大便稀薄,舌淡,苔薄白,脉虚弱。

（二）治法

1. 方法一

(1)选穴　百会　胃上　关元　中脘　足三里(见图1-13-1、图1-13-2、图1-13-3)

(2)定位　百会:在头顶部,正中线上,两耳尖连线中点,或前发际正中直上5寸。

　　　　　胃上:在腹部,前正中线上,脐上2寸,两侧旁开4寸处。

　　　　　关元:在腹部,前正中线上,脐下3寸。

　　　　　中脘:在腹部,前正中线上,脐上4寸处。

　　　　　足三里:小腿前外侧,犊鼻下(膝盖骨下缘)3寸,距胫骨前缘约一横指。

(3)灸法　艾炷隔姜灸,用黄豆大小艾炷,每穴5～7壮,待其将要燃尽皮肤感觉有灼热感时移除,每日或隔日1次,以局部红晕温热为度,10次为1个疗程,需坚持多个疗程。

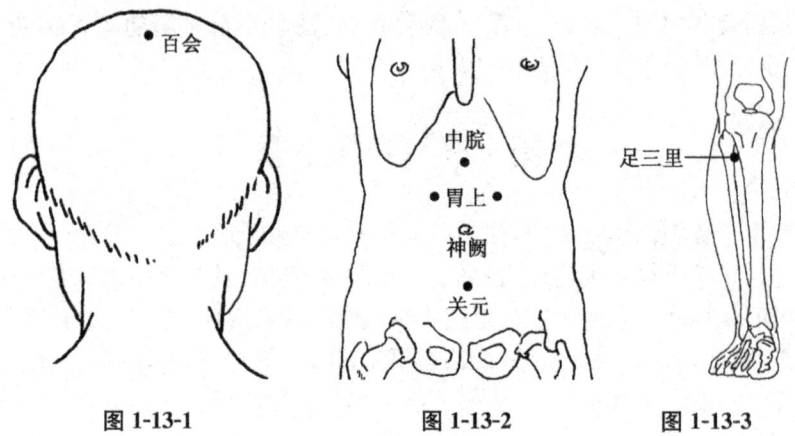

图 1-13-1　　　　　图 1-13-2　　　　　图 1-13-3

2. 方法二

(1)选穴　气海　百会　脾俞　胃俞(见图 1-13-1、图 1-13-4、图 1-13-5)

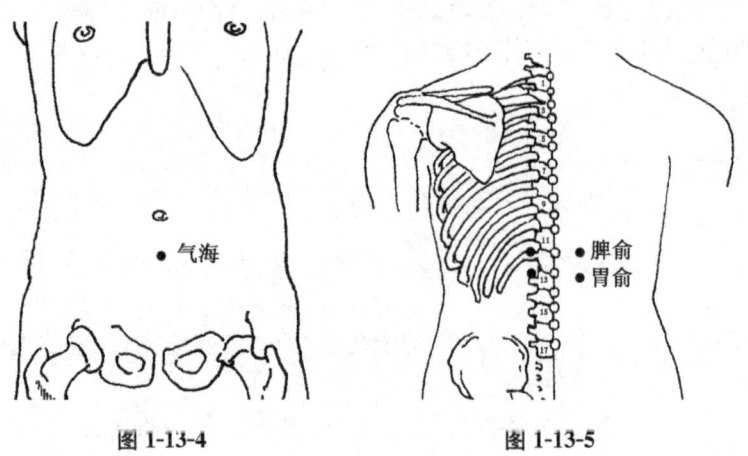

图 1-13-4　　　　　　　　图 1-13-5

(2)定位　气海:在腹部,前正中线上,脐下 1.5 寸。

　　　　　百会:在头顶部,正中线上,两耳尖连线中点,或前发际正
　　　　　　　　中直上 5 寸。

　　　　　脾俞:在背部,第十一胸椎棘突下,两侧旁开 1.5 寸。

　　　　　胃俞:在背部,第十二胸椎棘突下,两侧旁开 1.5 寸。

(3)灸法　艾炷隔姜灸,用黄豆大小艾炷,每穴 5~7 壮,待其将要燃尽皮肤有灼热感时移除,每日或隔日 1 次,以局部红晕温热为度,10 次为

1个疗程,需坚持多个疗程。

二、脾胃不和

(一)症状

胃脘胀闷不适,食入难以消化,嗳气,甚者恶心呕吐,大便时干时稀,舌淡红,苔白或厚,脉缓。

(二)治法

(1)选穴　神阙　天枢　百会　梁门　脾俞(见图1-13-1、图1-13-5、图1-13-6)

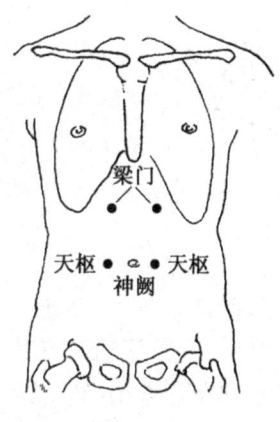

图1-13-6

(2)定位　神阙:在腹部,前正中线上,肚脐凹陷处。

天枢:在腹部,肚脐两侧旁开2寸。

百会:在头顶部,正中线上,两耳尖连线中点,或前发际正中直上5寸。

梁门:在上腹部,脐上4寸,居前中线2寸。

脾俞:在背部,第十一胸椎棘突下,两侧旁开1.5寸。

(3)灸法　神阙艾炷隔盐灸,用食盐填埋脐窝,再覆盖2毫米厚的生姜片,上置艾炷施灸,每次15~30壮,其他穴温和灸,每穴10分钟,以局部红晕温热为度,每日1次,10次为1个疗程,灸至腹胀、便溏等症状消失以后巩固5~7次。

三、对症治疗

胃下垂常伴有便秘、胃及十二指肠溃疡等症状,临床可以根据伴随症状加用以下方法。

(一)便秘

(1)选穴　支沟　大肠俞(见图 1-13-7、图 1-13-8)

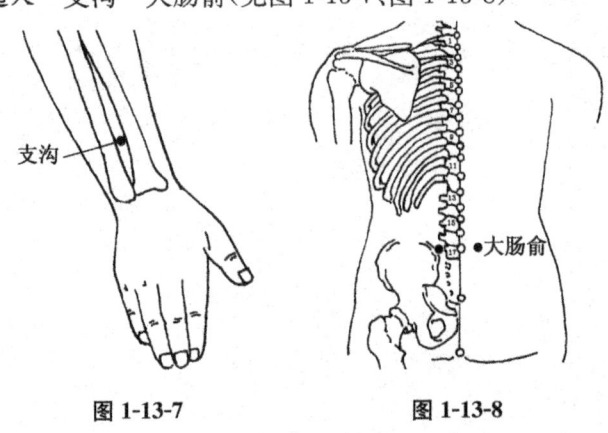

图 1-13-7　　　　　　　　图 1-13-8

(2)定位　支沟:手背腕横纹上 3 寸,尺骨与桡骨之间。

大肠俞:在背部,第四腰椎棘突下,两侧旁开 1.5 寸。

(3)灸法　艾条温和灸,每穴 15 分钟,以局部红晕温热为度,每日 1 次。

(二)胃及十二指肠溃疡

(1)选穴　章门　公孙(见图 1-13-9、图 1-13-10)

(2)定位　章门:在侧腹部,将双手垂直贴近胸壁时屈肘,肘尖所对处即是(可触及第十一肋骨游离缘)。

公孙:在足内侧缘,第一跖骨(即足大趾后方与其相连的最长的一段骨头)基底前下方。

(3)灸法　艾条温和灸,每穴 15 分钟,以局部红晕温热为度,每日 1 次。

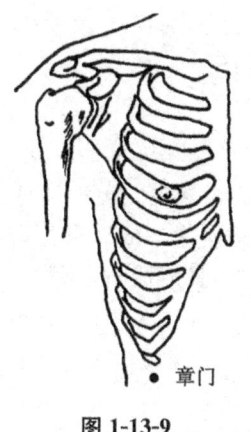

图 1-13-9

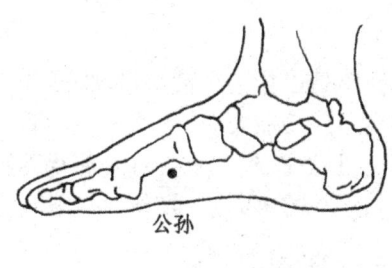

图 1-13-10

四、注意事项

• 每次用餐后,可平躺下,以减轻胃部周围组织的负担,有利于维持治疗效果。

• 施灸期间,同时配合功能锻炼,如太极拳、腹式呼吸法、仰卧起坐法、上肢运动法等,目的在于锻炼胃部及周围起固定作用的肌肉,使之强壮从而改善胃下垂。

• 配合内服补中益气的中药或食物,改善局部器官的功能。

• 忌食生冷硬及难消化的食物,按时定量就餐,不可过饱。

五、病例

顾某,男,30岁,干部。1997年5月30日初诊。主诉:胃脘胀痛2年余。病史:于2年前发现上腹部胀痛,食欲减退,食后上腹部有重压感。消瘦,疲乏无力。口中黏腻,见食物即厌。经某医学院一附院检查,发现胃下垂7厘米。检查:面色萎黄,上腹膨满,中脘压痛,胃内有震水声,舌质淡红,苔白厚而腻,脉沉细弱。选穴:中脘、梁门、胃上、关元,先针刺,留针半小时,后行灸法,经过两次治疗,胃部重压感明显减轻,继续原方法治疗9次,症状消失,现体重由原来50公斤增至56公斤。嘱其在家中自灸,每周3次,注意饮食调养,忌生冷硬食,避免过饱。

第十四节 泄　泻

泄泻是以排便次数增多,粪便稀薄,甚至泻出如水样的大便为主,多由脾胃运化功能失职,湿邪内盛所致。临床表现以腹痛、肠鸣、大便次数增多(一日数次或十多次),粪便稀薄如水为主要症状。根据发作时特点及伴随症状的不同,一般分为寒湿泄泻、湿热泄泻、食滞肠胃三型。

一、寒湿泄泻

(一)症状

泻下清稀,甚至如水样,伴有腹痛肠鸣,脘闷食少,或兼有恶寒发热,鼻塞头痛,肢体酸痛,舌淡红,苔薄白,脉浮。

(二)治法

(1)选穴　大肠俞　神阙　上巨虚　大横(见图1-14-1、图1-14-2、图1-14-3)

(2)定位　大肠俞:在背部,第四腰椎棘突下,两侧旁开1.5寸。

　　　　　神阙:在腹部,前正中线上,肚脐凹陷处。

　　　　　上巨虚:小腿前外侧,犊鼻下(膝盖骨下缘)6寸,距胫骨前
　　　　　　　　　缘约一横指,即足三里下3寸。

　　　　　大横:在腹部,肚脐两侧旁开4寸。

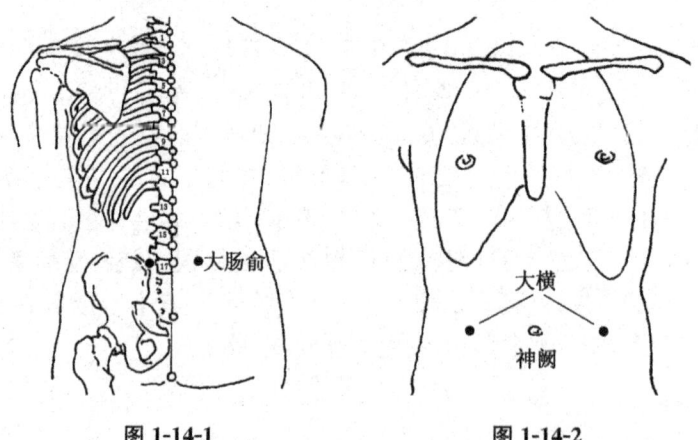

图1-14-1　　　　　　　　　图1-14-2

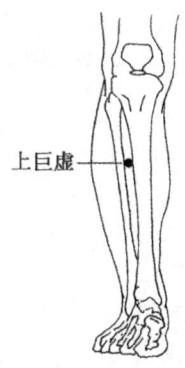

图 1-14-3

(3)灸法 艾炷隔姜灸,用半截橄榄大的艾炷,每穴 5~7 壮,待其将要燃尽皮肤有灼热感时移除,以局部红晕温热为度,每日或隔日 1 次,灸至泄泻症状消失后再巩固 2~3 次。

二、湿热泄泻

(一)症状

腹痛即泻,泻下急迫,势如水注,或泻后不爽,粪色黄褐而臭,伴有烦热口渴,小便短赤,肛门灼热,舌红,苔黄腻,脉滑数或濡数。

(二)治法

(1)选穴 天枢 阴陵泉 合谷 下巨虚(见图 1-14-4、图 1-14-5、图 1-14-6、图 1-14-7)

(2)定位 天枢:在腹部,肚脐两侧旁开 2 寸。

阴陵泉:在小腿内侧,胫骨内侧髁后下方凹陷处(从踝关节后方,沿骨的边缘向上推至尽头处即是穴位)。

合谷:即通常所说的虎口,并拢拇指时肌肉隆起处。

下巨虚:小腿前外侧,犊鼻下(膝盖骨下缘)9 寸,距胫骨前缘约一横指,即足三里下 6 寸。

(3)灸法 艾条回旋灸,每穴 10~15 分钟,以局部红晕温热为度,每日 1 次,灸至泄泻症状消失后再巩固 2~3 次。

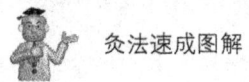
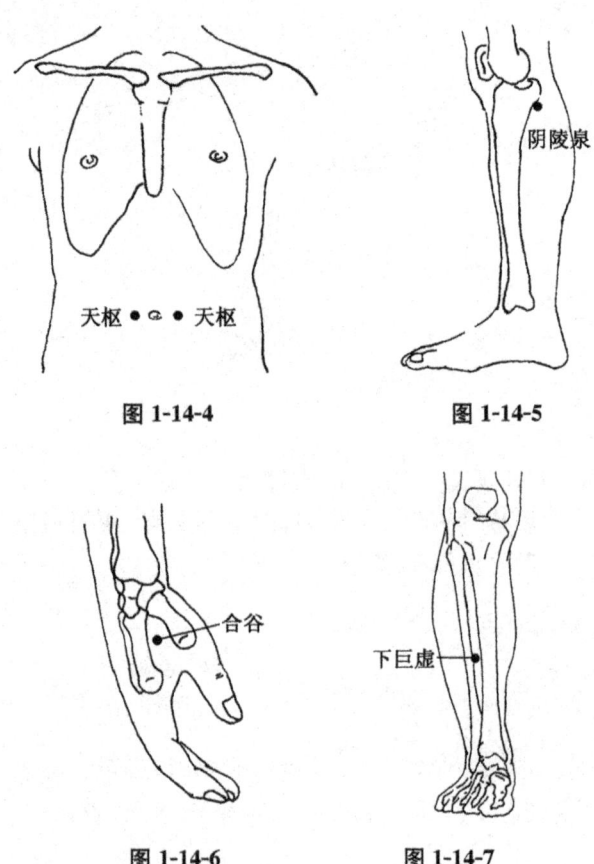

图1-14-4　　　　　图1-14-5

图1-14-6　　　　　图1-14-7

三、食滞肠胃

(一)症状

腹痛肠鸣,泻后疼痛减轻,泻下粪便臭如败卵,夹有不消化食物,伴有脘腹不适,嗳气,不思饮食,舌红,苔白或黄厚腻,脉滑或数。

(二)治法

(1)选穴　中脘　建里　上巨虚　公孙(见图1-14-3、图1-14-8、图1-14-9)

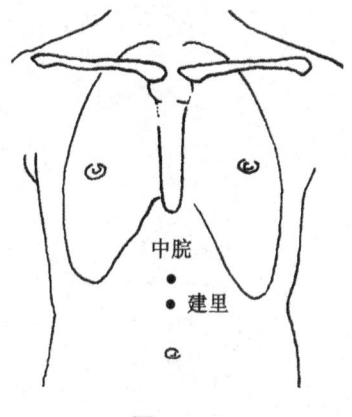

图 1-14-8

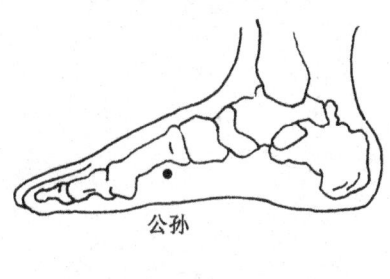

图 1-14-9

(2) 定位　中脘：在腹部，前正中线上，脐上 4 寸处。
　　　　　建里：在腹部，前正中线上，脐上 3 寸处。
　　　　　上巨虚：小腿前外侧，犊鼻下（膝盖骨下缘）6 寸，距胫骨前缘约一横指，即足三里下 3 寸。
　　　　　公孙：在足内侧缘，第一跖骨（即足大趾后方与其相连的最长的一段骨头）基底前下方。

(3) 灸法　艾炷隔姜灸，用半截橄榄大艾炷，每穴 5～7 壮，待其将要燃尽皮肤有灼热感时移除，以局部红晕温热为度，每日或隔日 1 次，灸至泄泻症状消失后再巩固 2～3 次。

四、对症治疗

泄泻常伴有腹痛、乏力等症状，临床可以根据伴随症状加用以下方法。

（一）腹痛

(1) 选穴　气海　内关（见图 1-14-10、图 1-14-11）
(2) 定位　气海：在腹部，前正中线上，脐下 1.5 寸。
　　　　　内关：在前臂内侧，腕横纹上 2 寸，两骨之间凹陷处。
(3) 灸法　艾条温和灸，每穴 15 分钟，以局部红晕温热为度，每日 1 次。

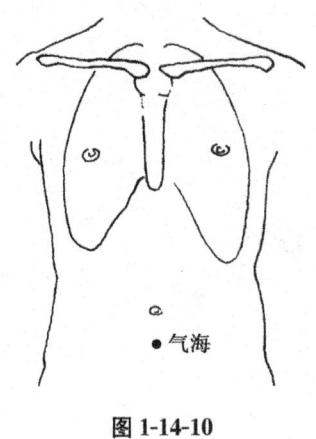

图 1-14-10

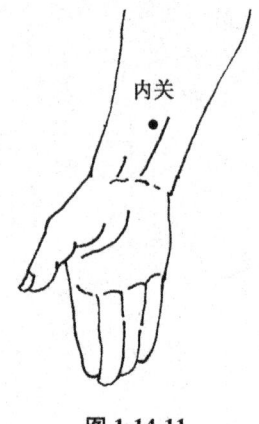

图 1-14-11

(二)乏力

(1)选穴 百会 足三里(见图 1-14-12、图 1-14-13)

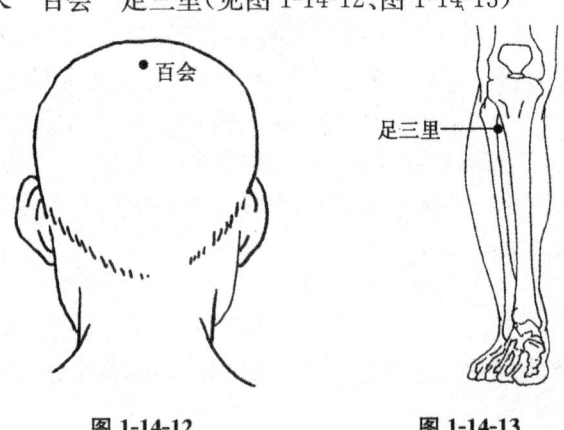

图 1-14-12　　　　　图 1-14-13

(2)定位 百会：在头顶部，正中线上，两耳尖连线中点，或前发际正中直上 5 寸。

　　　　足三里：小腿前外侧，犊鼻下(膝盖骨下缘)3 寸，距胫骨前缘约一横指。

(3)灸法 艾条温和灸，每穴 15 分钟，以局部红晕温热为度，每日 1 次。

五、注意事项

- 若施灸后泄泻不能控制,水分丢失多,应及时前往医院治疗,防止电解质紊乱。
- 施灸期间注意保暖,避风寒,防止风寒内侵加重病情。
- 饮食尽量清淡,忌食酸辣等刺激性及煎炸食物。

六、病例

萧某,男,48岁。拂晓腹痛,腹泻2年,每天数次,大便不成形。内科诊断为慢性肠炎,予黄连素、四神丸口服暂能缓解,但停药即发。检查:精神疲乏,面黄肌瘦,食欲差,腹痛肠鸣,腹冷喜暖,腰膝酸软,四肢发冷,舌淡、苔白,脉沉细。证属脾肾阳虚、寒湿下注。治以温补脾肾、固肠止泻。取中脘、关元、肾俞、天枢、大肠俞、上巨虚,针灸并用,补法。治疗2个疗程(24次)痊愈。1年后随访,未见复发。

第十五节　腹　　痛

腹痛是指胃以下,耻骨毛际以上的部位发生疼痛为主要表现的一种病证。腹痛虽是一种症状,但发作时与多种脏腑的疾病有关,如肝、胆、脾、胃、大小肠、子宫等。虽然腹痛的病因很多,但最常见的多因外感风寒,邪入腹中;或暴饮暴食,脾胃运化无权;或过食生冷,进食不洁;或脾胃阳气虚弱,气血产生不足,经脉脏腑失其温养所致。根据病因及发作时特点的不同我们一般分为湿热壅滞、虚寒腹痛及肝气郁滞三型。

一、湿热壅滞

(一)症状

腹部胀痛,拒按,大便秘结,或泄后不爽,伴有胸闷不舒,烦渴欲饮,身热自汗,小便短赤,舌红,苔黄燥或黄腻,脉滑数。

(二)治法

(1)选穴　中脘　天枢　足三里　阴陵泉　公孙(见图1-15-1、图1-15-2、图1-15-3、图1-15-4)

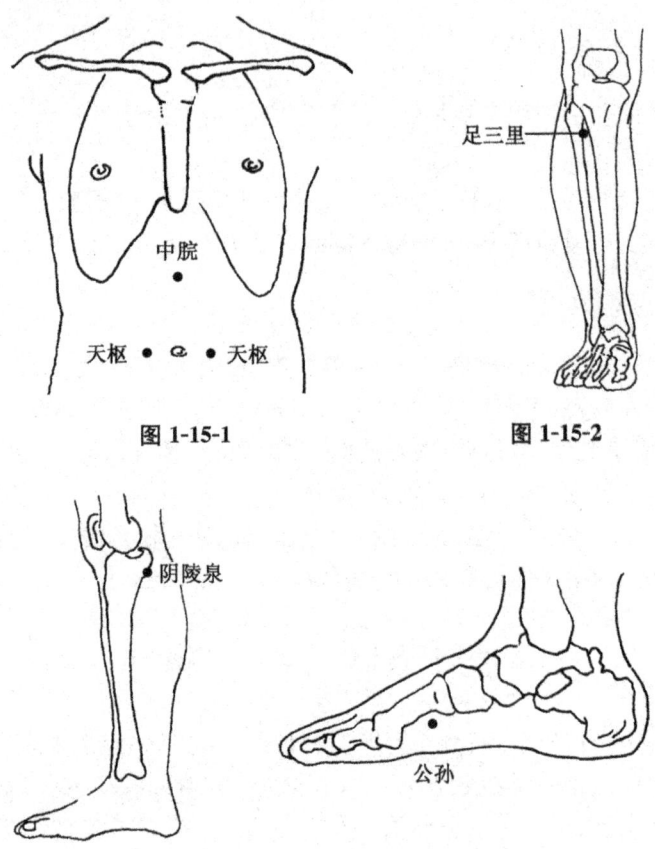

图 1-15-1　　　　　　图 1-15-2

图 1-15-3　　　　　　图 1-15-4

(2) 定位　中脘：在腹部，前正中线上，脐上4寸处。

天枢：在腹部，肚脐两侧旁开2寸。

足三里：小腿前外侧，犊鼻下（膝盖骨下缘）3寸，距胫骨前缘约一横指。

阴陵泉：在小腿内侧，胫骨内侧髁后下方凹陷处（从踝关节后方，沿骨的边缘向上推行至尽头处即是穴位）。

公孙：在足内侧缘，第一跖骨（即足大趾后方与其相连的最长的一段骨头）基底前下方。

(3) 灸法　艾条回旋灸，每穴10～15分钟，以局部红晕温热为度，每日1次，诸症消失后巩固灸2～3次。

二、虚寒腹痛

(一)症状

腹痛绵绵,时作时止,喜热恶冷,痛时喜按,饥饿时及劳累后加重,得食休息后减轻,精神疲倦,四肢乏力,发冷,气短,不想说话,食欲差,面色无华,大便质稀薄,舌淡,苔薄白,脉沉细。

(二)治法

(1)选穴　命门　关元　足三里　肾俞(见图 1-15-2、图 1-15-5、图 1-15-6)

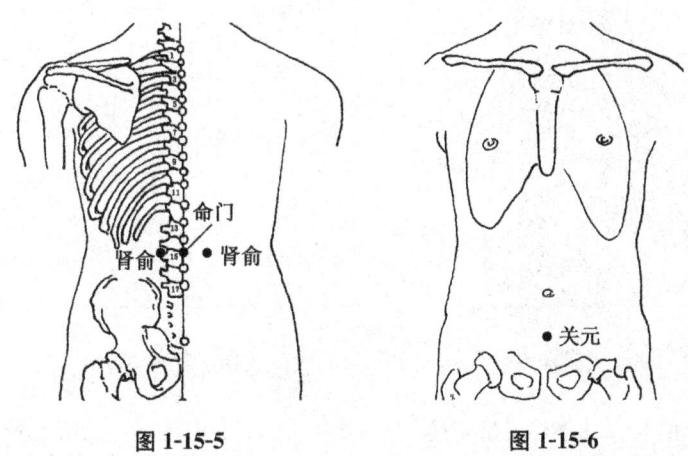

图 1-15-5　　　　　　　图 1-15-6

(2)定位　命门:在腰部,后正中线上第二腰椎棘突(隆起的骨)下凹陷处。

关元:在腹部,前正中线上,脐下 3 寸。

足三里:小腿前外侧,犊鼻下(膝盖骨下缘)3 寸,距胫骨前缘约一横指。

肾俞:在背部,第二腰椎棘突下,两侧旁开 1.5 寸。

(3)灸法　艾炷无瘢痕灸,采用黄豆大艾炷,每穴 10 壮,灸至局部红晕灼热,每日 1 次,10 次为 1 个疗程,亦可不拘时施灸,以腹痛症状消失为度。

三、肝气郁滞

(一)症状

脘腹疼痛,胀满不舒,两胁下胀痛,常痛引腹部两侧,时好时差,嗳气后则自觉舒服,遇忧思恼怒则疼痛加剧,舌边红,苔薄白或微黄,脉弦。

(二)治法

(1)选穴　太冲　大横　天枢　足三里(见图 1-15-2、图 1-15-7、图 1-15-8)

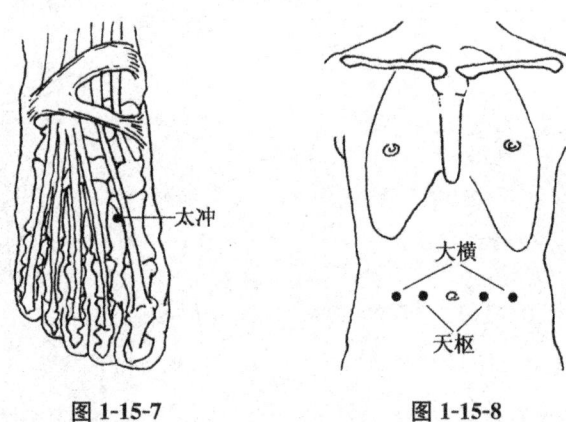

图 1-15-7　　　　图 1-15-8

(2)定位　太冲:在足背侧,第一、第二跖骨间隙的后方凹陷处。

大横:在腹部,肚脐两侧旁开 4 寸。

天枢:在腹部,肚脐两侧旁开 2 寸。

足三里:小腿前外侧,犊鼻下(膝盖骨下缘)3 寸,距胫骨前缘约一横指。

(3)灸法　艾条温和灸,每穴 15 分钟,以局部红晕温热为度,每日 1 次,情绪不稳定时灸,诸证消失后巩固 2~3 次。

四、对症治疗

腹痛常伴有泄泻、便秘等症状,临床可以根据伴随症状加用以下方法。

（一）泄泻

(1) 选穴　上巨虚（见图 1-15-9）

(2) 定位　上巨虚：小腿前外侧，犊鼻下（膝盖骨下缘）6 寸，距胫骨前缘约一横指，即足三里下 3 寸。

(3) 灸法　艾条温和灸，每穴 15 分钟，以局部红晕温热为度，每日 1 次。

（二）便秘

(1) 选穴　支沟（见图 1-15-10）

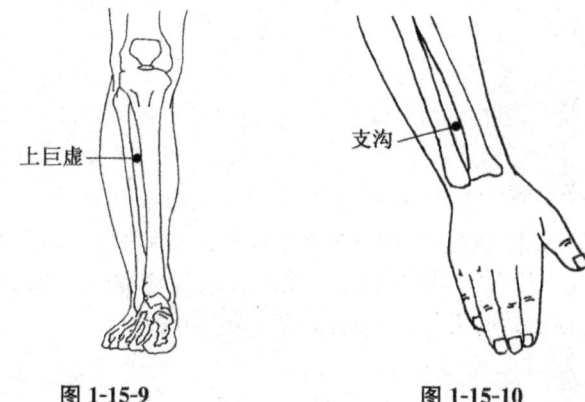

图 1-15-9　　　　　　　图 1-15-10

(2) 定位　支沟：手背腕横纹上 3 寸，尺骨与桡骨之间。

(3) 灸法　艾条温和灸，每穴 15 分钟，以局部红晕温热为度，每日 1 次。

五、注意事项

• 年轻妇女腹痛应积极查找病因，以避免宫外孕破裂造成大出血危及生命。

• 若患者有发热症状应在医生指导下配合药物治疗。

• 施灸时要求避风寒保暖，寒证患者应尤其注意。

• 饮食尽量清淡，忌食酸辣等刺激性及煎炸食物，不可暴饮暴食。

六、病例

Leon，男，37 岁。5 年前开始觉得少腹有凉感，并逐渐加重，继则少

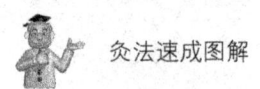

腹作痛,缠绵不休。检查:面色淡白无华,少腹及手足清冷,舌淡少苔,脉沉细。证属下元虚冷所致。治当温补下元。乃取神阙、关元,施灸30分钟,患者感到有温热从体表直透腹里。灸治4次后少腹冷痛大减,7次后冷痛全消。又灸治3次以巩固疗效。半年后随访,一切正常。

第十六节 偏 瘫

脑中风后遗症(偏瘫)是指急性脑血管疾病治疗后脱离生命危险,但留下肢体功能障碍的病证。表现为意识清醒,但上下肢不能协调运动,口齿不清,吞咽不利,关节强直,半身不遂,口眼歪斜,口角流涎,手足麻木等。根据其特点的不同,我们一般分为实证和虚证。

一、实证

(一)症状

半身不遂,肢体强痉,口眼歪斜,言语不利,伴有眩晕头胀痛,面红目赤,心烦易怒,口苦咽干,便秘尿黄;或伴有腹胀便秘,头晕目眩,口黏痰多,午后面红、烦热等,舌红,苔黄厚或腻,脉弦滑有力。

(二)治法

1. 方法一

(1)选穴　曲池　合谷　足三里　外关　解溪(见图1-16-1、图1-16-2、图1-16-3、图1-16-4、图1-16-5)

(2)定位　曲池:屈肘,肘的横纹外侧端(拇指一侧)凹陷中。

外关:在前臂背侧,腕横纹上2寸,两骨之间凹陷处。

合谷:即通常所说的虎口,并拢拇指时肌肉隆起处。

足三里:小腿前外侧,犊鼻下(膝盖骨下缘)3寸,距胫骨前缘约一横指。

解溪:在小腿与足背交界处的横纹中央凹陷处。

(3)灸法　艾条雀啄灸,每穴10～15分钟,灸至局部红晕温热为度,每日1次,10次为1个疗程,2个疗程之间休息6～7天,长期坚持施灸。

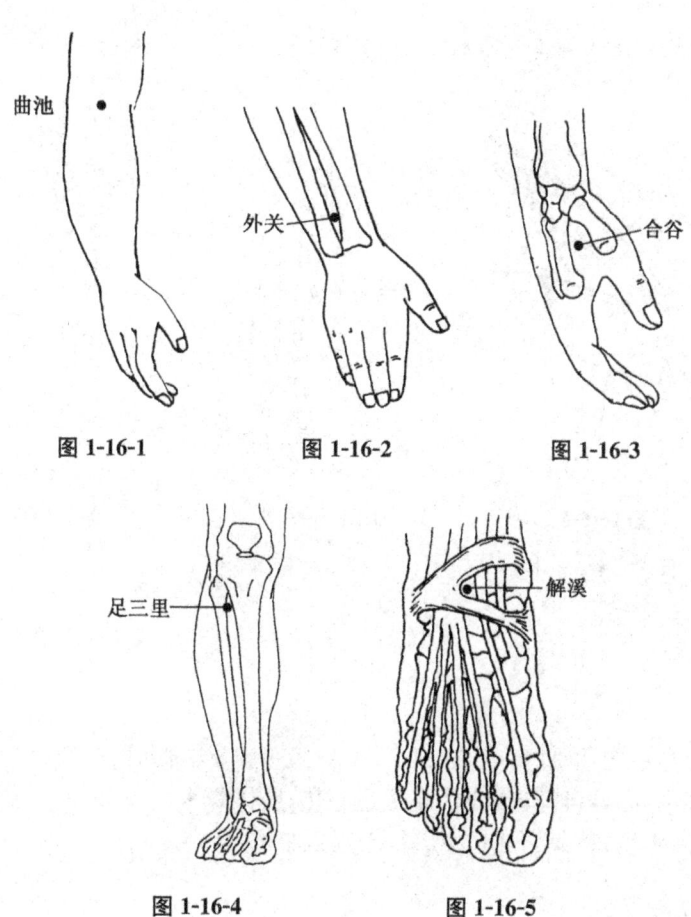

图 1-16-1　　　　图 1-16-2　　　　图 1-16-3

图 1-16-4　　　　图 1-16-5

2. 方法二

(1) 选穴　曲池　合谷　血海　丰隆　申脉(见图 1-16-1、图 1-16-3、图 1-16-6、图 1-16-7、图 1-16-8)

(2) 定位　曲池:屈肘,肘的横纹外侧端(拇指一侧)凹陷中。

　　　　　合谷:即通常所说的虎口,并拢拇指时肌肉隆起处。

　　　　　血海:大腿内侧,距膝盖骨内侧的上角约三指的肌肉隆起处。

　　　　　丰隆:小腿前外侧,当外踝尖向上数 8 寸,距胫骨前缘 2 寸。

　　　　　申脉:在踝部,外踝顶点下缘凹陷处。

(3) 灸法　艾条雀啄灸,每穴 10～15 分钟,灸至局部红晕温热为度,每日1次,10次为1个疗程,2个疗程之间休息6~7天,长期坚持施灸。

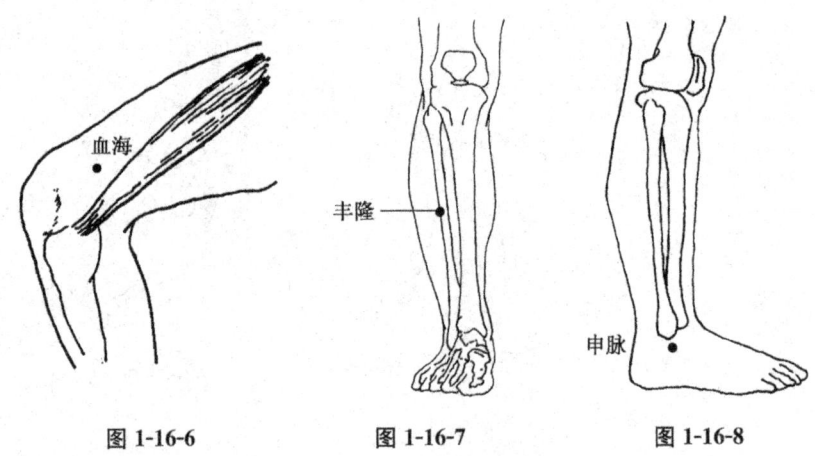

图 1-16-6　　　　　图 1-16-7　　　　　图 1-16-8

二、虚证

(一)症状

半身不遂,肢体瘫软,言语不利,口眼歪斜,伴有面色苍白,气短乏力,偏身麻木,心悸自汗出;或伴有手足心热,肢体麻木,五心烦热,失眠,眩晕耳鸣等,舌淡,苔薄白或白腻,脉沉细或细缓。

(二)治法

(1)选穴　百会　气海　阳陵泉　脾俞　肾俞(见图 1-16-9,图 1-16-10,图 1-16-11,图 1-16-12)

(2)定位　百会:在头顶部,正中线上,两耳尖连线中点,或前发际正中直上 5 寸。

气海:在腹部,前正中线上,脐下 1.5 寸。

阳陵泉:位于人体膝盖的斜下方,小腿外侧之腓骨小头稍前凹陷中。

脾俞:在背部,第十一胸椎棘突下,两侧旁开 1.5 寸。

肾俞:在背部,第二腰椎棘突下,两侧旁开 1.5 寸。

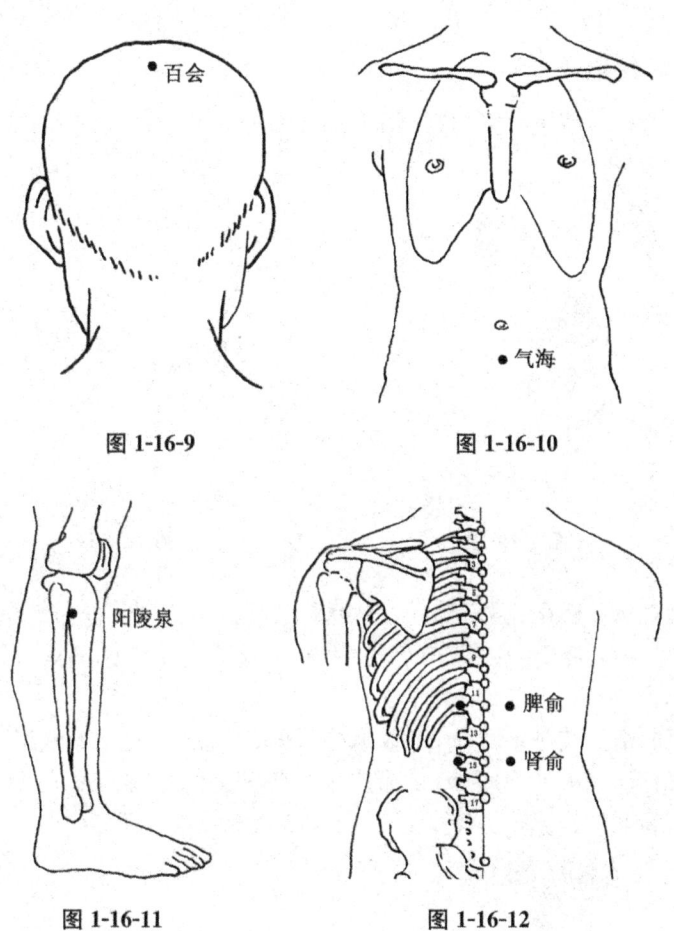

图 1-16-9　　　　　图 1-16-10

图 1-16-11　　　　　图 1-16-12

（3）灸法　脾俞、肾俞、气海艾炷无瘢痕灸，将艾绒揉成黄豆大底部平整的圆锥状，直接放在穴位皮肤上点燃，待其将要燃尽皮肤有灼热感时移除，换下一个，一个艾炷算 1 壮，每穴 10 壮，余穴艾条温和灸，每穴 15 分钟，灸至局部红晕温热为度，每日 1 次，10 次为 1 个疗程，2 个疗程之间休息6～7 天，长期坚持施灸。

三、对症治疗

偏瘫常伴有言语障碍、大小便失禁等症状，临床可以根据伴随症状加用以下方法。

（一）言语障碍

(1) 选穴　廉泉　哑门（见图1-16-13、图1-16-14）

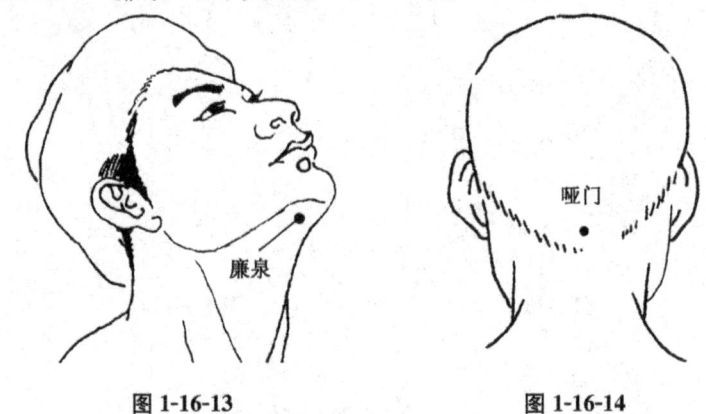

图1-16-13　　　　　　　图1-16-14

(2) 定位　廉泉：在颈部，前正中线上，喉结上方凹陷处。

哑门：在项部，后正中线上，枕骨突出部凹陷处，后发际上0.5寸。

(3) 灸法　艾条雀啄灸（即像麻雀进食时头部一上一下地运动，艾条距皮肤最近时0.5～1厘米，从而产生一阵阵的灼热感），每穴10～15分钟，灸至局部红晕温热为度，每日1次，10次为1个疗程。

（二）小便失禁

(1) 选穴　次髎　膀胱俞（见图1-16-15）
(2) 定位　次髎：在骶部，髂后上棘内下方，适对第二骶孔处。

膀胱俞：在骶部，骶正中嵴旁1.5寸，平第二骶孔。
(3) 灸法　艾条温和灸，每穴15分钟，灸至局部红晕温热为度，每日1次。

（三）大便失禁

(1) 选穴　命门　大肠俞（见图1-16-16）
(2) 定位　命门：在腰部，后正中线上第二腰椎棘突（隆起的骨）下凹陷处。

大肠俞：在背部，第四腰椎棘突下，两侧旁开1.5寸。

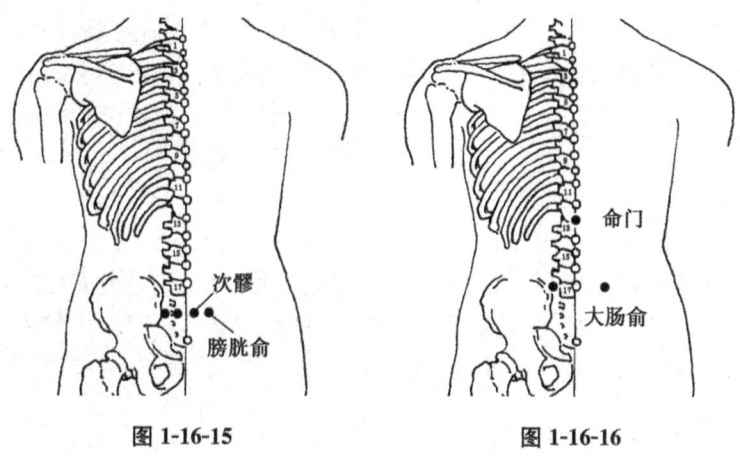

图 1-16-15　　　　　　　图 1-16-16

（3）灸法　艾条温和灸，每穴15分钟，灸至局部红晕温热为度，每日1次。

四、注意事项

• 此法仅用于中风后遗症恢复期的治疗，若患者突然出现偏瘫，多为脑出血或脑梗死所致，应及时送往医院救治，以免延误病情。

• 施灸时注意给患者保暖避寒，避免受寒加重病情。

• 恢复期的患者，家人或陪护应鼓励其多进行功能锻炼，树立恢复的信心。

五、病例

钱某，男，65岁。其家人述其有高血压病十余年，1991年12月5日起床时，感头晕、左侧肢体麻木、酸软无力，随即瘫倒在床边，但无意识障碍、失语和恶心呕吐，即送医院急救。查左侧上下肢肌力Ⅱ～Ⅲ级，伴口角歪斜。脑部CT显示：右侧丘脑部有一1.41厘米×1.22厘米高密度区。首次治疗，针灸并用，取合谷、曲池、颊车、足三里、丰隆、太冲，每次30分钟，治疗10次后，可以在拐杖帮助下独立行走。治疗30次后，痊愈出院。

第十七节　面　　瘫

面瘫分为周围性面瘫和中枢性面瘫。本病起病急骤，颜面向健侧歪斜，患侧肌肉松弛，额纹消失，眼睛闭合不全，鼻唇沟变浅或消失，口角下垂,不能做皱眉、露齿、鼓腮等动作。部分病人初起有耳后疼痛,还可出现患侧舌前味觉减退或消失。一般分为风寒外袭和痰浊内阻两型。

一、风寒外袭

(一)症状

起病急,多在晨起起床后发现一侧口角歪斜、流口水,不能自止,眼睑不能完全闭合,进食后易造成食物残留,不能鼓腮、吹口哨等,可伴有恶寒发热,颈项不舒,多在吹风、吹空调后犯病,舌淡红,苔薄白,脉浮紧。

(二)治法

(1)选穴　风池　翳风　颊车　太阳　合谷(见图1-17-1、图1-17-2)

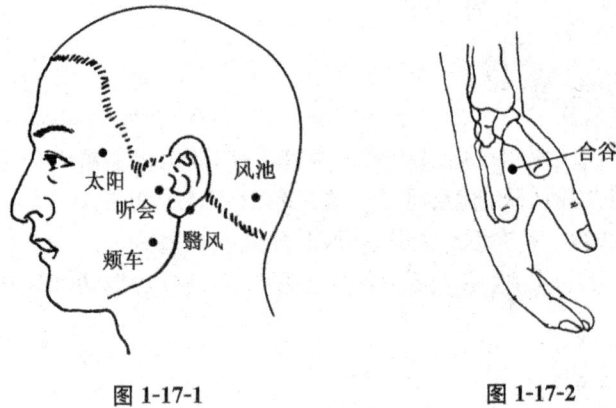

图1-17-1　　　　　　　　图1-17-2

(2)定位　风池:在项部,枕骨下缘,胸锁乳突肌与斜方肌之间的凹陷处。

翳风:耳垂根部后方,两骨之间凹陷处。

颊车:在面侧部,咬紧牙关时,肌肉隆起处。

太阳:在眉梢与眼外角之间向后约1寸的凹陷中。

合谷:即通常所说的虎口,并拢拇指时肌肉隆起处。

(3)灸法　艾条温和灸,每穴15分钟,灸至局部红晕温热为度,每日1次,10次为1个疗程,灸至面瘫痊愈后,巩固1～2个疗程。

二、风热阻络

（一）症状

多见于起病初期，多继发于风热感冒、中耳炎、牙龈肿痛之后，一侧口角歪斜，流口水不能自止，闭目不全，不能鼓腮、吹口哨等，可伴有恶风、头痛、咳嗽，舌红，苔薄黄，脉浮数。

（二）治法

（1）选穴　阳白　下关　地仓　曲池　合谷（见图1-17-2、图1-17-3、图1-17-4、图1-17-5）

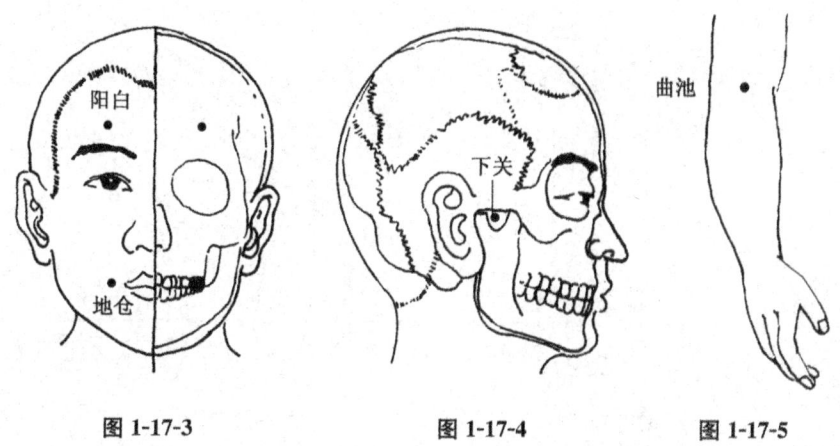

图1-17-3　　　　　　图1-17-4　　　　　　图1-17-5

（2）定位　阳白：在额头部，眼睛正视前方时，瞳孔正上方，距眉毛上缘2厘米处。

下关：在面侧部，耳前1厘米颧弓下凹陷处，张嘴时隆起，闭嘴时凹陷。

地仓：在面部，眼睛正视前方时，嘴角外侧正对瞳孔处。

曲池：屈肘，肘的横纹外侧端（拇指一侧）凹陷中。

合谷：即通常所说的虎口，并拢拇指时肌肉隆起处。

（3）灸法　艾条雀啄灸，每穴10分钟，灸至局部红晕温热为度，每日1次，10次为1个疗程，灸至面瘫痊愈后，巩固1~2个疗程。

三、气虚血瘀

（一）症状

多见于恢复期及病程较长或外伤日久不愈的患者,证见口角歪斜,闭目露睛,伴有肢体困倦乏力,面色淡白或暗,头晕头痛,舌淡有瘀点,舌下络脉瘀黑,脉弦涩。

（二）治法

(1)选穴　听会　阳白　颊车　足三里　血海(见图 1-17-1、图 1-17-3、图 1-17-6、图 1-17-7)

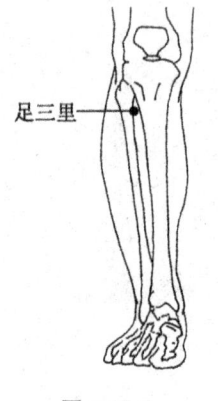
图 1-17-6

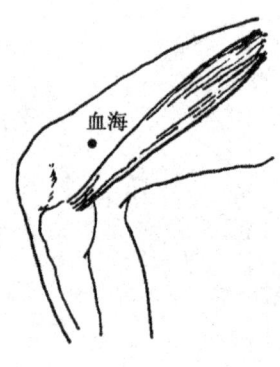
图 1-17-7

(2)定位　听会:在面部侧面,耳屏前(耳腔前突起的小软骨),张口时凹陷处下缘。

阳白:在额头部,眼睛止视前方时,瞳孔正上方,距眉毛上缘 2 厘米处。

颊车:在面侧部,当咬紧牙关时,肌肉隆起处。

足三里:小腿前外侧,犊鼻下(膝盖骨下缘)3 寸,距胫骨前缘约一横指。

血海:大腿内侧,距膝盖骨内侧的上角约三指的肌肉隆起处。

(3)灸法　艾条温和灸,每穴 15 分钟,灸至局部红晕温热为度,每日 1 次,10 次为 1 个疗程,灸至面瘫痊愈后,巩固 1~2 个疗程。

四、痰浊内阻

(一)症状

颜面向健侧歪斜,患侧肌肉松弛,可见患侧额纹消失,眼睛闭合不全,鼻唇沟变浅或消失,口角下垂,不能做皱眉、露齿、鼓腮等动作,可伴有言语不利、舌强硬、舌歪斜等证,舌淡胖,苔白厚或腻,脉弦滑。

(二)治法

(1)选穴　翳风　阳白　颊车　丰隆　阴陵泉(见图1-17-8、图1-17-9、图1-17-10)

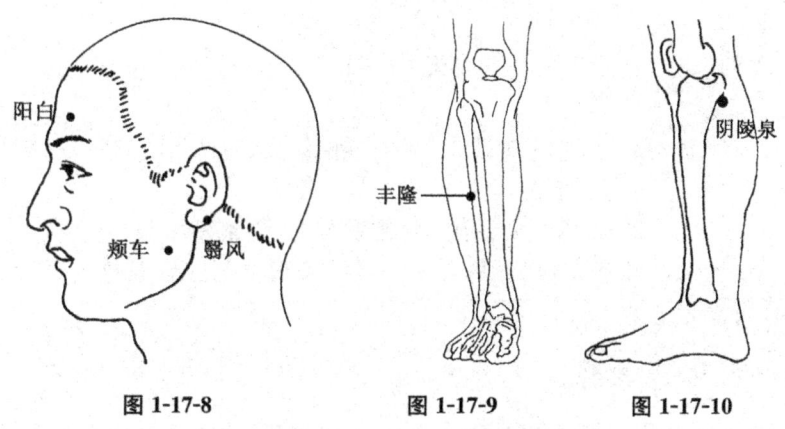

图 1-17-8　　　　图 1-17-9　　　　图 1-17-10

(2)定位　翳风:耳垂根部后方,两骨之间凹陷处。
　　　　　阳白:在额头部,眼睛正视前方时,瞳孔正上方,距眉毛上缘2厘米处。
　　　　　颊车:在面侧部,咬紧牙关时,肌肉隆起处。
　　　　　丰隆:小腿前外侧,外踝尖向上数8寸,距胫骨前缘2寸。
　　　　　阴陵泉:在小腿内侧,胫骨内侧髁后下方凹陷处(从踝关节后方,沿骨的边缘向上推行至尽头处即是穴位)。

(3)灸法　艾条温和灸,每穴15分钟,以局部红晕温热为度,每日1次,10次为1个疗程,灸至面瘫痊愈后,巩固1~2个疗程。

五、对症治疗

面瘫常伴有感冒症状,临床可以加用以下方法。

(1)选穴　大椎　肺俞(见图1-17-11)

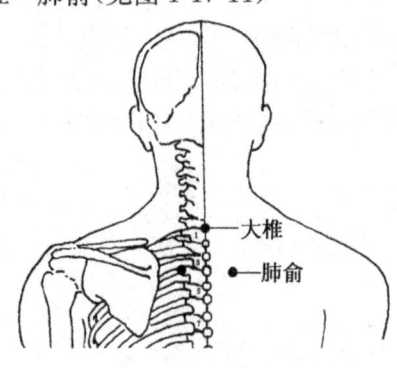

图1-17-11

(2)定位　大椎:后正中线上,第七颈椎棘突(即低头时颈背最突起的骨头)下凹陷中。

肺俞:在背部,第三胸椎棘突下,两侧旁开1.5寸。

(3)灸法　艾条雀啄灸,每穴10分钟,灸至局部红晕温热为度,每日1次,病愈即止。

六、注意事项

- 患者应在1周内配合针刺治疗,效果更佳,若超过1个月未进行治疗则极有可能迁延不愈。
- 面瘫患者若还伴有语言功能下降、一侧或双侧肢体活动能力下降、行动较前迟缓者,应及时送往医院诊治,以避免脑出血或者脑梗死等脑病得不到及时治疗。
- 患者尽量避免食用海鲜发物及刺激性食物。
- 注意面部的保护,避免感受风寒,导致加重病情。

七、病例

牛某,男,56岁。1998年6月3日当晚在激烈运动后觉闷热、多汗,便用空调直吹乘凉而睡,第2日醒后觉右耳后跳痛,右口角麻木,漱口流涎,右侧闭目露睛,右侧额纹及鼻唇沟消失,鼓腮漏气,遂到我康复科治疗。

考虑其为风寒乘虚而入面部经络,至气血痹阻,经筋功能失调,筋肉失于约束,出现㖞僻,遂以活血通络,疏调经筋,针灸并用,平补平泻,局部取听会、颊车、太阳、下关等穴,经治疗几天,患者病情好转,1周后康复出院。

第十八节 糖尿病

糖尿病是一种机体内胰岛素分泌相对或绝对不足,引起糖、脂肪及蛋白质代谢功能紊乱的内分泌代谢疾病。早期可无症状,发展至症状期主要表现为多尿、多饮、多食(三多)及体重减轻(一少)等,尿糖、血糖增高。传统医学认为本病又称"消渴",可以分为上消(肺消)、中消(胃消)和下消(肾消),严重时可出现神经衰弱、继发性急性感染、肺结核、高血压、肾及视网膜等微血管病变,最后出现酮症酸中毒、昏迷,甚至死亡。一般分为上消、中消、下消三型。

一、上消(肺热津伤)

(一)症状

烦渴,喜爱饮水,饮水量多且频繁,饮后仍觉口干舌燥,排尿次数增多,能吃且身体渐瘦,兼有面色不华,大便秘结,四肢乏力,皮肤干燥,舌边尖红,苔薄黄,脉洪数。

(二)治法

(1)选穴 肺俞 胰俞 鱼际 太渊(见图1-18-1、图1-18-2)

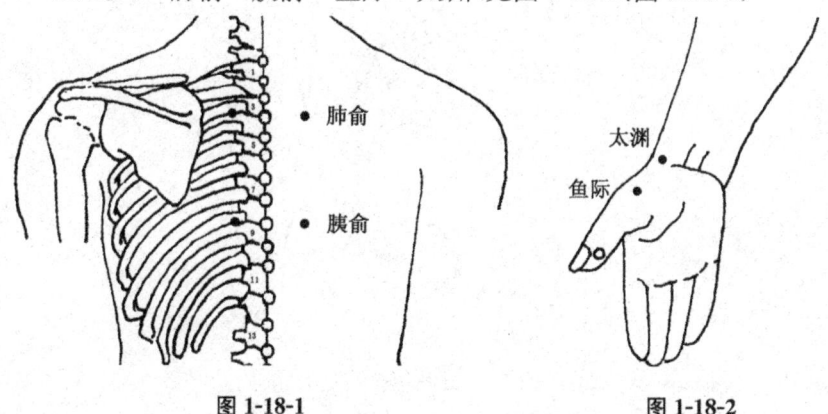

图1-18-1　　　　　　　　图1-18-2

(2)定位　肺俞:在背部,第三胸椎棘突下,两侧旁开1.5寸。
　　　　胰俞:在背部,第八胸椎棘突下,两侧旁开1.5寸。
　　　　鱼际:在拇指所属的掌骨中点,手掌与手背皮肤的交界处。
　　　　太渊:腕掌横纹桡侧,桡动脉搏动处。

(3)灸法　艾条回旋灸,每穴10~15分钟,灸至局部红晕温热为度,每日1次,10次为1个疗程,疗程之间可休息,或平时可以间隔1~2天施灸1次,应长期坚持。

二、中消(胃热炽盛)

(一)症状

能食易饥,饭量大增,多食不知饱,伴有口渴欲饮,尿频量多,神疲乏力,手足心热,舌红,苔黄厚,脉滑实有力。

(二)治法

(1)选穴　梁门　中脘　内关　脾俞(见图1-18-3、图1-18-4、图1-18-5)

(2)定位　梁门:在上腹部,脐上4寸,居前中线2寸。
　　　　中脘:在腹部,前正中线上,脐上4寸处。
　　　　内关:在前臂内侧,腕横纹上2寸,两骨之间凹陷处。
　　　　脾俞:在背部,第十一胸椎棘突下,两侧旁开1.5寸。

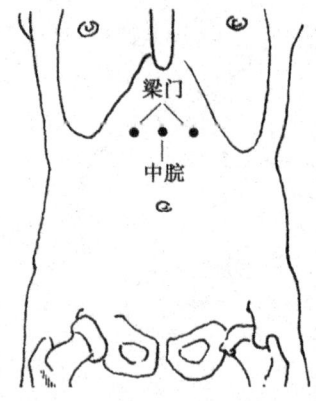

图 1-18-3

各论·第一章 内科疾病

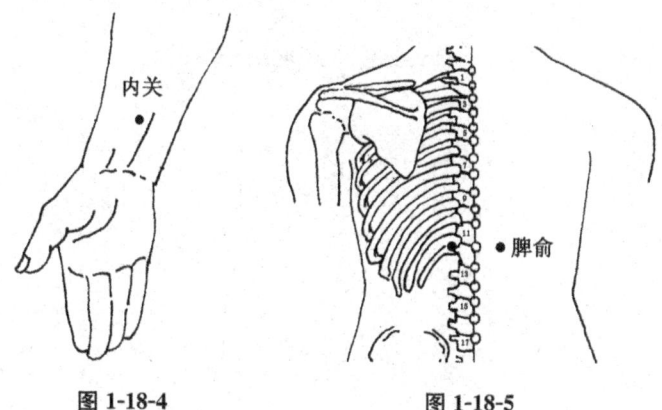

图 1-18-4　　　　　图 1-18-5

(3)灸法　艾条回旋灸,每穴 15 分钟,灸至局部红晕温热为度,每日 1 次,10 次为 1 个疗程,疗程之间可休息,平时可以间隔 1～2 天施灸 1 次,应长期坚持。

三、下消(肾脏亏虚)

(一)症状

尿频量多,多饮多尿,甚则饮多少水,就排出多少尿液,口干欲饮,形体消瘦,伴有五心烦热,头晕耳鸣,腰膝酸软,失眠盗汗,舌红苔少,脉细数。

(二)治法

(1)选穴　太溪　涌泉　然谷　气海(见图 1-18-6、图 1-18-7、图 1-18-8)

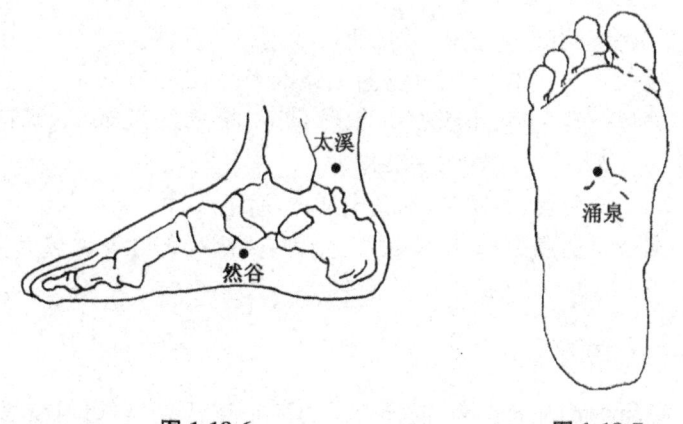

图 1-18-6　　　　　图 1-18-7

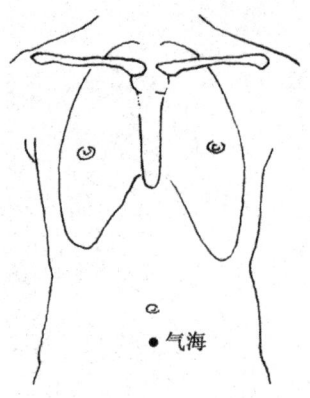

图 1-18-8

(2) 定位　太溪：足内侧,内踝后方,内踝尖与跟腱的凹陷处。

涌泉：在足底部,卷足时前部凹陷处,足底二、三趾趾缝纹头端与足跟连线的前 1/3 与后 2/3 交点上。

然谷：在足内侧缘,足舟骨粗隆下方,赤白肉际处（即足背深色皮肤与足底浅色皮肤交界处）。

气海：在腹部,前正中线上,脐下 1.5 寸。

(3) 灸法　艾条温和灸,每穴 10～15 分钟,灸至局部红晕温热为度,每日 1 次,10 次为 1 个疗程,疗程之间可休息,平时可以间隔 1～2 天施灸 1 次,应长期坚持。

四、对症治疗

糖尿病常伴有乏力症状,临床可以加用以下方法。

(1) 选穴　足三里　关元（见图 1-18-9、图 1-18-10）

(2) 定位　足三里：小腿前外侧,犊鼻下（膝盖骨下缘）3 寸,距胫骨前缘约一横指

关元：在腹部,前正中线上,脐下 3 寸。

(3) 灸法　艾条温和灸,每穴 15 分钟,灸至局部红晕温热为度,每日 1 次。

五、注意事项

• 坚持治疗,注意调养,需配合中西药治疗,降糖药物须在医师指导下使用。

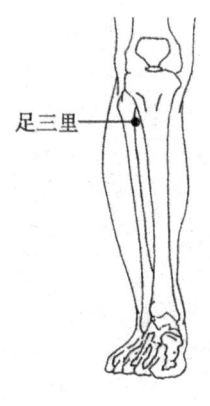

图 1-18-9

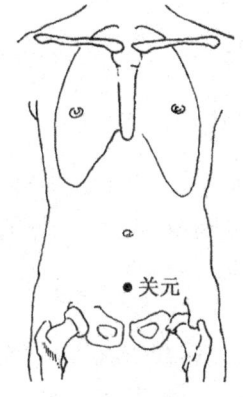

图 1-18-10

- 饮食尽量清淡,可以适当增加淀粉类食物,但每日不得超过 60g,忌食甜食及煎炸食物。
- 适量运动,增强机体耐受力。

六、病例

刘某某,男,干部。1997 年 3 月 4 日来我科就诊,患病 3 年余,多食善饥,多尿,口渴体倦无力,身体消瘦,自觉口干舌燥。检查:空腹血糖 240mg/L,尿糖(＋＋＋＋),经某医院诊断为糖尿病,曾服 D860、达美康,服药后尿糖(＋＋＋),近 1 个月病情加重,空腹血糖 380mg/L,尿糖(＋＋＋＋),口干舌燥,舌苔厚腻,脉弦数。取穴:足三里、曲池、三阴交、气海、肾俞、支沟。按上述方法治疗 1 个疗程后,症状及体征好转,3 个疗程后查血糖 127mg/L,尿糖阴性,患者显效,随访 1 年未复发。

第十九节 自汗盗汗

自汗、盗汗是指全身或局部汗出异常,较正常量多。醒时汗出过多称为"自汗";睡时汗出,醒后汗止称为"盗汗"。现代医学中的甲状腺机能亢进、自主神经功能紊乱、风湿热、结核病等所致的自汗、盗汗属于本病范畴。

根据患者临床表现的不同,可以分为肺脾气虚、阴虚火旺、心胆气虚三种类型。

一、肺脾气虚

(一)症状

以自汗为主,汗出量多且稀,以冷汗为主,短气乏力,动则气喘,四肢倦怠,食少,易便溏,舌淡白,脉细弱。

(二)治法

(1)选穴 阴郄 气海 复溜 肺俞 脾俞(见图 1-19-1、图 1-19-2、图 1-19-3、图 1-19-4)

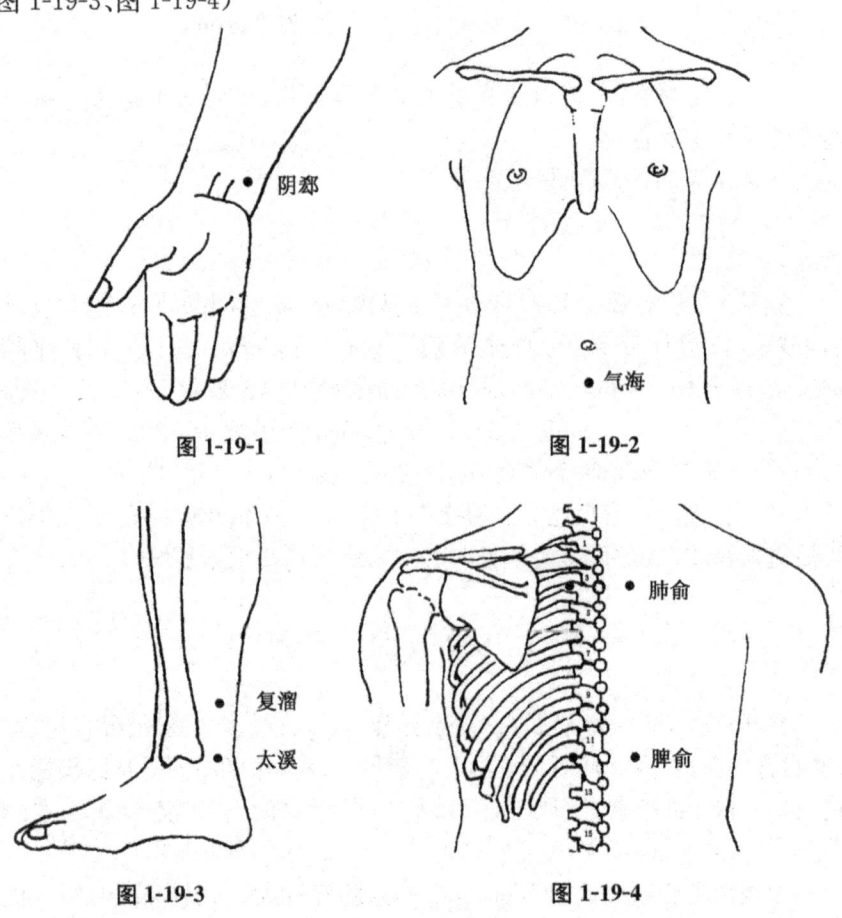

图 1-19-1   图 1-19-2

图 1-19-3   图 1-19-4

(2)定位 阴郄:在前臂掌侧,尺侧腕屈肌肌腱的桡侧缘,腕横纹上

0.5寸。

气海:在腹部,前正中线上,脐下1.5寸。

复溜:小腿内侧,内踝与其后方的跟腱之间的凹陷,再向上2寸处。

肺俞:在背部,第三胸椎棘突下,两侧旁开1.5寸。

脾俞:在背部,第十一胸椎棘突下,两侧旁开1.5寸。

(3)灸法 艾条温和灸,每穴15分钟,灸至局部红晕温热为度,每日1次,10次为1个疗程,自汗停止后可巩固1个疗程。灯芯草灸,只取阴郄穴,选取一根3～4厘米的灯芯草,一端浸入植物油(麻油、香油)约1厘米长,操作者拇指与食指捏住灯芯草的上1/3处,点燃灯芯草,将点燃的一端慢慢向穴位移动,待火焰稍变大时,快速点在穴位上,可听见一声"啪啪"的爆碎声,则施灸完毕,1次1壮即可。

二、阴虚火旺

(一)症状

以盗汗为主,睡着时汗出,醒后汗即止,可伴有失眠多梦,烦躁,腰膝酸软,口干舌燥,大便干结或便秘,舌红,脉弦细数。

(二)治法

(1)选穴 复溜 阴郄 涌泉 太溪(见图1-19-1、图1-19-3、图1-19-5)

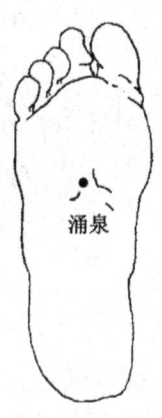

图 1-19-5

(2)定位　复溜：小腿内侧，内踝与其后方的跟腱之间的凹陷，再向上2寸处。

阴郄：在前臂掌侧，尺侧腕屈肌肌腱的桡侧缘，腕横纹上0.5寸。

涌泉：在足底部，卷足时前部凹陷处，足底二、三趾趾缝纹头端与足跟连线的前1/3与后2/3交点上。

太溪：足内侧，内踝后方，内踝尖与跟腱的凹陷处。

(3)灸法　艾条温和灸，每穴10分钟，灸至局部红晕温热为度，最好在每日临睡前1次，10次为1个疗程，病愈后巩固灸5～6次。

三、心胆气虚

(一)症状

自汗盗汗均可出现，平时易心神不定，易受惊吓，精神紧张时汗出尤甚，可伴有心悸失眠，舌淡，脉细弦。

(二)治法

(1)选穴　阴郄　心俞　胆俞　关元（见图1-19-1、图1-19-6、图1-19-7）

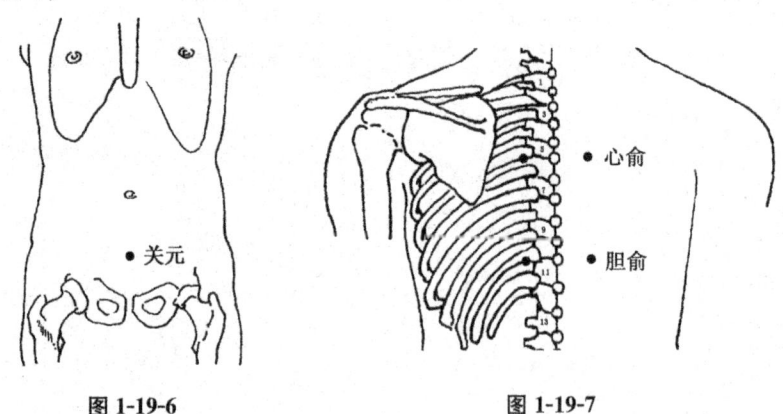

图1-19-6　　　　图1-19-7

(2)定位　阴郄：在前臂掌侧，尺侧腕屈肌肌腱的桡侧缘，腕横纹上0.5寸。

心俞：在背部，第五胸椎棘突下，两侧旁开1.5寸。

胆俞：在背部，第十胸椎棘突下，两侧旁开1.5寸。
关元：在腹部，前正中线上，脐下3寸。

(3) 灸法　艾条温和灸，每穴15分钟，灸至局部红晕温热为度，每日1次，灸至自觉症状消失为止。

四、对症治疗

自汗盗汗常伴有心悸、失眠多梦、乏力等症状，临床可以根据伴随症状加用以下方法。

(一) 心悸

(1) 选穴　内关　郄门 (见图1-19-8)
(2) 定位　内关：在前臂内侧，腕横纹上2寸，两骨之间凹陷处。
郄门：仰掌，微屈腕，在腕横纹上5寸。
(3) 灸法　艾条温和灸，发作时灸，每穴15分钟，以局部红晕温热为度，每日1次。

(二) 失眠多梦

(1) 选穴　神门　内关 (见图1-19-9)

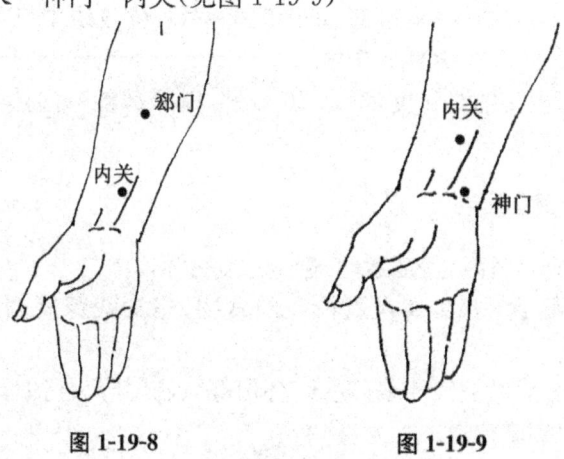

图1-19-8　　　　　图1-19-9

(2) 定位　神门：仰掌，在腕部腕掌侧横纹尺侧 (内侧) 端，尺侧腕屈肌的桡侧凹陷处。
内关：在前臂内侧，腕横纹上2寸，两骨之间凹陷处。
(3) 灸法　艾条温和灸，每穴10分钟，以局部红晕温热为度，每日临睡前1小时灸1次。

(三)乏力

(1)选穴　足三里　百会(见图1-19-10、图1-19-11)

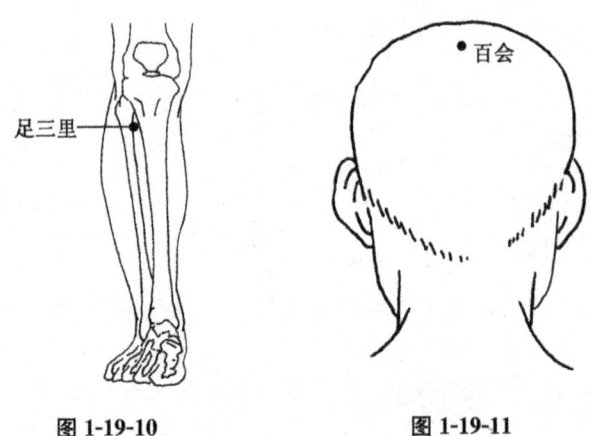

图1-19-10　　　　　　图1-19-11

(2)定位　足三里:小腿前外侧,犊鼻下(膝盖骨下缘)3寸,距胫骨前缘约一横指。

百会:在头顶部,正中线上,两耳尖连线中点,或前发际正中直上5寸。

(3)灸法　艾条温和灸,每穴20分钟,以局部红晕温热为度,每日1次,可不定期施灸。

五、注意事项

- 保持充足睡眠,适度运动,避免过度劳累。
- 合理膳食,多食富含蛋白质的食物,忌食酸辣等刺激性及煎炸食物。
- 可配合服用益气固表(党参、怀山等)、滋阴降火(知母、生地等)等中药内服,以提高疗效。
- 出汗多者,需经常更换内衣,保持卧具干燥,并注意保暖,避免汗出当风。

六、病例

邱某,男,43岁,于1995年就诊,患者项部自汗,每日汗出淋漓不止,频频擦汗，深感难受。经查：项部为太阳经脉之所过，长期汗出，为经气向上冲逆，持久不愈，必致虚损。取阴郄、气海、复溜、肺俞、脾俞，针后加艾灸，每次30分钟，治疗5次后，患者汗出量较前大为减少。治疗3个疗程后，自汗基本消失，疲劳时偶有出现，但休息过后停止。

第二十节　肥胖症

肥胖症是指人体脂肪沉积过多，超出标准体重的20%。人体的身高和体重之间有一定的比例。正常成人身高与体重的关系为：体重（千克）＝身高（厘米）－105（女性－100）。如果脂肪增多，体重增加，超过标准体重20%时，就被称为肥胖症。此病女性多见，年龄多在40～50岁。肥胖症分为轻度、中度、重度3种类型。轻度：一般无自觉症状，生活起居正常无碍；中度：常有心悸、腹胀、易疲劳、畏热多汗、呼吸短促，甚至下肢浮肿等症状；重度：可出现缺氧、二氧化碳潴留，导致胸闷、气促、嗜睡，严重者可出现心肺功能衰竭，诱发动脉硬化、冠心病、高血压、糖尿病、痛风、胆结石、脂肪肝等。一般分为饮食不节、脾胃积热和脾胃虚弱、痰湿内阻两型。

一、饮食不节、脾胃积热

（一）症状

平素嗜食肥甘厚味，体型呈全身性肥胖，按之结实，食欲亢进，面色红润，畏热多汗，小便黄，大便秘结，舌红，苔黄厚或腻，脉沉滑实有力。

（二）治法

(1)选穴　丰隆　曲池　公孙　阴陵泉（见图1-20-1、图1-20-2、图1-20-3、图1-20-4）

(2)定位　丰隆：小腿前外侧，外踝尖向上数8寸，距胫骨前缘2寸。

曲池：屈肘，肘的横纹外侧端（拇指一侧）凹陷中。

公孙：在足内侧缘，第一跖骨（即足大趾后方与其相连的最长的一段骨头）基底前下方。

阴陵泉：在小腿内侧，胫骨内侧髁后下方凹陷处（从踝关节后方，沿骨的边缘向上推行至尽头处即是穴位）。

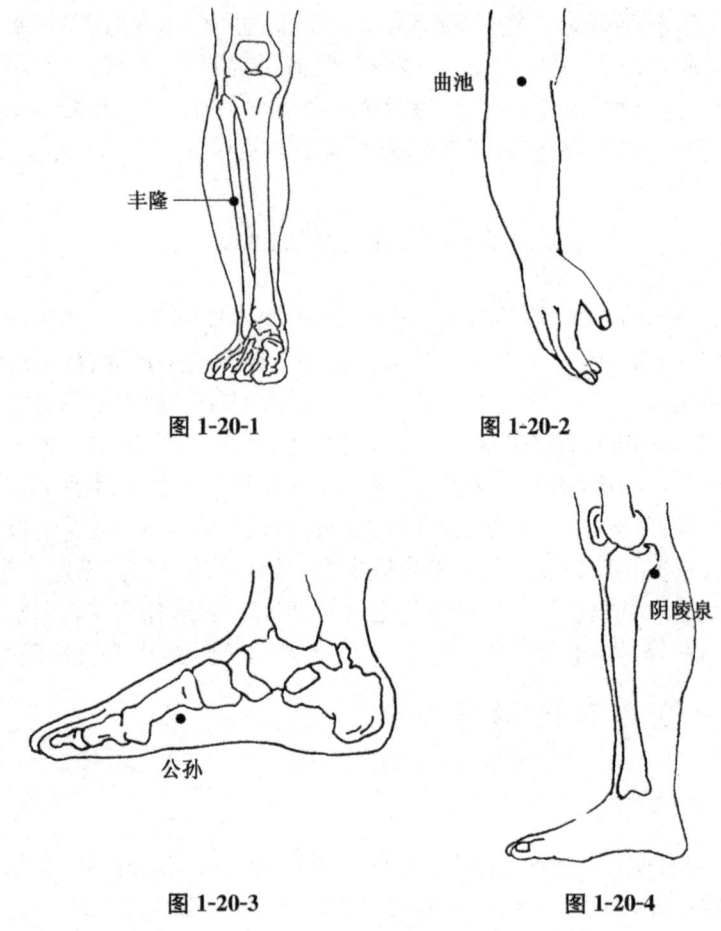

图 1-20-1　　　　　图 1-20-2

图 1-20-3　　　　　图 1-20-4

(3)灸法　艾条温和灸,每穴15分钟,灸至局部红晕温热为度,每日1次,10次为1个疗程,2个疗程之间休息10天,可根据体重变化调整疗程数,需长期坚持施灸。

二、脾胃虚弱、痰湿内阻

(一)症状

体胖以面颊部为甚,肌肉松弛,神疲乏力,食欲不振,胸胁、腹部胀闷不适,小便量少,或见全身浮肿,恶心呕吐,舌淡,苔白腻,脉细滑。

(二)治法

1. 方法一

(1)选穴　脾俞　肾俞　关元　足三里(见图 1-20-5、图 1-20-6、图 1-20-7)

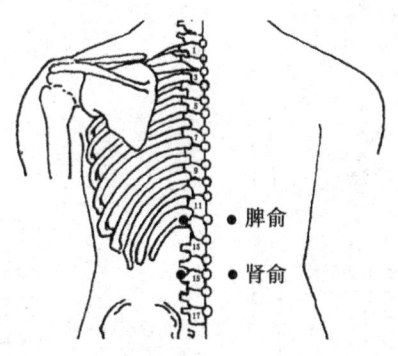

图 1-20-5

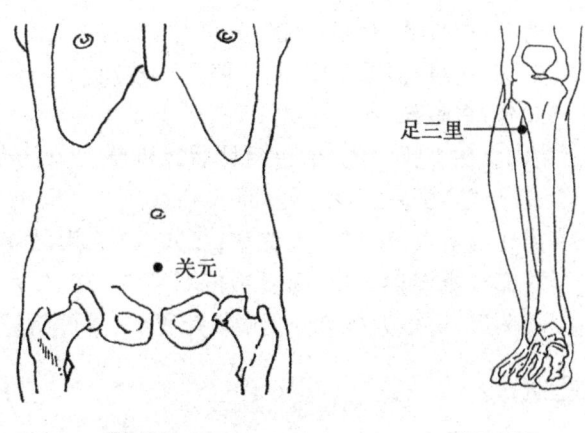

图 1-20-6　　　　　　　图 1-20-7

(2)定位　脾俞:在背部,第十一胸椎棘突下,两侧旁开 1.5 寸。

　　　　　肾俞:在背部,第二腰椎棘突下,两侧旁开 1.5 寸。

　　　　　关元:在腹部,前正中线上,脐下 3 寸。

　　　　　足三里:小腿前外侧,犊鼻下(膝盖骨下缘)3 寸,距胫骨前缘约一横指。

(3)灸法　艾炷隔姜灸,用黄豆大艾炷,每穴 5～7 壮,待皮肤有灼热感时移除,灸至局部红晕温热为度,每日或隔日 1 次,10 次为 1 个疗程,2 个疗程之间休息 5~7 天,可根据体重变化调整疗程数,需长期坚持施灸。

2. 方法二

(1) 选穴　天枢　中脘　气海　地机(见图 1-20-8、图 1-20-9)

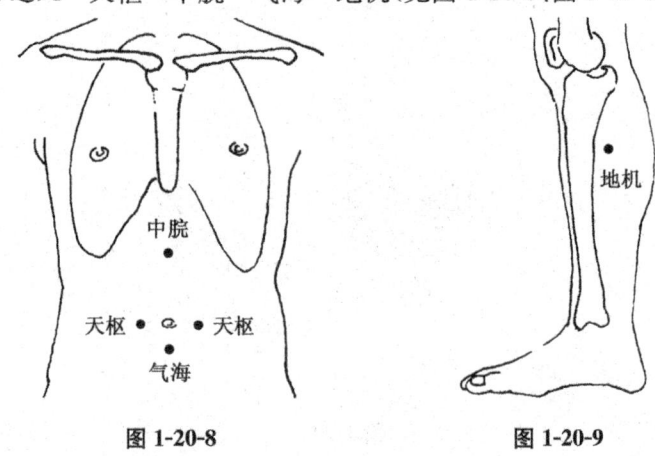

图 1-20-8　　　　　　　　图 1-20-9

(2) 定位　天枢:在腹部,肚脐两侧旁开 2 寸。

中脘:在腹部,前正中线上,脐上 4 寸处。

气海:在腹部,前正中线上,脐下 1.5 寸。

地机:在小腿内侧,小腿胫骨后缘近膝关节处有一弧形凹陷,凹陷下 3 寸处即是。

(3) 灸法　艾炷隔姜灸,用黄豆大艾炷,每穴 5~7 壮,待皮肤有灼热感时移除,灸至局部红晕温热为度,每日或隔日 1 次,10 次为 1 个疗程,疗程之间休息 5~7 天,可根据体重变化调整疗程数,需长期坚持施灸。

三、对症治疗

肥胖患者常伴有便秘等症状,临床可以根据伴随症状加用以下方法。

(1) 选穴　支沟　大肠俞(见图 1-20-10、图 1-20-11)

(2) 定位　支沟:手背腕横纹上 3 寸,尺骨与桡骨之间。

大肠俞:在背部,第四腰椎棘突下,两侧旁开 1.5 寸。

(3) 灸法　艾条温和灸,每穴 15 分钟,灸至局部红晕温热为度,每日 1 次。

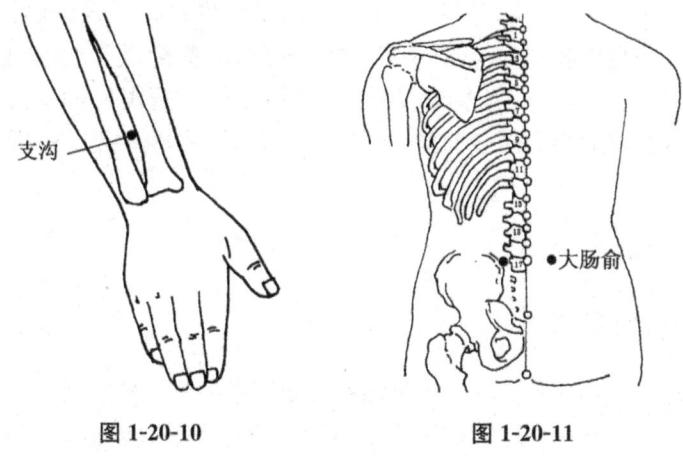

| 图 1-20-10 | 图 1-20-11 |

四、注意事项

- 饮食上尽量清淡，少食油腻味重的食物及甜食、零食，忌吃夜宵。
- 坚持锻炼，加快体内油脂的代谢，增强脾胃功能。

五、病例

胡某某，女，32岁，文职员。2004年7月6日就诊，体重91公斤，自述4年前体重只有52公斤，因感情挫折开始暴饮暴食，日久成瘾，尤其喜食麦当劳、肯德基等油炸的高热量食品及甜食，不能自制，平时不爱运动，曾用过多种减肥产品，效果均不理想。检查：患者体胖，面色暗黄，面部痤疮较多，舌质红苔黄腻，脉洪滑数。证属：湿热蕴积，脾虚胃热。取丰隆、曲池、合谷、中脘、脾俞，针刺留针30分钟，出针后艾条雀啄灸每穴15分钟，治疗10次后体重减轻12公斤，嘱其饮食严格控制，每日饮食以素食为主，忌食油腻煎炸食物，经半年治疗体重降至57公斤，随访半年体重控制在60公斤左右。

第二十一节　水　肿

水肿，现代医学称为肾炎，是由溶血性链球菌感染引发的一种变态反应性疾病，分为急性肾炎（中医称阳水）和慢性肾炎（中医称阴水）两种。肾炎的起因多为肺、脾、肾三脏的气化功能失调，导致水液潴留过量而引起水肿。急性肾炎发病急骤，慢性肾炎则反复迁延，甚至持续数月至数年。肾炎的临床表现为：初起头面、眼睑水肿，继而肿及四肢、全身，并伴有血尿、贫血、蛋白尿、高血压、大小便不利；晚期出现眼底病变及肾功能不全。急性期上半身浮肿明显，慢性期腰部以下浮肿明显。一般分为实证、虚证。

一、实证

（一）症状

眼睑浮肿，继则四肢及全身皆肿，皮肤按之凹陷，来势较急，可伴有恶寒、发热、咽喉肿痛、肢节酸重、小便不利或身体困重，胸闷，胃口差，恶心欲吐等症状，舌淡红，苔薄白，脉浮滑紧或数。

（二）治法

(1)选穴　水分　肺俞　三焦俞　阴陵泉（见图 1-21-1、图 1-21-2、图 1-21-3）

(2)定位　水分：在上腹部，前正中线上，脐上 1 寸处。

肺俞：在背部，第三胸椎棘突下，两侧旁开 1.5 寸。

三焦俞：在背部，第一腰椎棘突下，两侧旁开 1.5 寸。

阴陵泉：在小腿内侧，胫骨内侧髁后下方凹陷处（从踝关节后方，沿骨的边缘向上推行至尽头处即是穴位）。

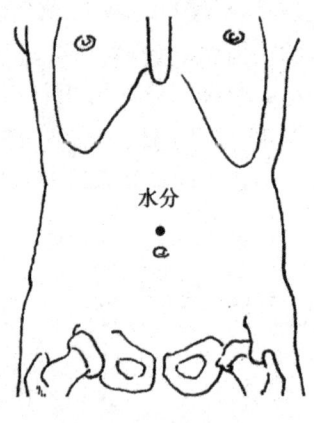

图 1-21-1

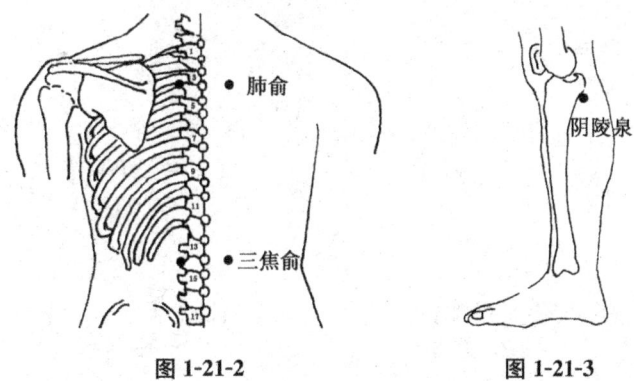

图 1-21-2　　　　　　　　图 1-21-3

(3)灸法　艾炷隔姜灸,用半截橄榄大小艾炷,每穴 10 壮,皮肤有灼热感时移除,每日或隔日 1 次,10 次为 1 个疗程,灸至水肿消退,诸证消失为止。

二、虚证

(一)症状

身肿,腰以下为甚,按之凹陷不易恢复,小便短少,面色萎黄,胃口差,大便质稀,伴有神疲肢冷,脘腹胀闷,或有不自主心跳加快、气促、腰部冷痛酸重,面色苍白或灰暗,舌淡,苔白腻,脉沉缓或沉弱。

(二)治法

1. 方法一

(1)选穴　关元　气海　命门　脾俞(见图 1-21-4、图 1-21-5)

(2)定位　关元:在腹部,前正中线上,脐下 3 寸。

气海:在腹部,前正中线上,脐下 1.5 寸。

命门:在腰部,后正中线上第二腰椎棘突(隆起的骨)下凹陷处。

脾俞:在背部,第十一胸椎棘突下,两侧旁开 1.5 寸。

(3)灸法　艾炷隔姜灸,半截橄榄大小艾炷,每穴 9 壮,灸至局部红晕温热为度,每日或隔日 1 次,10 次为 1 个疗程,需要坚持长期多疗程治疗。

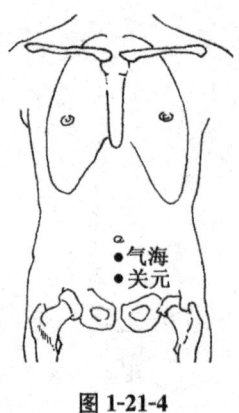

图 1-21-4

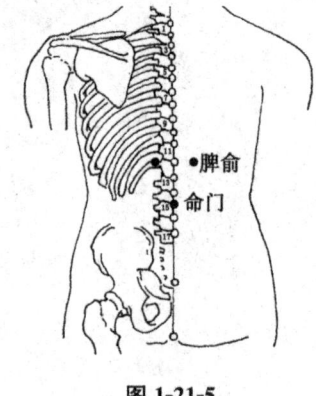

图 1-21-5

2. 方法二

(1)选穴　肾俞　脾俞　复溜　足三里(见图 1-21-6、图 1-21-7、图 1-21-8)

(2)定位　肾俞:在背部,第二腰椎棘突下,两侧旁开 1.5 寸。

　　　　　脾俞:在背部,第十一胸椎棘突下,两侧旁开 1.5 寸。

　　　　　复溜:小腿内侧,内踝与其后方的跟腱之间的凹陷,再向上 2 寸处。

　　　　　足里:小腿前外侧,犊鼻下(膝盖骨下缘)3 寸,距胫骨前缘约一横指。

(3)灸法　艾炷隔姜灸,用半截橄榄大小艾炷,每穴 9 壮,灸至局部红晕温热为度,每日或隔日 1 次,10 次为 1 个疗程,需要坚持长期多疗程治疗。

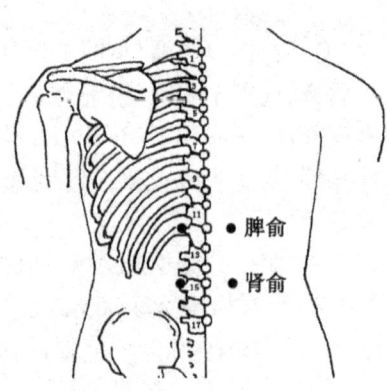

图 1-21-6

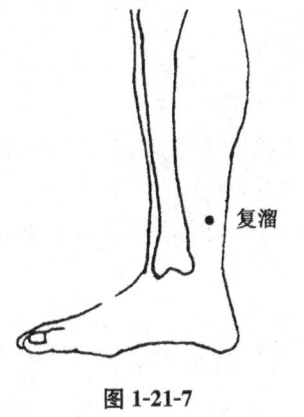

图 1-21-7

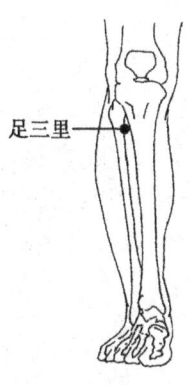

图 1-21-8

三、对症治疗

常伴有小便不利、胸闷恶心等症状,临床可以根据伴随症状加用以下方法。

(一)小便不利

(1)选穴　膀胱俞　中极(见图 1-21-9、图 1-21-10)

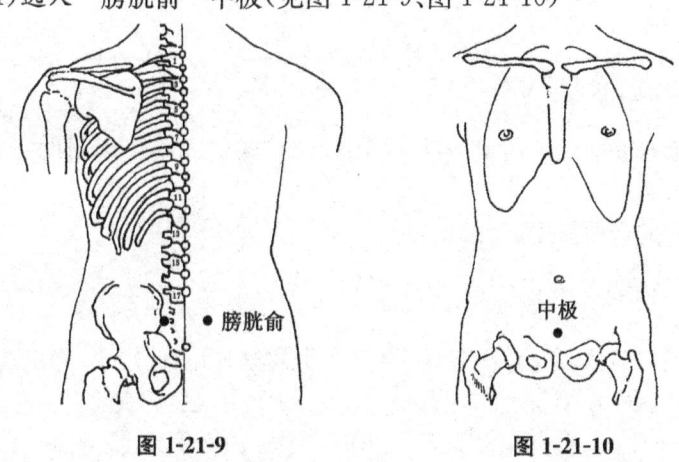

图 1-21-9　　　　　　图 1-21-10

(2)定位　膀胱俞:在骶部,骶正中嵴旁 1.5 寸,平第二骶孔。

中极:在腹部,前正中线上,脐下 4 寸。

(3)灸法　艾条温和灸,每穴 15 分钟,以局部红晕温热为度,每日 1 次。

(二)胸闷恶心

(1)选穴　内关　中脘(见图 1-21-11、图 1-21-12)

(2)定位　内关:在前臂内侧,腕横纹上 2 寸,两骨之间凹陷处。

中脘:在腹部,前正中线上,脐上 4 寸处。

(3)灸法　艾条温和灸,每穴 15 分钟,以局部红晕温热为度,每日 1 次。

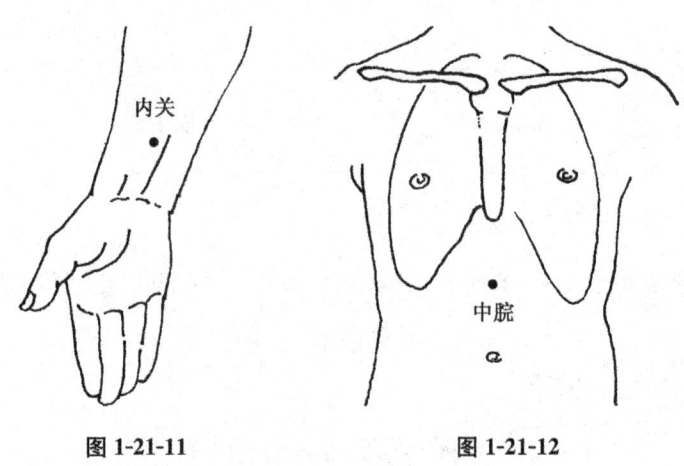

图 1-21-11　　　　　图 1-21-12

四、注意事项

- 施灸期间配合适量运动,采用穴位按摩的方法可以帮助机体水液代谢。
- 应配合内服中药,效果更好。

五、病例

梅某,男,成年。患病日久,全身及阴囊浮肿,小便短小,轻度腹水,咳喘,头痛失眠,左半身麻木,肝区疼痛及压痛,身柱穴压痛(+),左右膏肓穴压痛(++)。重灸左右膏肓 1 小时,灸第 3 次时,觉脐下热气团上升,小便增多,浮肿及各证均减轻,4~6 次后,气流已达两肩,10 次后热流上至头顶,16 次后当脐下热气团一出现热感即上下奔腾,全身温暖,腹中作响,不断排气,各种症状进一步减轻,体质增强。又续灸 10 次以巩固疗效。

第二章 外科骨伤疾病

第一节 颈椎病

颈椎病又称颈椎综合征,是由于颈部长期劳损,颈椎及其周围软组织发生病理改变或骨质增生等,导致颈神经根、颈部脊髓、椎动脉及交感神经受到压迫或刺激而引起的一组复杂的症候群。多因风寒、外伤、劳损等因素造成,一般出现颈僵,活动受限,一侧或两侧颈、肩、臂出现放射性疼痛,头痛头晕,肩、臂、指麻木,胸闷心悸等症状。根据临床症状偏盛轻重不同分为寒湿阻络、血瘀阻络两型。

一、寒湿阻络

(一)症状

头痛、后枕部疼痛,颈项强硬,转侧不利,一侧或两侧肩背与手指麻木酸痛,或头痛牵涉至上背痛,颈肩部畏寒喜热,颈椎旁有时可以触及肿胀结节,舌淡,苔白,脉弦紧。

(二)治法

1. 方法一
(1)选穴 风池 大椎 风门 肩中俞(见图2-1-1、图2-1-2)
(2)定位 风池:在项部,枕骨下缘,胸锁乳突肌与斜方肌之间的凹陷处。

大椎:后正中线上,第七颈椎棘突(即低头时颈背最突起的骨头)下凹陷中。

风门:第二胸椎棘突下,两侧旁开1.5寸。

肩中俞:后正中线上,第七颈椎棘突(大椎穴)下凹陷中,两侧旁开2寸。

(3)灸法 艾条温和灸,每穴15分钟,灸至穴位红晕温热为度,每日

1次,灸后配合颈部按摩,10次为1个疗程,平时可以保健施灸以放松颈部肌肉,改善血液循环。

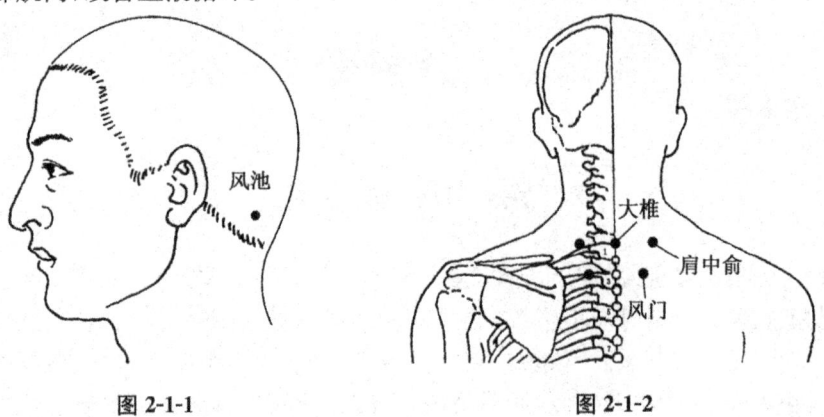

图 2-1-1　　　　　　　　　　　图 2-1-2

2. 方法二

(1) 选穴　阿是穴　风池　关元　肺俞(见图 2-1-1、图 2-1-3、图 2-1-4)

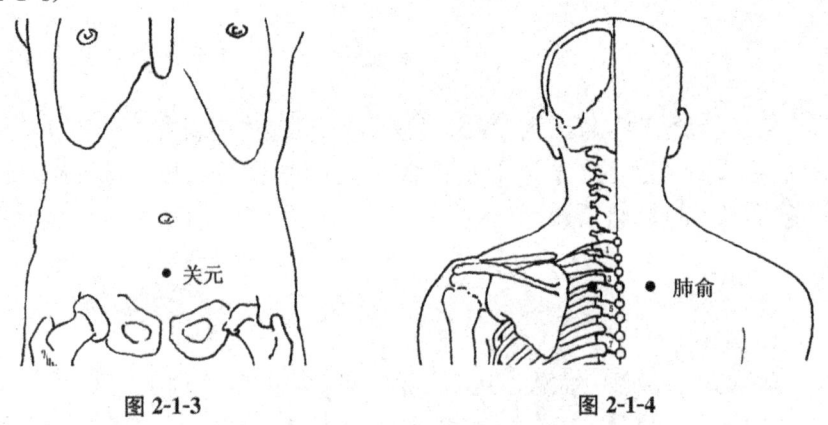

图 2-1-3　　　　　　　　　　　图 2-1-4

(2) 定位　阿是穴:颈部疼痛僵硬处。

　　　　　风池:在项部,枕骨下缘,胸锁乳突肌与斜方肌之间的凹陷处。

　　　　　关元:在腹部,前正中线上,脐下3寸。

　　　　　肺俞:在背部,第三胸椎棘突下,两侧旁开1.5寸。

(3) 灸法　艾条雀啄灸,每穴10～15分钟,灸至穴位红晕温热为度,每日1次,10次为1个疗程,平时可以不拘时间保健施灸。

二、血瘀阻络

(一)症状

头昏,眩晕,倦怠乏力,颈部酸痛,或双肩疼痛,视物模糊,食欲不振,面色无华,或伴有胸闷心悸,舌暗,可见瘀点,苔白,脉弦涩。

(二)治法

(1)选穴　阿是穴　百会　风池　肩中俞　膈俞(见图 2-1-1、图 2-1-5、图 2-1-6)

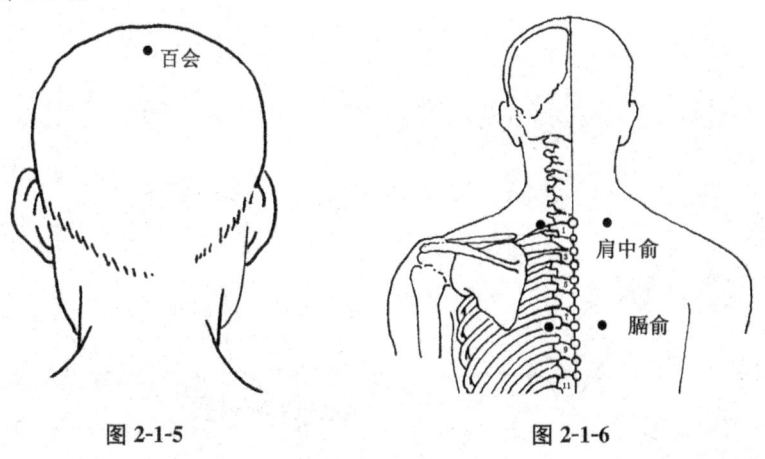

图 2-1-5　　　　　　　　图 2-1-6

(2)定位　阿是穴:颈部疼痛僵硬处。

百会:在头顶部,正中线上,两耳尖连线中点,或前发际正中直上 5 寸。

风池:在项部,枕骨下缘,胸锁乳突肌与斜方肌之间的凹陷处。

肩中俞:后正中线上,第七颈椎棘突(即低头时颈背最突起的骨头)下凹陷中,两侧旁开 2 寸。

膈俞:在背部,第七胸椎棘突下,两侧旁开 1.5 寸。

(3)灸法　艾条温和灸或用艾条雀啄灸,每穴 15 分钟,灸至局部红晕温热为度,每日 1 次,10 次为 1 个疗程,平时可间隔数天保健施灸。

三、对症治疗

颈椎病常伴有眩晕、上肢麻木等症状,临床可以根据伴随症状加用以下方法。

(一)眩晕

(1)选穴　翳风(见图 2-1-7)

(2)定位　翳风:耳垂根部后方,两骨之间凹陷处。

(3)灸法　艾条温和灸,每穴 15 分钟,以穴位温热红晕为度,每日 1 次。

(二)上肢麻木

(1)选穴　肩井(见图 2-1-8)

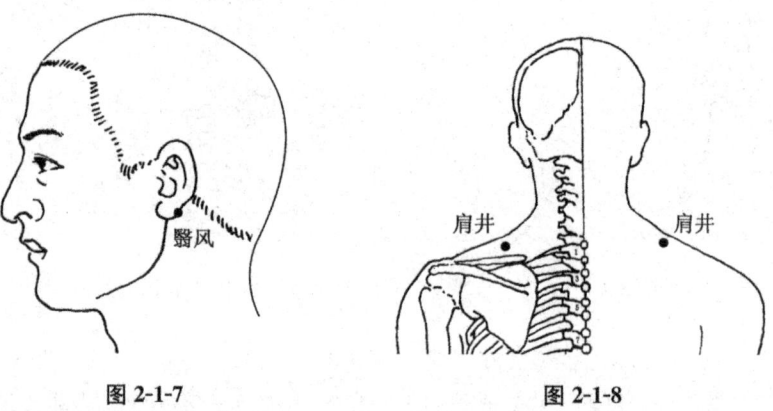

图 2-1-7　　　　　　　　　图 2-1-8

(2)定位　肩井:大椎穴(即低头时颈背最突起的骨头下凹陷处)与肩峰连线中点。

(3)灸法　艾条温和灸,每穴 15 分钟,以穴位温热红晕为度,每日 1 次。

四、注意事项

- 平时注意保护颈部,避免长时间连续工作,每工作 1 小时休息 10 分钟,或者做颈部保健操、按摩以放松颈部肌肉。
- 可配合中药外敷或热敷颈部,以刺激局部血液循环,放松颈部。

五、病例

袁某,女 61 岁。主诉:右颈肩部疼痛 1 月余。颈椎张口正侧位双斜位 X 线片显示:C4 颈椎滑脱。片中患椎向后滑脱约 2 毫米,同时椎间隙变窄,环齿关节间隙不均匀,左侧比右侧窄 2 毫米。曾做过针灸、推拿、牵引治疗等,治疗后疼痛减轻。但近日疼痛复发,遂来诊,检查:其颈椎滑脱已复位,但颈部肌肉僵硬,活动受限,第 4 颈椎横突处有压痛。遂予针灸治疗,取阿是穴、风池、肩中俞、肩井、肺俞,治疗 1 次后颈项疼痛、僵硬大为减轻,治疗 1 周后,症状消失,嘱其平时颈部劳累时灸阿是穴、风池、肩井等穴。

第二节 落 枕

落枕是因睡眠姿势不当或睡时受风寒侵袭造成颈部经络阻滞、气血失畅、筋脉拘紧而强痛的一种肌肉痉挛疾病。

临床表现为急性颈部肌肉痉挛、强直、酸胀、疼痛,头颈转动障碍,严重者疼痛牵引至患侧背部及上肢。轻者可自行痊愈,重者能迁延数周。可因劳累过度、睡眠时头颈部位置不当、枕头高低软硬不适,使颈部肌肉长时间处于过度伸展或紧张状态,引起颈部肌肉静力性损伤或痉挛,也可因风寒湿邪侵袭,或因外力袭击,或因肩扛重物等导致。一般分为风寒阻络和气滞血瘀两型。根据临床症状治疗方法如下:

一、风寒阻络

(一)症状

偶晨起出现颈项、肩背部疼痛僵硬不适,可伴有向同侧上肢放射,俯仰转侧受限,尤以旋转后仰为甚,头歪向健侧,肌肉痉挛酸胀疼痛,局部压痛,可伴有恶寒、头晕,精神疲倦,口淡不渴,舌淡红,苔薄白,脉浮紧。

(二)治法

1. 方法一

(1)选穴 落枕穴 阿是穴 后溪 悬钟 大杼(见图 2-2-1、图 2-2-2、图 2-2-3)

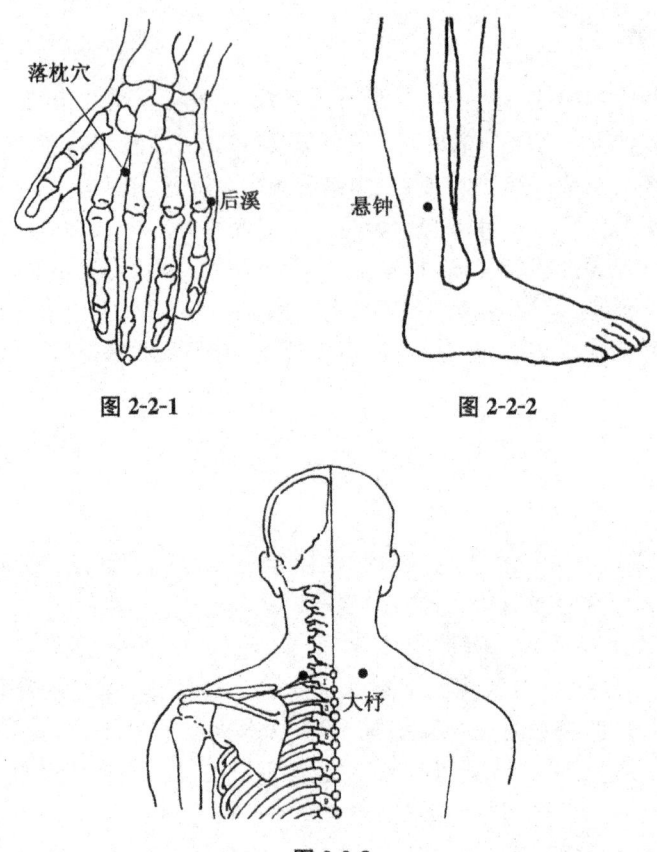

图 2-2-1　　　　　图 2-2-2

图 2-2-3

(2)定位　落枕穴：在手背部，食指与中指根部之间的凹陷处。

阿是穴：即疼痛处。

后溪：在于掌边缘，小指同侧，当握拳时于掌边缘隆起的火端处。

悬钟：外踝尖上3寸，腓骨后缘与肌腱之间凹陷处。

大杼：在背部，第一胸椎棘突下，旁开1.5寸。

(3)灸法　艾条雀啄灸，每穴15分钟以上，灸至局部红晕温热为度，每日1次，病愈即止。

2. 方法二

(1)选穴　阿是穴　风池　肩中俞　后溪(见图2-2-1、图2-2-4、图2-2-5)

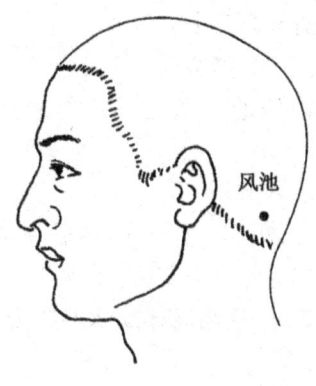

图 2-2-4

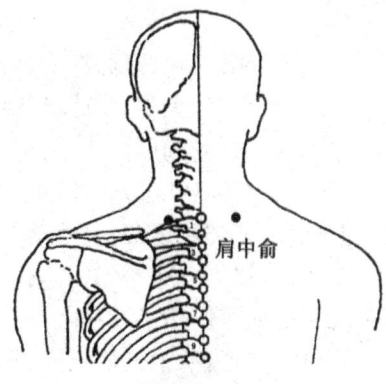

图 2-2-5

(2)定位　阿是穴：即疼痛处。

风池：在项部，枕骨下缘，胸锁乳突肌与斜方肌之间的凹陷处。

肩中俞：后正中线上，第七颈椎棘突（即低头时颈背最突起的骨头）下凹陷中，两侧旁开 2 寸。

后溪：在手掌边缘，小指同侧，握拳时手掌边缘隆起的尖端处。

(3)灸法　艾条回旋灸，每穴 10～15 分钟，灸至局部红晕温热为度，每日 1 次，诸证消失即止。

二、气滞血瘀

(一)症状

症状反复发作，颈项、肩背部疼痛僵硬不适部位固定，转动不利，肌肉痉挛酸胀，多在劳累、睡眠姿势不当后发作，舌暗，可见瘀点，苔白，脉弦涩。

(二)治法

(1)选穴　阿是穴　肩中俞　膈俞　血海　气海（见图 2-2-6、图 2-2-7、图 2-2-8）

(2)定位　阿是穴：即疼痛处。

肩中俞：后正中线上，第七颈椎棘突（即低头时颈背最突起的骨头)下凹陷中,两侧旁开2寸。

膈俞:在背部,第七胸椎棘突下,两侧旁开1.5寸。

血海:大腿内侧,距膝盖骨内侧的上角约三指的肌肉隆起处。

气海:在腹部,前正中线上,脐下1.5寸。

(3) 灸法　艾炷隔姜灸,将生姜切成2毫米厚的生姜片,然后在生姜片上扎出10个以上分布均匀的小孔,上置如黄豆大小艾炷,点燃艾炷,待其将要燃尽皮肤有灼热感时移除,每穴5～7壮,灸至局部红晕温热为度,每日或隔日1次,症状消失后巩固1～2次。

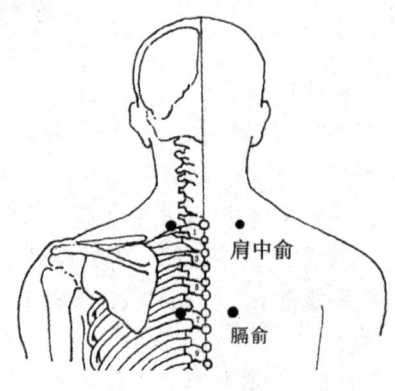

图 2-2-6

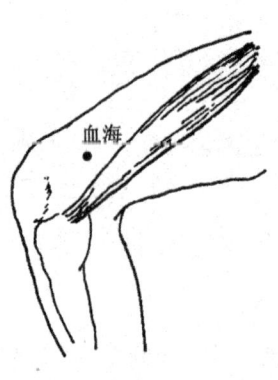

图 2-2-7

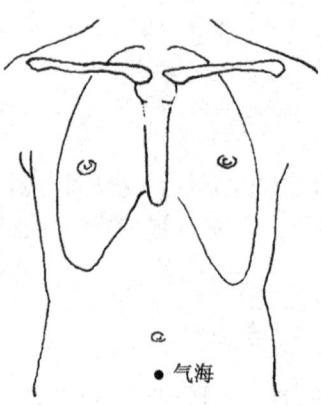

图 2-2-8

三、对症治疗

落枕常伴有恶寒头痛等症状,临床上加用以下方法。

(1)选穴　合谷　外关(见图 2-2-9、图 2-2-10)

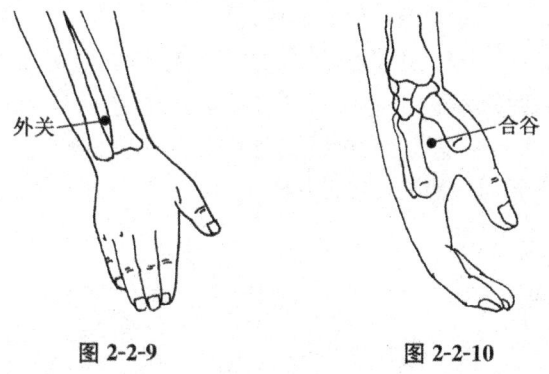

图 2-2-9　　　　　　　图 2-2-10

(2)定位　合谷:即通常所说的虎口,并拢拇指时肌肉隆起处。

外关:在前臂背侧,腕横纹上 2 寸,两骨之间凹陷处。

(3)灸法　艾条温和灸,每穴 15 分钟,以局部红晕温热为度,每日 1 次。

四、注意事项

- 治疗期间注意疼痛部位保暖,避风寒,调整好睡眠姿势以防加剧疼痛。
- 可用热水袋或热毛巾热敷患处,缓解疼痛。
- 可配合局部按摩,改善局部循环。

五、病例

袁某,男,36 岁,1979 年 8 月 9 日初诊。主诉:颈项偏右侧疼痛 2 日。病史:昨晨起床时,发现头不能向左右旋转,第七颈椎至第三胸椎偏向右侧的肌肉酸痛,伴有全身不适。服用止痛片疼痛不减,而来针灸治疗。检查:大椎、身柱、肩外俞压痛明显。头不能向左侧转动,右肩胛骨内缘轻度浮肿,颈椎、胸椎端正,未见塌陷、外突或向左右倾斜,苔白,脉弦数。辨证:落枕。治则:舒筋活络,通经脉,止痛。选穴:阿是穴(大椎、身柱、肩外俞)、左肩井、肩中俞、悬钟。灸法:取俯卧位,先用艾条灸大椎穴 20 分钟,再取右侧卧位,灸左侧悬钟、肩井穴各 20 分钟,头颈左右旋转自如同前。

第三节　肩周炎

肩周炎又称肩关节周围炎,是肩关节周围软组织(关节囊、韧带等)的一种退行性炎性疾病。本病多发于 50 岁左右的中年人,故又称"五十肩"。早期以肩部疼痛为主,夜间加重,并伴有凉、僵硬的感觉;后期病变组织会有粘连,且会并发功能障碍。一般分为风寒阻络和气血瘀滞两型。

一、风寒阻络

(一)症状

肩部疼痛,痛牵肩背、颈项,关节活动轻度受限,恶风畏寒,复感风寒则疼痛加剧,得温则痛减,或伴有头晕、耳鸣,舌淡红,苔薄白,脉浮紧。

(二)治法

(1)选穴　肩髃　肩贞　臂臑　外关　中渚(见图 2-3-1、图 2-3-2、图 2-3-3、图 2-3-4)

(2)定位　肩髃:在肩部,两侧肩峰端下 1 寸,举上臂时肌肉凹陷处。
　　　　　肩贞:在肩部,位于肩关节后下方,上臂内收时,腋后纹头上 1 寸。
　　　　　臂臑:在臂外侧,垂臂曲肘时,三角肌止点处。
　　　　　外关:在前臂背侧,腕横纹上 2 寸,两骨之间凹陷处。
　　　　　中渚:在手背部,小指与无名指指根间下 2 厘米手背凹陷处。

(3)灸法　艾炷隔姜灸,用黄豆大小艾炷,每穴 9 壮,灸至局部红晕温热为度,每日或隔日 1 次,10 次为 1 个疗程,应长期施灸直至症状控制后可以不拘时保健灸。

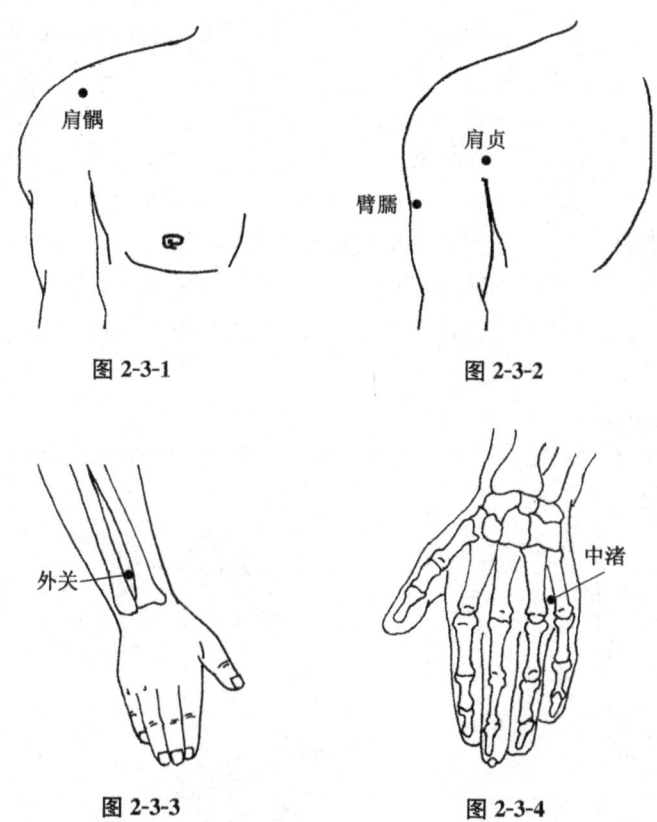

图 2-3-1　　　　　图 2-3-2

图 2-3-3　　　　　图 2-3-4

二、气血瘀滞

（一）症状

肩部疼痛,痛势较剧烈,痛如针刺,痛处固定不移,以夜间为重,肩关节活动受限较明显,局部肿胀、青紫,舌暗,可见瘀点,苔白,脉弦涩。

（二）治法

1. 方法一

(1)选穴　肩髃　肩贞　臂臑　手三里　外关(见图 2-3-1、图 2-3-2、图2-3-3、图 2-3-5)

(2)定位　肩髃:在肩部,举上臂外展或向前平伸时,肩峰前下方肌肉凹陷处。

　　　　肩贞：在肩部，位于肩关节后下方，上臂内收时，腋后纹头
　　　　　　上1寸。
　　　　臑臑：在臂外侧，垂臂曲肘时，三角肌止点处。
　　　　手三里：在前臂，屈肘时，肘横纹下2寸肌肉之间凹陷处。
　　　　外关：在前臂背侧，腕横纹上2寸，两骨之间凹陷处。
　　（3）灸法　艾炷隔姜灸，半截橄榄大小艾炷，每穴9壮，每日或隔日1次，10次为1个疗程，坚持施灸直至症状消失后可以不拘时保健灸。或用艾条温和灸，每穴15分钟，灸至局部红晕温热为度，每日1次，10次为1个疗程。

　　2. 方法二
　　（1）选穴　膈俞　外关　肩髃　肩贞　肩井（见图2-3-1、图2-3-3、图2-3-6、图2-3-7）

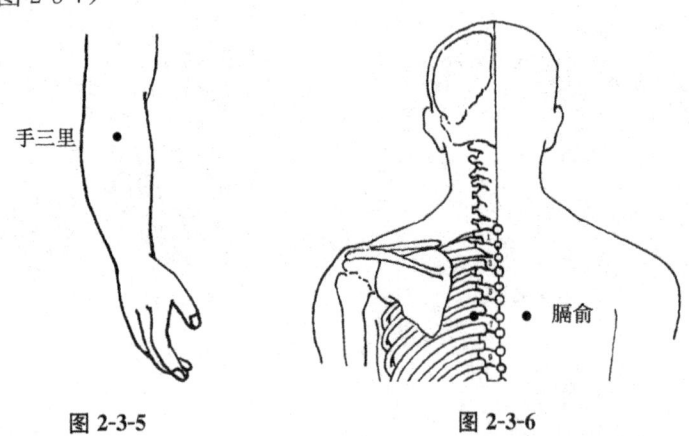

图 2-3-5　　　　　　　　图 2-3-6

　　（2）定位　膈俞：在背部，第七胸椎棘突下，两侧旁开1.5寸。
　　　　外关：在前臂背侧，腕横纹上2寸，两骨之间凹陷处。
　　　　肩髃：在肩部，举上臂外展或向前平伸时，肩峰前下方肌肉
　　　　　　凹陷处。
　　　　肩贞：在肩部，位于肩关节后下方，上臂内收时，腋后纹头
　　　　　　上1寸。
　　　　肩井：大椎穴（即低头时颈背最突起的骨头下凹陷处）与肩
　　　　　　峰连线中点。
　　（3）灸法　艾条温和灸，每穴15分钟，灸至局部红晕温热为度，每日1次，10次为1个疗程，坚持施灸直至症状消失后可以不拘时保健灸。

三、对症治疗

肩周炎常伴有恶风寒等症状,临床可以根据伴随症状加用以下方法。

(1)选穴　大椎　风门(见图2-3-8)

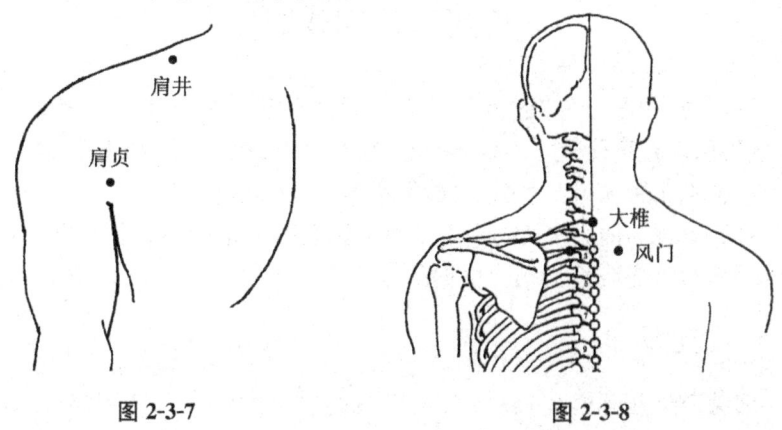

图 2-3-7　　　　　　　　　图 2-3-8

(2)定位　大椎:后正中线上,第七颈椎棘突(即低头时颈背最突起的骨头)下凹陷中。

风门:在背部,第二胸椎棘突下,两侧旁开1.5寸。

(3)灸法　艾条温和灸,每穴15分钟,灸至局部红晕温热为度,每日1次,症状消失即止。

四、注意事项

- 治疗期间注意保暖,尤其是患肢的保暖,避免风寒湿内侵。
- 疼痛不明显时可进行适量运动,进行功能锻炼,促进局部血液循环,加快炎症物质的代谢。
- 配合热敷或中药外敷,可活血通络,驱寒除湿。

五、病例

贾某,女,53岁,工人。4个月前右肩开始发凉、酸痛,后逐渐加重,尤其晚上疼痛更甚,影响睡眠,活动受限,不能梳头、穿衣,曾做按摩治疗20余次,理疗10余次,强的松龙封闭6次,疗效不明显,纳差,舌红苔白腻,脉沉。诊断为肩周炎。治法:将艾绒与中药粉装在温灸器内点燃后,固定在肩部压痛点明显的穴位上施灸,垫纱布数十层,避免温灸器过热烫伤皮肤。

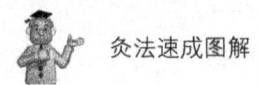

取穴肩贞、臑俞、肩髃、肩井、臂臑,每次选3～4个穴位,每次灸30分钟,10次为1个疗程。经5次灸治,疼痛明显减轻,2个疗程后痛止,活动自如。

第四节 网球肘

网球肘,中医称为"肘劳",多因长时间反复地屈伸腕关节和前臂旋前、旋后活动过度所致。本病多见于网球、乒乓球运动员和钳工、木工、泥水工等特殊工种人员。现代医学称为肱骨外上髁炎。

临床表现为肘关节外侧肿胀疼痛,手臂无力,前臂与腕关节做屈伸或旋转动作时疼痛明显加剧。根据临床症状治疗如下。

一、症状

肘关节外侧部疼痛,旋转肘关节或腕关节时疼痛尤其明显,手臂无力,可伴有红肿、发热、恶寒等。

二、治法

1. 方法一

(1)选穴 阿是穴 肘髎 手三里(见图2-4-1)

(2)定位 阿是穴:即肘关节疼痛最明显处。

　　　　　肘髎:在臂外侧,屈肘时,肘横纹头向外上方1.5寸,肱骨边缘处。

　　　　　手三里:在前臂,屈肘时,肘横纹下2寸肌肉之间凹陷处。

(3)灸法 艾条实按灸,每穴6～8次,灸至局部红晕灼热为度,每日1次,10次为1个疗程,可配合局部按摩以及清热活血药外敷。

2. 方法二

(1)选穴 阿是穴 曲池 手三里(见图2-4-2)

(2)定位 阿是穴:即肘关节疼痛最明显处。

　　　　　曲池:屈肘,肘的横纹外侧端(拇指一侧)凹陷中。

　　　　　手三里:在前臂,屈肘时,肘横纹下2寸肌肉之间凹陷处。

(3)灸法 艾炷隔姜灸,用黄豆大艾炷,每穴5～7壮,灸至局部红晕灼热为度,每日或隔日1次,10次为1个疗程,可配合局部按摩以及清热活血药外敷。

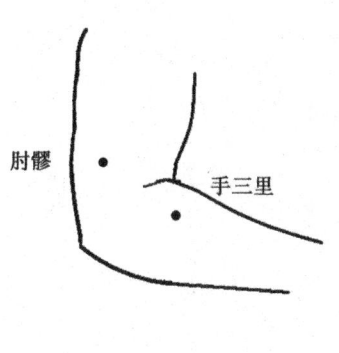

图 2-4-1　　　　　　　　图 2-4-2

3. 方法三

(1)选穴　阿是穴　尺泽　合谷(见图 2-4-3、图 2-4-4)

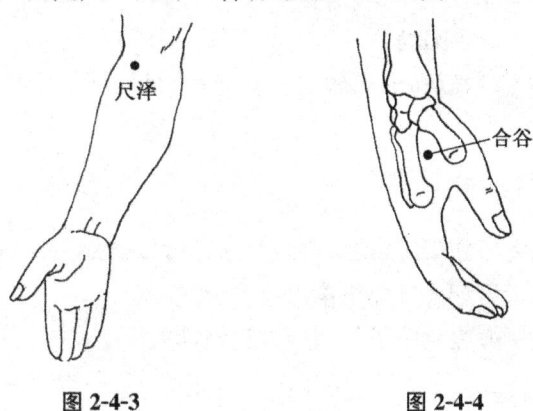

图 2-4-3　　　　　　　　图 2-4-4

(2)定位　阿是穴:即肘关节疼痛最明显处。

尺泽:肘横纹中,肱二头肌腱桡侧缘。

合谷:即通常所说的虎口,并拢拇指时肌肉隆起处。

(3)灸法　艾条雀啄灸,每穴 6～8 分钟,灸至局部红晕灼热为度,每日 1 次,10 次为 1 个疗程,可配合局部按摩以及清热活血药外敷。

三、对症治疗

网球肘常伴有恶寒症状,临床可以加用以下方法。

(1)选穴　风门　风池(见图 2-4-5、图 2-4-6)

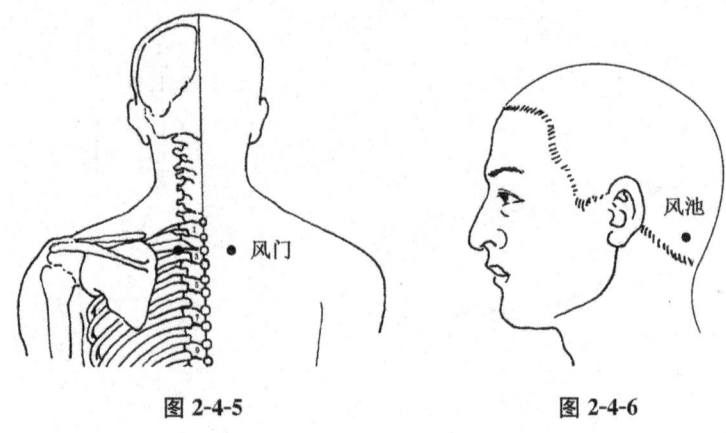

图 2-4-5　　　　　　　　图 2-4-6

(2) 定位　风门：在背部，第二胸椎棘突下，旁开 1.5 寸。

　　　　　风池：在项部，枕骨下缘，胸锁乳突肌与斜方肌之间的凹陷处。

(3) 灸法　艾条温和灸，每穴 15 分钟，灸至局部红晕灼热为度，每日 1 次。

四、注意事项

- 施灸期间患处保暖，避免接触冷水及过度运动。
- 有条件者可配合针灸推拿治疗，促进恢复。
- 避免食用海腥发物及刺激性、煎炸食物。

五、病例

沈某，男，42 岁，肘尖部疼痛，手臂活动受限 3 个月前来就诊，罗氏雷火钎（艾条的一种）点燃，在肘尖压痛点、肘髎、手三里处实按灸，每穴 6 次，治疗 2 个月后痊愈。

第五节　扭　伤

扭伤是局部肌肉、韧带、筋膜等软组织因外力作用突然受到过度牵拉、撞击而造成的急性撕裂损伤，常发生于关节及周围软组织，当肢体体位不当时用力，或长期从事高强度劳动或运动时更易发生。

临床表现为扭伤部位肿胀疼痛，有压痛，关节屈伸不利，活动受限。

根据临床表现具体治疗方法如下:

一、症状

一般有急性扭挫伤史,局部肿胀疼痛,按压有疼痛,关节屈伸不利,活动受限。可因外感风寒而反复发作,严重者舌质可见颜色紫暗。

二、治法(所有灸法须在损伤12小时以后方可使用)

(一)颈部

(1)选穴　肩中俞　风池　后溪　阿是穴(见图2-5-1、图2-5-2、图2-5-3)

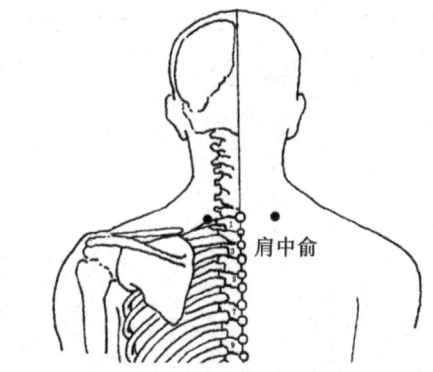

图 2-5-1

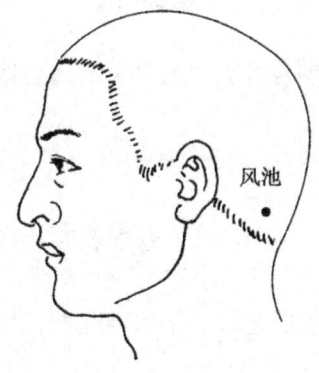

图 2-5-2

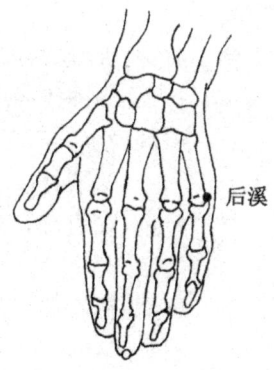

图 2-5-3

(2) 定位　肩中俞：后正中线上，第七颈椎棘突（即低头时颈背最突起的骨头）下凹陷中，两侧旁开2寸。

风池：在项部，枕骨下缘，胸锁乳突肌与斜方肌之间的凹陷处。

后溪：在手掌边缘，小指同侧，当握拳时手掌边缘隆起的尖端处。

阿是穴：即疼痛处。

(3) 灸法　艾条温和灸，每穴15分钟，以局部红晕灼热为度，每日1次，10次为1个疗程，灸至颈部痛疼消失活动自如即止。

(二) 肩部

(1) 选穴　肩井　肩髃　肩贞　肩髎　阿是穴（见图2-5-4、图2-5-5）

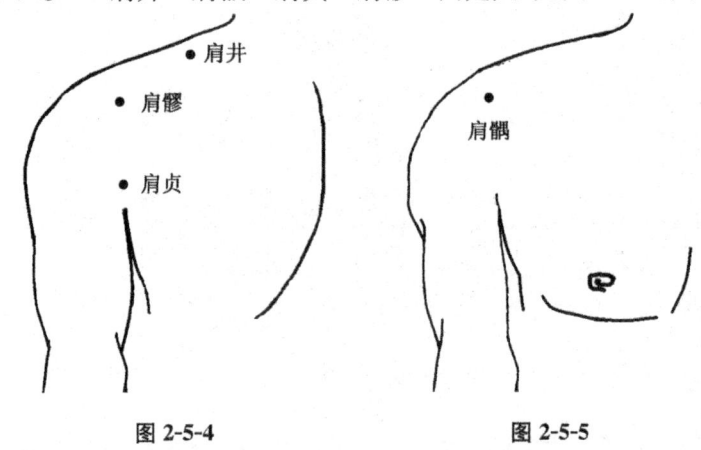

图 2-5-4　　　　　　图 2-5-5

(2) 定位　肩井：大椎穴（即低头时颈背最突起的骨头下凹陷处）与肩峰连线中点。

肩髃：在肩部，举上臂外展或向前平伸时，肩峰前下方肌肉凹陷处。

肩贞：在肩部，位于肩关节后下方，上臂内收时，腋后纹头上1寸。

肩髎：在肩部，肩关节外展时肩峰后下方凹陷处。

阿是穴：即疼痛处。

(3) 灸法　艾条温和灸，每穴15分钟，以局部红晕灼热为度，每日1次，10次为1个疗程，灸至肩部疼痛消失即止。

（三）肘部

(1) 选穴　肘髎　曲池　尺泽　阿是穴（见图 2-5-6、图 2-5-7）

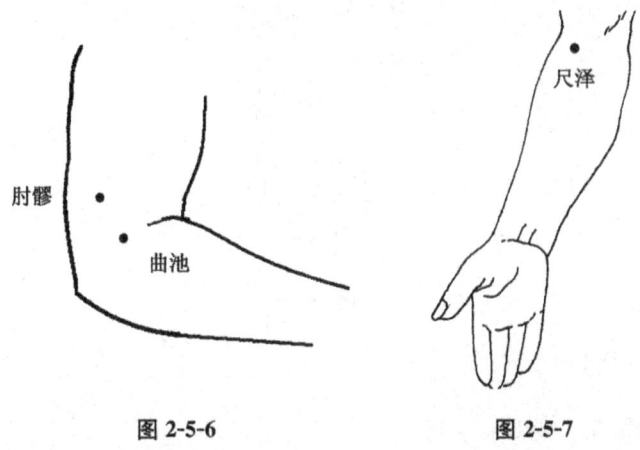

图 2-5-6　　　　　　　图 2-5-7

(2) 定位　肘髎：在臂外侧，屈肘时，肘横纹头向外上方 1.5 寸，肱骨边缘处。

曲池：屈肘，肘的横纹外侧端（拇指一侧）凹陷中。

尺泽：肘横纹中，肱二头肌腱桡侧缘。

阿是穴：即疼痛处。

(3) 灸法　艾条温和灸，每穴 15 分钟，以局部红晕灼热为度，每日 1 次，10 次为 1 个疗程，灸至肘部疼痛消失，活动恢复正常即可。

（四）腕部

(1) 选穴　阳池　养老　中渚　阿是穴（见图 2-5-8）

(2) 定位　阳池：在腕背横纹上，两骨之间凹陷处。

养老：在前臂背侧近腕关节处，有一突起的半圆形骨，其内侧缘凹陷处即是。

中渚：在手背部，小指与无名指指根间下 2 厘米手背凹陷处。

阿是穴：即疼痛处。

(3) 灸法　艾条温和灸，每穴 15 分钟，以局部红晕灼热为度，每日 1 次，10 次为 1 个疗程，灸至腕部无疼痛，活动恢复正常即可。

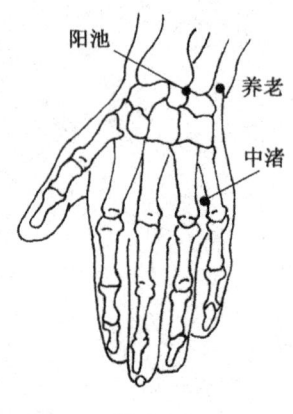

图 2-5-8

(五)指(趾)部

(1)选穴　阿是穴

(2)定位　阿是穴：即疼痛处。

(3)灸法　艾条温和灸，每穴 15 分钟，以局部红晕灼热为度，每日 1 次，10 次为 1 个疗程，灸至指(趾)关节活动恢复正常即止。

(六)腰部

(1)选穴　志室　腰阳关　委中　后溪　阿是穴(见图 2-5-3、图 2-5-9、图 2-5-10)

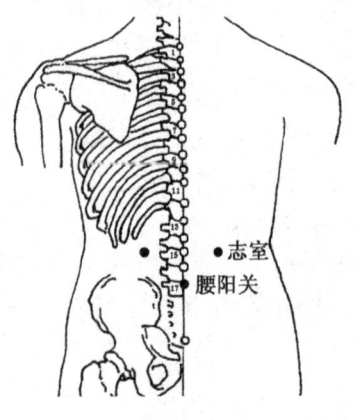

图 2-5-9

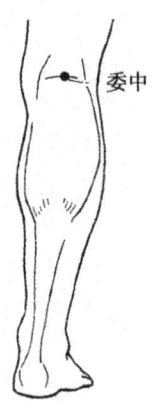

图 2-5-10

(2)定位　志室:在腰部,第二腰椎棘突下,旁开3寸。

腰阳关:在腰部,第四腰椎棘突下凹陷处。

委中:在腘窝横纹中点处。

后溪:在手掌边缘,小指同侧,当握拳时手掌边缘隆起的尖端处。

阿是穴:即疼痛处。

(3)灸法　艾条温和灸,每穴15分钟,以局部红晕灼热为度,每日1次,10次为1个疗程。

(七)髋部

(1)选穴　秩边　承扶　阿是穴(见图2-5-11、图2-5-12)

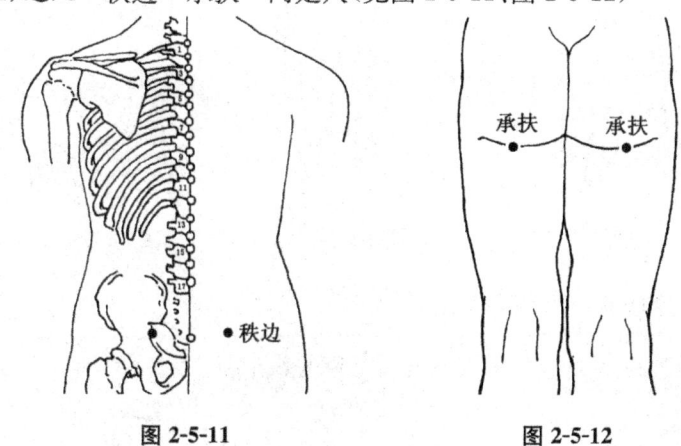

图2-5-11　　　　　　　图2-5-12

(2)定位　秩边:在臀部,与臀缝上端平行,沿骶骨(即与臀缝上端相连的骨)两侧边缘旁凹陷处。

承扶:在大腿后面,臀部下缘横纹的中点。

阿是穴:即疼痛处。

(3)灸法　艾条温和灸,每穴15分钟,以局部红晕灼热为度,每日1次,10次为1个疗程,灸至髋部痛疼消失,功能恢复即止。

(八)膝部

(1)选穴　鹤顶　阴陵泉　阳陵泉　阿是穴(见图2-5-13、图2-5-14、图2-5-15)

(2)定位　鹤顶:膝盖骨上缘中点处。

阴陵泉:在小腿内侧,胫骨内侧髁后下方凹陷处(从踝关节后方,沿骨的边缘向上推行至尽头处即是穴位)。

阳陵泉:位于人体膝盖的斜下方,小腿外侧之腓骨小头稍前凹陷中。

阿是穴:即患处。

(3)灸法 艾条温和灸,每穴 15 分钟,以局部红晕灼热为度,每日 1 次,10 次为 1 个疗程,灸至膝关节功能恢复即止。

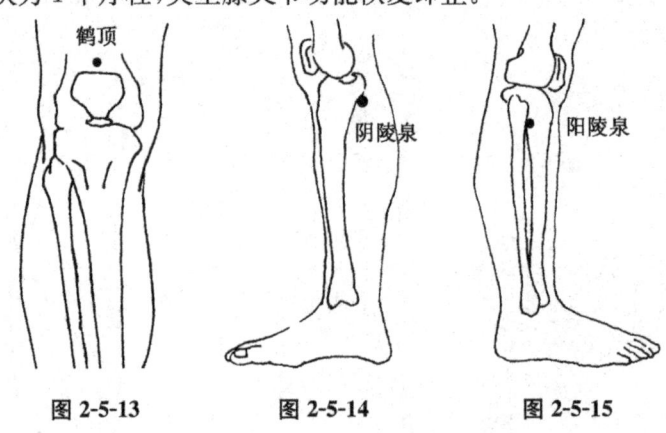

图 2-5-13　　　图 2-5-14　　　图 2-5-15

(九)踝部

(1)选穴 昆仑 解溪 丘墟 阿是穴(见图 2-5-16、图 2-5-17)

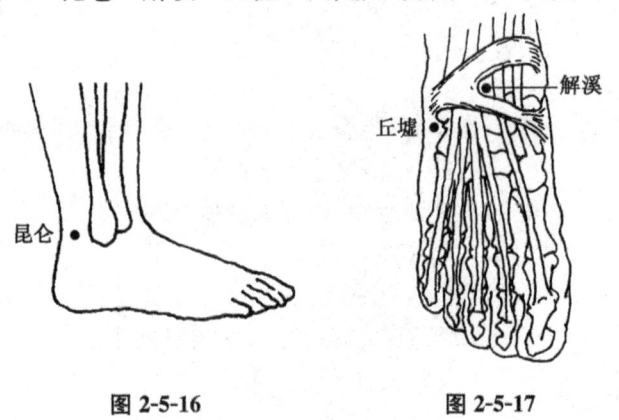

图 2-5-16　　　图 2-5-17

(2)定位 昆仑:踝关节外侧后方,与足跟腱之间的凹陷处。

解溪:在小腿与足背交界处的横纹中央凹陷处。

丘墟:在足外踝的前下方,趾长伸肌腱的外侧凹陷处。

阿是穴：即疼痛处。

（3）灸法　艾条温和灸，每穴 15 分钟，以局部红晕灼热为度，每日 1 次，10 次为 1 个疗程，灸至踝关节恢复正常，疼痛消失即止。

三、注意事项

· 若患者扭伤，应立即局部降温处理，如冰敷或用冷水冲敷患部，艾灸应在扭伤 12 小时以后使用，此时疗效最好，否则反而加重病情。

· 患者应在基本痊愈时积极进行功能锻炼或局部按摩，避免韧带愈合时粘连不当影响肢体功能。

· 扭伤时间较长，迁延不愈者应注意保暖，避免感受风寒湿邪。

· 扭伤严重或经久不愈者，可配合内服中药治疗。

四、病例

朱某，男，26 岁，学生。自述：于 1 日前因打篮球时脚踝扭伤，外踝处立即肿胀，疼痛剧烈，当时即用冰块外敷，疼痛肿胀稍微减轻，遂来就诊。经查：患者踝关节内外侧均有明显肿胀，以外踝较为严重，活动受限，患处压痛且有瘀血痕。诊断：踝关节扭伤。治疗：以局部围刺加艾灸局部 40 分钟，治疗结束，患者即感觉踝关节疼痛肿胀感明显减轻，活动幅度增大，遂嘱患者自购艾条自灸患处及周围穴位，每日 3 次，每次 30 分钟，1 周后复查，患处仍有少许疼痛，但功能活动基本恢复正常，此为韧带拉伤恢复期，为防止韧带粘连，要求其踝关节做伸拉锻炼并配合艾灸每日 20 分钟，经半月后患者再次复查，已痊愈。

第六节　慢性腰痛

慢性腰痛又称腰肌劳损，主要是指腰骶部肌肉、筋膜、韧带等软组织的慢性损伤而引起的慢性疼痛。临床表现为长期、反复发作的腰背疼痛，时轻时重；劳累负重后加剧，卧床休息后减轻；阴雨天加重，晴天减轻；腰腿活动无明显障碍，但部分患者伴有脊柱侧弯、腰肌痉挛、下肢有牵涉痛等症状。一般分为风寒湿困、肾气亏虚、气滞血瘀三型。

一、风寒湿困

(一)症状

腰冷痛伴有沉重感,侧转不利,虽经卧床休息,症状也不减轻,天气变化症状加重,腰部热敷后感到舒适,舌淡红,苔薄白或腻,脉弦滑或紧。

(二)治法

(1)选穴　腰阳关　关元　肾俞　志室　委中(见图 2-6-1、图 2-6-2、图 2-6-3)

(2)定位　腰阳关:在腰部,第四腰椎棘突下凹陷处。

关元:在腹部,前正中线上,脐下 3 寸。

肾俞:在背部,第二腰椎棘突下,两侧旁开 1.5 寸。

志室:在腰部,第二腰椎棘突下,旁开 3 寸。

委中:在腘窝横纹中点处。

(3)灸法　艾炷隔姜灸,用黄豆大艾炷,每穴 5～7 壮,灸至局部灼热红晕,每日或隔日 1 次,10 次为 1 个疗程,可根据自身情况安排疗程,亦可在天气变化时保健灸。

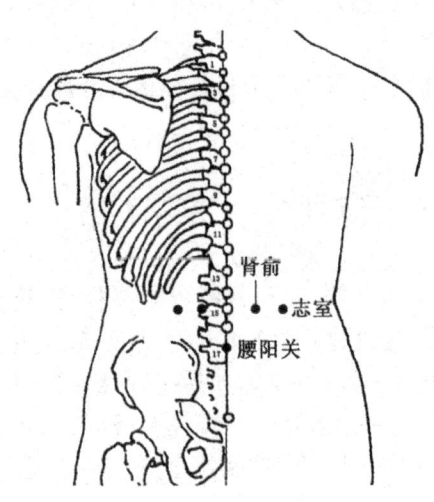

图 2-6-1

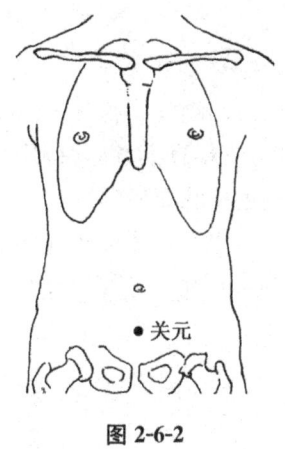

图 2-6-2

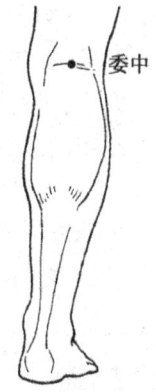

图 2-6-3

二、肾气亏虚

(一)症状

腰痛酸软无力,朝轻暮重,劳累加重,休息缓解,腰部捶、按后感觉舒适,可伴有耳鸣,头发早脱,五心烦热,肢体乏力,舌红,苔少,脉细弱或数。

(二)治法

(1)选穴　肾俞　命门　关元　太溪　然谷(见图 2-6-2、图 2-6-4、图 2-6-5)

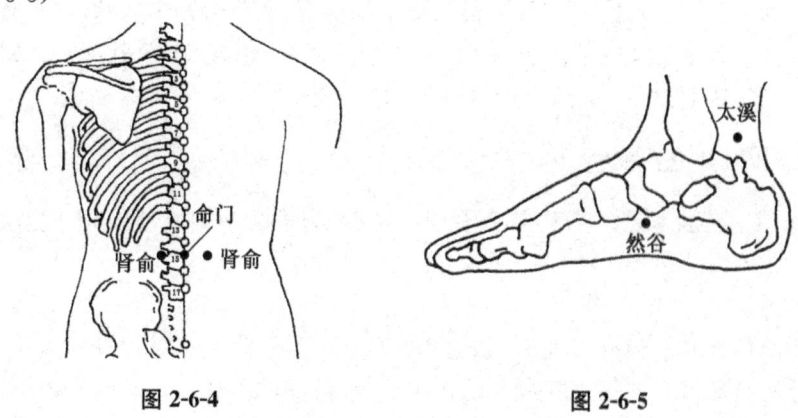

图 2-6-4　　　　　　　　　图 2-6-5

(2)定位　肾俞:在背部,第二腰椎棘突下,两侧旁开1.5寸。

命门:在腰部,后正中线上第二腰椎棘突(隆起的骨)下凹陷处。

关元：在腹部，前正中线上，脐下3寸。

太溪：足内侧，内踝后方，内踝尖与跟腱的凹陷处。

然谷：在足内侧缘，足舟骨粗隆下方赤白肉际处（即足背深色皮肤与足底浅色皮肤交界处）。

(3) 灸法　艾炷无瘢痕灸，用黄豆大艾炷，每穴10壮，每灸完1壮即按压所灸穴位1次，每日1次，10次为1个疗程，灸至腰痛好转为止，平时可保健灸。

三、气滞血瘀

(一) 症状

腰胀痛或刺痛，痛处固定不移，以夜间为甚，局部肿胀、青紫、怕按，俯仰转侧受限，多有外伤史，舌暗，可见瘀点，苔白，脉弦涩。

(二) 治法

(1) 选穴　阿是穴　腰阳关　膈俞　肾俞（见图2-6-6）

(2) 定位　阿是穴：即疼痛部位。

腰阳关：在腰部，第四腰椎棘突下凹陷处。

膈俞：在背部，第七胸椎棘突下，两侧旁开1.5寸。

肾俞：在背部，第二腰椎棘突下，两侧旁开1.5寸。

(3) 灸法　艾炷隔姜灸，用半截橄榄大艾炷，每穴5～7壮，每日或隔日1次，10次为1个疗程，灸至腰痛消失为止。

四、对症治疗

常伴有畏寒乏力、阳痿早泄等症状，临床可以根据伴随症状加用以下方法。

(一) 畏寒乏力

(1) 选穴　神阙　气海（见图2-6-7）

(2) 定位　神阙：在腹部，前正中线上，肚脐凹陷处。

气海：在腹部，前正中线上，脐下1.5寸。

(3) 灸法　艾条温和灸，每穴15分钟，以局部红晕灼热为度，每日1次。

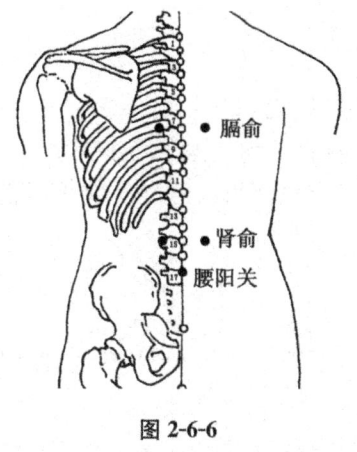

图 2-6-6

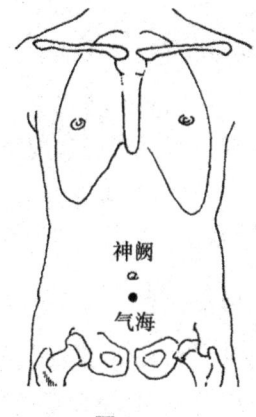

图 2-6-7

(二)阳痿早泄

(1)选穴　涌泉　三阴交　气海(见图 2-6-7、图 2-6-8、图 2-6-9)

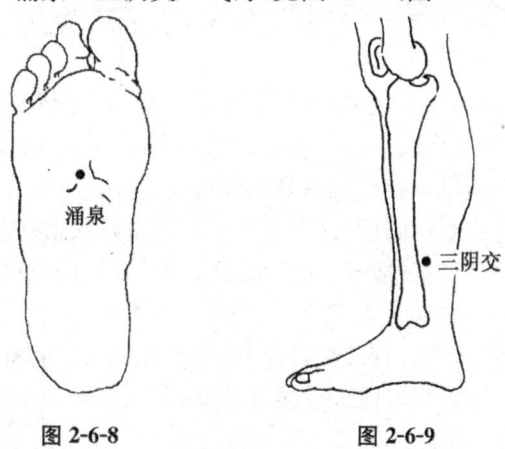

图 2-6-8　　　　　图 2-6-9

(2)定位　涌泉:在足底部,卷足时前部凹陷处,足底二、三趾趾缝纹头端与足跟连线的前 1/3 与后 2/3 交点上。

三阴交:小腿内侧,足内踝尖上 3 寸,胫骨内侧后方。

气海:在腹部,前正中线上,脐下 1.5 寸。

(3)灸法　艾条温和灸,每穴 15 分钟,以局部红晕灼热为度,每日 1 次。

五、注意事项

- 施灸期间保持充足睡眠,避免久坐、过度运动,禁房事。
- 平时可进行局部按摩和腰部伸展锻炼,防止腰部肌肉痉挛。
- 合理饮食,可配合食疗,多食补气血的食物,忌食酸辣等刺激性及煎炸食物。

六、病例

路某,男,55岁,商人。素有腰痛,近期发作较为频繁,且症状加剧,此次发作已1周,患部疼痛酸胀不适,阴雨天尤为明显,影响日常起居,以5厘米左右之艾条4段,装入自制的艾灸盒内,置于肾俞、志室穴位置处点燃熏灸,每日1次,每次灸约半小时。10次后症状消失,半年后随访,腰痛未再发。

第七节　风湿、类风湿性关节炎

风湿、类风湿性关节炎是一种以关节病变为主要特征的慢性、全身性、免疫系统异常的疾病。早期有游走性的关节疼痛、肿胀和功能障碍,晚期则出现关节僵硬、畸形、肌肉萎缩和功能丧失。本病多发于青壮年人群,女性多于男性,起病缓慢,前期有反复性的上呼吸道感染史,而后先有单个关节疼痛,然后发展成多个关节疼痛;病变常从四肢远端的小关节开始,且左右基本对称;病程大多迁延多年,在进程中有多次缓解和复发交替的特点,有时缓解期可持续很长时间。传统医学认为,本病属"痹证"范畴。一般分为风证、寒证、湿证及热证四型。

一、风证

(一)症状

肢体关节疼痛,游走不定,发病初期肢节亦红亦肿,屈伸不利,或恶风,或恶寒,舌红,苔白微厚,脉弦紧。

(二)治法

(1)选穴　阿是穴　风门　膈俞　阳陵泉(见图2-7-1、图2-7-2)

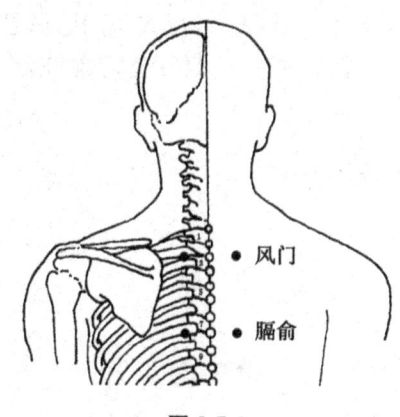

图 2-7-1

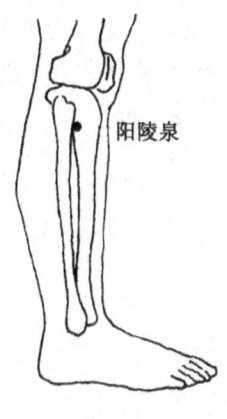

图 2-7-2

(2) 定位　阿是穴：即疼痛处。

　　　　　风门：在背部，第二胸椎棘突下，两侧旁开 1.5 寸。
　　　　　膈俞：在背部，第七胸椎棘突下，两侧旁开 1.5 寸。
　　　　　阳陵泉：位于人体膝盖的斜下方，小腿外侧之腓骨小头稍前凹陷中。

(3) 灸法　艾炷隔姜灸，用黄豆大小艾炷，每穴 5~7 壮，或用艾条回旋灸，每穴 7~10 分钟，灸至局部灼热红晕，每日或隔日 1 次，10 次为 1 个疗程，需要在天气变化之前施灸，尤其在天气转凉之前施灸。

二、寒证

(一) 症状

肢体关节紧痛不移，遇寒痛增，得热痛减，关节屈伸不利，局部皮色不红，触之不热，舌白腻，脉沉弦而紧。

(二) 治法

(1) 选穴　阿是穴　关元　肾俞　悬钟（见图 2-7-3、图 2-7-4、图 2-7-5）

(2) 定位　阿是穴：即疼痛处。

　　　　　关元：在腹部，前正中线上，脐下 3 寸。
　　　　　肾俞：在背部，第二腰椎棘突下，两侧旁开 1.5 寸。
　　　　　悬钟：外踝尖上 3 寸，腓骨后缘与肌腱之间凹陷处。

(3)灸法 艾炷无瘢痕灸,用半截橄榄大艾炷,每穴 10 壮,灸至局部灼热红晕,每日 1 次,10 次为 1 个疗程,需要在天气变化之前施灸,尤其在天气转凉之前施灸。

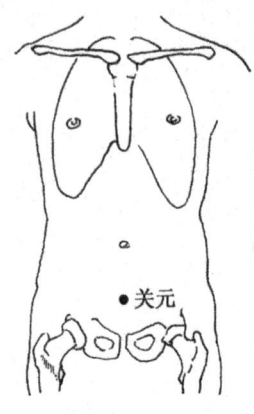

图 2-7-3

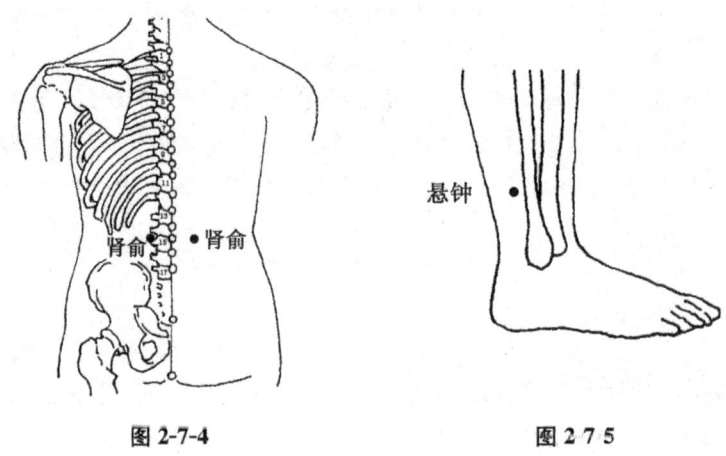

图 2-7-4　　　　　　　　图 2-7-5

三、湿证

(一)症状

肢体关节肿胀、疼痛,痛有定处,手足沉重,活动不便,肌肤麻木不仁,舌淡红,苔白厚而腻,脉弦滑。

（二）治法

(1) 选穴　阿是穴　阴陵泉　公孙　气海（见图 2-7-6、图 2-7-7、图 2-7-8）

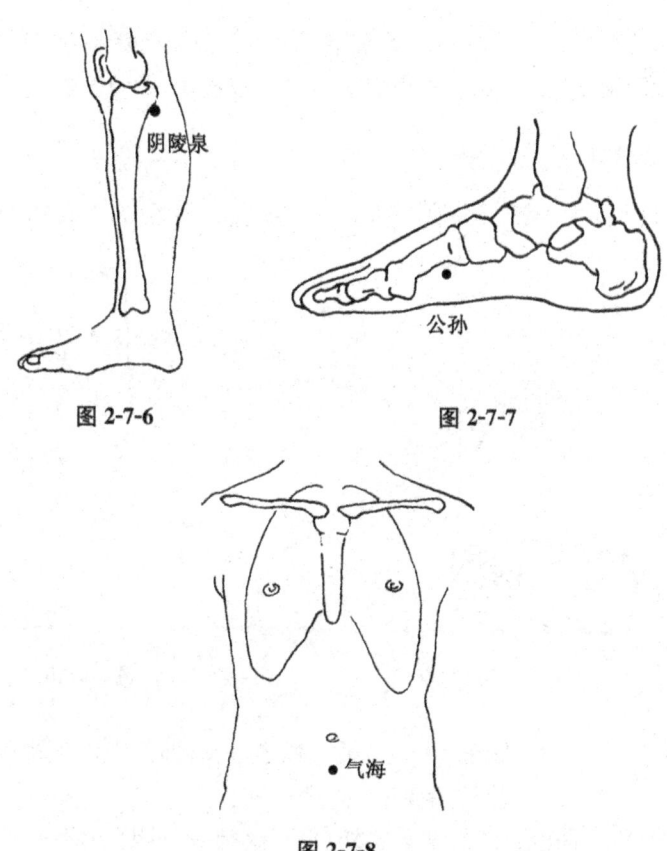

图 2-7-6　　　　　　　图 2-7-7

图 2-7-8

(2) 定位　阿是穴：即疼痛处。

　　　　　阴陵泉：在小腿内侧，胫骨内侧髁后下方凹陷处（从踝关节后方，沿骨的边缘向上推行至尽头处即是穴位）。

　　　　　公孙：在足内侧缘，第一跖骨（即足大趾后方与其相连的最长的一段骨头）基底前下方。

　　　　　气海：在腹部，前正中线上，脐下 1.5 寸。

(3) 灸法　艾炷隔姜灸，用黄豆大小艾炷，每穴 5～7 壮，每日或隔日 1 次，10 次为 1 个疗程，长期坚持施灸，疗程之间可休息 5～6 天。

四、热证

(一)症状

肢体关节红肿,灼热剧痛,关节痛不可触,得冷稍舒,多伴有发热、怕风、口渴、尿黄、烦闷不安等全身症状,舌红,苔黄燥,脉弦数。

(二)治法

(1)选穴　大椎　曲池　大杼　阳陵泉(见图2-7-2、图2-7-9、图2-7-10)

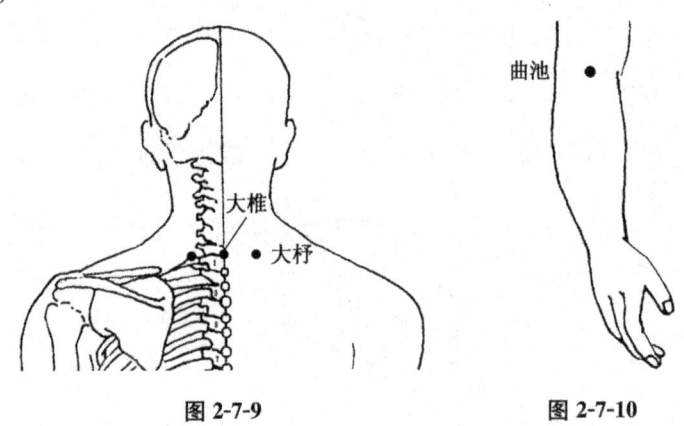

图2-7-9　　　　　　　　　　图2-7-10

(2)定位　大椎:后正中线上,第七颈椎棘突(即低头时颈背最突起的骨头)下凹陷中。

曲池:屈肘,肘的横纹外侧端(拇指一侧)凹陷中。

大杼:在背部,第一胸椎棘突下,旁开1.5寸。

阳陵泉:位于人体膝盖斜下方,小腿外侧之腓骨小头稍前凹陷中。

(3)灸法　艾条回旋灸或雀啄灸,每穴15分钟,以局部红晕灼热为度,每日1次,10次为1个疗程,疗程间隔3~5天。

五、对症治疗

风湿、类风湿性关节炎常发生于身体各个部位,临床可以根据部位不同加用以下方法。

(一)肩部

(1)选穴　肩髃　肩髎(见图 2-7-11、图 2-7-12)

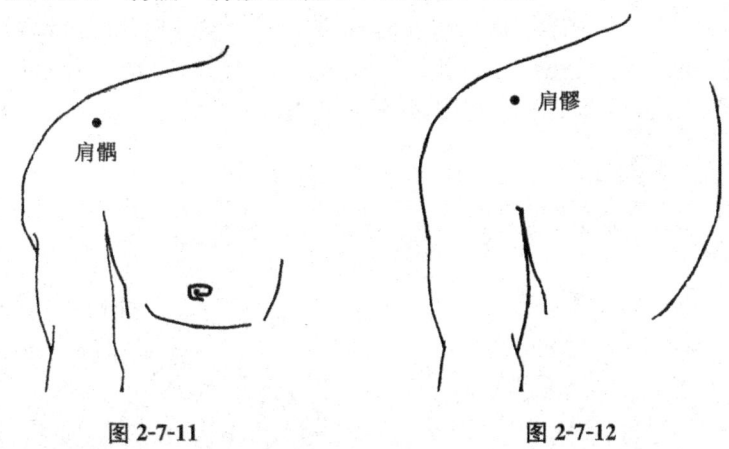

图 2-7-11　　　　　　图 2-7-12

(2)定位　肩髃：在肩部，上臂外展或向前平伸时，肩峰前下方肌肉凹陷处。

肩髎：在肩部，肩关节外展时肩峰后下方凹陷处。

(3)灸法　艾条回旋灸或雀啄灸，每穴 15 分钟，以局部红晕灼热为度，每日 1 次，10 次为 1 个疗程，疗程之间隔 3～5 天。

(二)肘部

(1)选穴　肘髎　尺泽　手三里(见图 2-7-13、图 2-7-14)

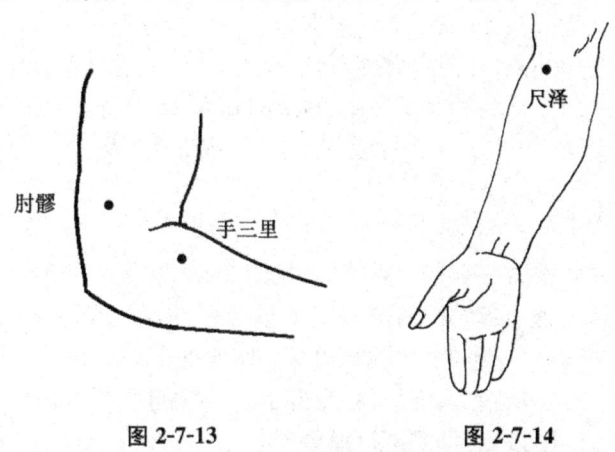

图 2-7-13　　　　　　图 2-7-14

(2)定位　肘髎：在臂外侧，屈肘时，肘横纹头向外上方 1.5 寸，肱骨边缘处。

尺泽：肘横纹中，肱二头肌腱桡侧缘。

手三里：在前臂，屈肘时，肘横纹下 2 寸肌肉之间凹陷处。

(3)灸法　艾条温和灸或回旋灸，每穴 15 分钟，以局部红晕灼热为度，每日 1 次，10 次为 1 个疗程，疗程之间隔 3～5 天。

(三)手部

(1)选穴　阳池　列缺　外关（见图 2-7-15、图 2-7-16）

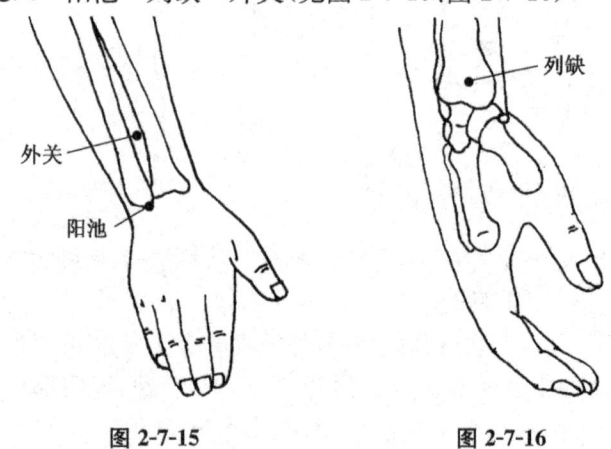

图 2-7-15　　　　　　图 2-7-16

(2)定位　阳池：在腕背横纹上，两骨之间凹陷处。

列缺：左右手虎口张开，垂直交叉，在上方的食指尖所触及的突起的骨端即是。

外关：在前臂背侧，腕横纹上 2 寸，两骨之间凹陷处。

(3)灸法　艾条温和灸或艾条雀啄灸，每穴 15 分钟，以局部红晕灼热为度，每日 1 次，10 次为 1 个疗程，疗程之间隔 3～5 天。

(四)髋部

(1)选穴　秩边　承扶　阿是穴（见图 2-7-17、图 2-7-18）

(2)定位　秩边：在臀部，与臀缝上端平行，沿骶骨（即与臀缝上端相连的骨）两侧边缘旁凹陷处。

承扶：在大腿后面，臀部下缘横纹的中点。

阿是穴：即髋部疼痛处。

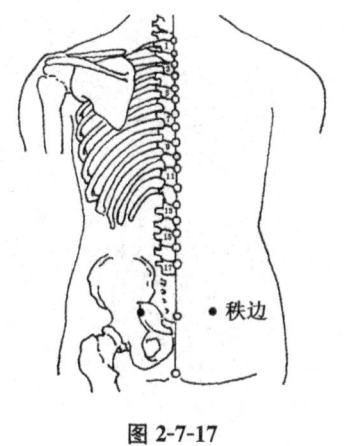
图 2-7-17

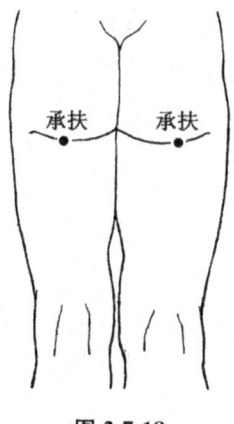
图 2-7-18

(3)灸法　艾条温和灸或雀啄灸,每穴 15 分钟,以局部红晕灼热为度,每日 1 次,10 次为 1 个疗程,疗程之间隔 3~5 天。

(五)膝部

(1)选穴　犊鼻　阳陵泉(见图 2-7-2、图 2-7-19)
(2)定位　犊鼻:在膝部,屈膝时,膝盖骨下缘,髌韧带外侧凹陷处。
　　　　　阳陵泉:位于人体膝盖斜下方,小腿外侧之腓骨小头稍前凹陷中。
(3)灸法　艾条温和灸或雀啄灸,每穴 15 分钟,以局部红晕灼热为度,每日 1 次,10 次为 1 个疗程,疗程之间隔 3~5 天。

(六)踝部

(1)选穴　申脉　照海　解溪(见图 2-7-20、图 2-7-21、图 2-7-22)
(2)定位　申脉:在踝部,外踝顶点下缘凹陷处。
　　　　　照海:在踝部,内踝顶点下缘凹陷处。
　　　　　解溪:在小腿与足背交界处的横纹中央凹陷处。
(3)灸法　艾条温和灸或雀啄灸,每穴 15 分钟,以局部红晕灼热为度,每日 1 次,10 次为 1 个疗程,疗程之间隔 3~5 天。

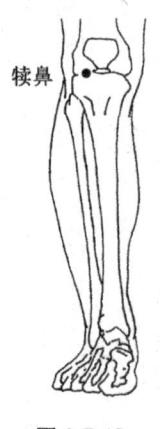

图 2-7-19　　　　　　图 2-7-20

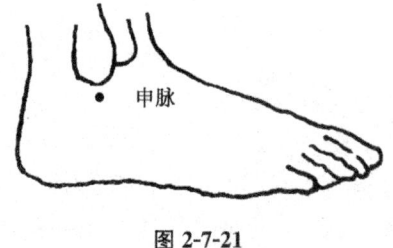

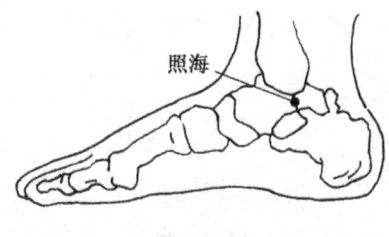

图 2-7-21　　　　　　图 2-7-22

(七)脊背部

(1)选穴　身柱　腰阳关(见图 2-7-23)
(2)定位　身柱:在背部,后正中线上第三胸椎棘突(隆起的骨)下凹陷处。

腰阳关:在腰部,第四腰椎棘突下凹陷处。

(3)灸法　艾炷隔姜灸,用黄豆大艾炷,每穴 5～7 壮,灸至局部红晕灼热,每日或隔日 1 次,10 次为 1 个疗程,疗程之间隔 3～5 天。

六、注意事项

- 患者属热证时,应在医师指导下使用,慎用局部阿是穴。
- 艾灸治疗风湿、类风湿性关节炎疗效较好,应长期坚持施灸。
- 患部注意保暖,尤其冬季注意尽量避免接触冷水,以防加重病情。
- 患部可以经常配合做按摩、功能锻炼等,可加快恢复过程。

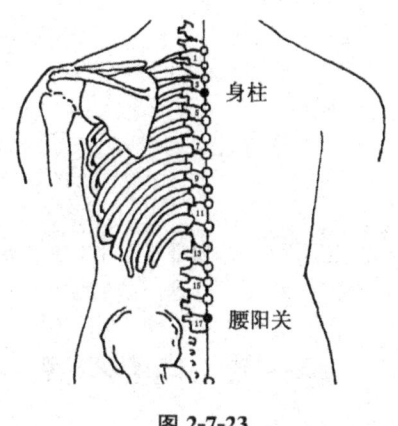

图 2-7-23

七、病例

边某,男,50岁,工人。主诉:腰背部及肩肘、股膝部酸痛近1年,气候变化则加重。熏灸至阳穴,不久,患者有虫爬感,灸感传向上下身,当上下分行至大椎及命门附近时,即分向左右上下肢扩散,至指(趾)尖后,四肢及全身皆发热,背部微有汗出。当夜病情大减,睡眠佳。续灸5次,症状基本缓解。又在原处用化脓灸,灸疮愈合后半年尚未复发。

第三章 妇儿科疾病

第一节 月经不调

月经不调是指月经的周期、时间长短、月经的颜色、月经的多少、月经质地等发生异常改变的一种妇科常见疾病。临床表现为月经时间的提前或延后、量或多或少、颜色或鲜红或淡红、经质或清稀或赤稠,并伴有头晕、心跳快、心胸烦闷,容易发怒、夜晚睡眠不好、小腹胀满、腰酸腰痛、精神疲倦等症状。大多患者都由于体质虚弱、内分泌失调所致。一般大致分为肾虚、气滞血瘀、血热三型。

一、肾虚

(一)症状

月经周期先后无定,量少,色淡红或黯红,经质清稀。腰膝酸软,足跟痛,头晕耳鸣,或小腹自觉发冷,或夜尿较多,舌淡,苔薄白,脉沉细无力。

(二)治法

(1)选穴　肾俞　脾俞　气海　足三里(见图 3-1-1、图 3-1-2、图 3-1-3)
(2)定位　肾俞:在背部,第二腰椎棘突下,两侧旁开 1.5 寸。
　　　　　脾俞:在背部,第十一胸椎棘突下,两侧旁开 1.5 寸。
　　　　　气海:在腹部,前正中线上,脐下 1.5 寸。
　　　　　足三里:小腿前外侧,犊鼻下(膝盖骨下缘)3 寸,距胫骨前缘约一横指。
(3)灸法　艾条温和灸,每穴 20 分钟,以局部红晕灼热为度,每日 1 次,10 次为 1 个疗程;或用艾炷无瘢痕灸,用黄豆大艾炷,每穴 10 壮,每日 1 次,10 次为 1 个疗程,直至月经规律为止,月经来时停灸。

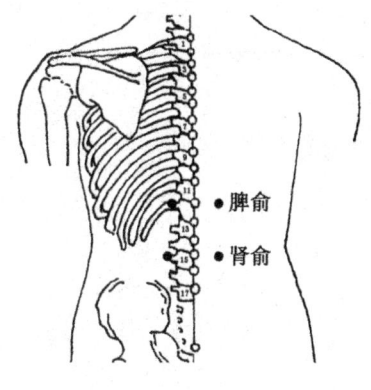

图 3-1-1

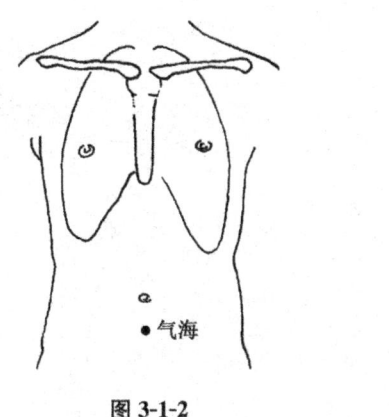

图 3-1-2　　　　　　　　图 3-1-3

二、气滞血瘀

（一）症状

月经或提前或延后，经量或多或少，颜色紫红，有血块，月经过程不顺利；或伴小腹疼痛，怕按；或有胁肋部、乳房、少腹等胀痛，胸部不舒服，舌暗，可见瘀点，苔白，脉弦涩。

（二）治法

(1) 选穴　天枢　气海　膈俞　血海（见图 3-1-4、图 3-1-5、图 3-1-6）

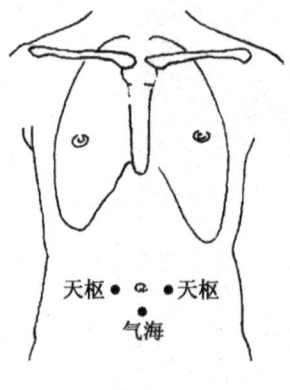

图 3-1-4

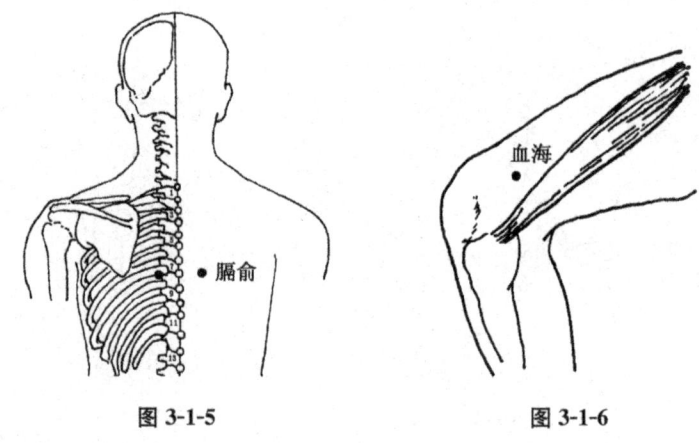

图 3-1-5　　　　　　　　　图 3-1-6

(2)定位　天枢:在腹部,肚脐两侧旁开2寸。

气海:在腹部,前正中线上,脐下1.5寸。

膈俞:在背部,第七胸椎棘突下,两侧旁开1.5寸。

血海:大腿内侧,距膝盖骨内侧的上角约三指的肌肉隆起处。

(3)灸法　艾条温和灸,每穴20分钟,以局部红晕灼热为度,每日1次,10次为1个疗程;或用艾炷隔姜灸,用黄豆大艾炷,每穴7~9壮以上,每日或隔日1次,10次为1个疗程,灸至月经规律为止,月经来时停灸。

三、血热

(一)症状

月经提前,量多,颜色深红或紫,质黏稠,有血块;伴心胸烦闷,容易发怒,面色发红,口干,小便短黄,大便秘结,舌红,苔黄,脉数。

(二)治法

(1)选穴　行间　三阴交　复溜　血海(见图 3-1-6、图 3-1-7、图 3-1-8)

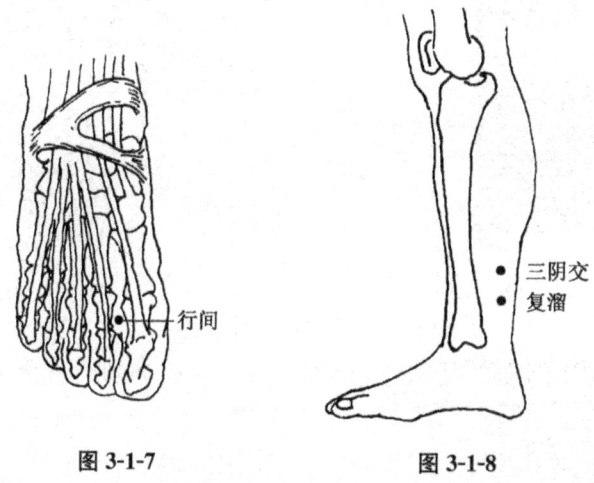

图 3-1-7　　　　　图 3-1-8

(2)定位　行间:在足背,第一、第二趾间,趾根部的后方足背皮肤与足底皮肤交界处。

三阴交:小腿内侧,足内踝尖上 3 寸,胫骨内侧后方。

复溜:小腿内侧,内踝与其后方的跟腱之间的凹陷,再向上 2 寸处。

血海:大腿内侧,距膝盖骨内侧的上角约三指的肌肉隆起处。

(3)灸法　艾条雀啄灸,每穴 10～15 分钟,以局部红晕灼热为度,每日 1 次,10 次为 1 个疗程,灸至月经规律为止,月经来时停灸。

四、对症治疗

月经不调常伴有情志抑郁、气虚等症状,临床可以根据伴随症状加用以下方法。

(一)情志抑郁

(1)选穴　肝俞　期门(见图 3-1-9、图 3-1-10)
(2)定位　肝俞:在背部,第九胸椎棘突下,两侧旁开1.5寸。

期门:锁骨中点垂直向下第六肋间隙(即肋骨之间的凹陷)处,距前正中线4寸。

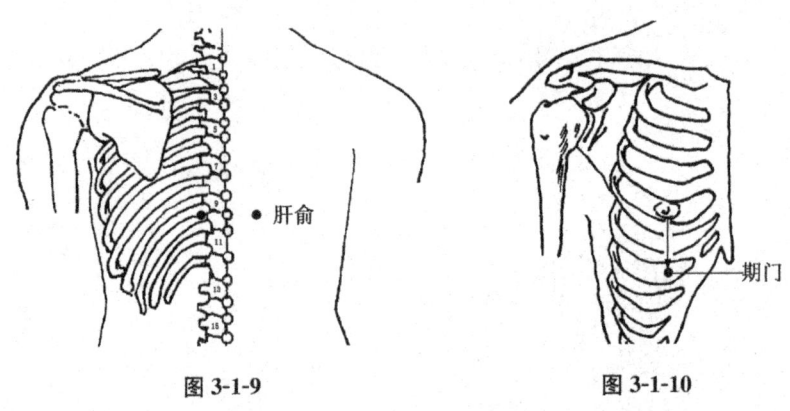

图 3-1-9　　　　　　　　　　图 3-1-10

(3)灸法　艾条温和灸,每穴 15 分钟,以局部红晕灼热为度,每日1次。

(二)气虚

(1)选穴　中脘　胃俞(见图 3-1-11、图 3-1-12)

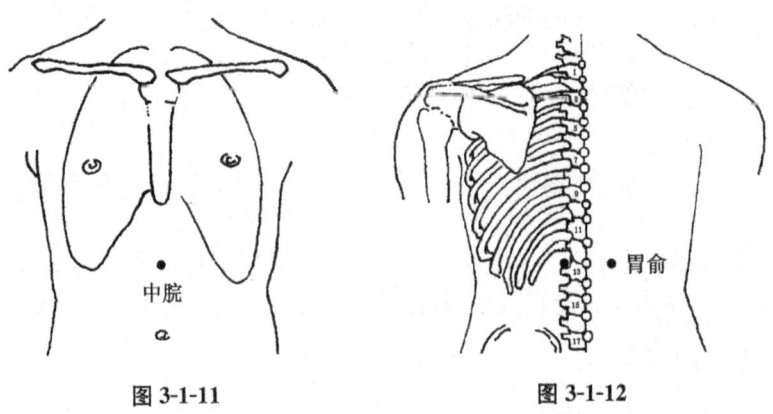

图 3-1-11　　　　　　　　　　图 3-1-12

(2) 定位　中脘：在腹部，前正中线上，脐上 4 寸处。

胃俞：在背部，第十二胸椎棘突下，两侧旁开 1.5 寸。

(3) 灸法　艾条温和灸，每穴 15 分钟，以局部红晕灼热为度，每日 1 次。

五、注意事项

- 月经期间，尤其在治疗过程当中，避寒湿，禁房事，忌剧烈活动，适当卧床休息。

治疗时间在两次月经之间效果较好，若在即将行经前夕治疗，必须坚持数天。同时在下次月经周期前半月要恢复治疗。经观察 3～6 个周期，正常而不再反复者，方为有效。

- 饮食尽量清淡，少食酸辣等刺激性及煎炸食物。

六、病例

黄某，女，25 岁。结婚半年，月经不调，初提前 1 周，逐渐半月一至，量多色暗而质稠，诊其脉细弱而数，此心血神伤而暗耗，房劳使然，诊时羞愧低语："一夜多欢，不让入睡。"遂告其病之因，嘱其生活需长久有法度，劳逸适度。处方：复溜、太溪、神门、关元、血海，以艾条灸，并将其法告诉患者丈夫，嘱每天晚自灸。时正值婚后第 7 次月经未至之佳期，2 月后复来门诊，喜笑颜开，遵从医嘱第 7 次月经未再提前，而第 8 个月再未见出血，诊其脉阴搏阳别，并有早期妊娠之象，告之有喜，须慎养保胎元。逾年余，夫妻抱一子来答谢。

第二节　痛　经

痛经是指妇女月经来潮时及行经前后出现小腹胀痛和下腹剧痛等症状。痛经有原发性和继发性之分。原发性痛经是指月经初潮时就有发生，妇检时生殖器官并无器质性病变者；继发性痛经是因子宫内膜移位、急、慢性盆腔炎、子宫狭窄、阻塞等生殖器官器质性病变所引起的疼痛。按病因、疼痛性质及其发生时间不同主要分为气滞血瘀、寒湿凝滞及气血虚弱三型。

一、气滞血瘀

(一)症状

经前或行经第一、第二天,小腹胀痛,怕按,甚则小腹剧痛而发生恶心、呕吐,伴胸胁作胀,或经量少,或经行不畅,经色紫黯有块,血块排出后痛减,经净疼痛消失,舌暗,可见瘀点,苔薄白,脉弦涩。

(二)治法

(1)选穴 行间 气海 三阴交 血海(见图 3-2-1、图 3-2-2、图 3-2-3、图 3-2-4)

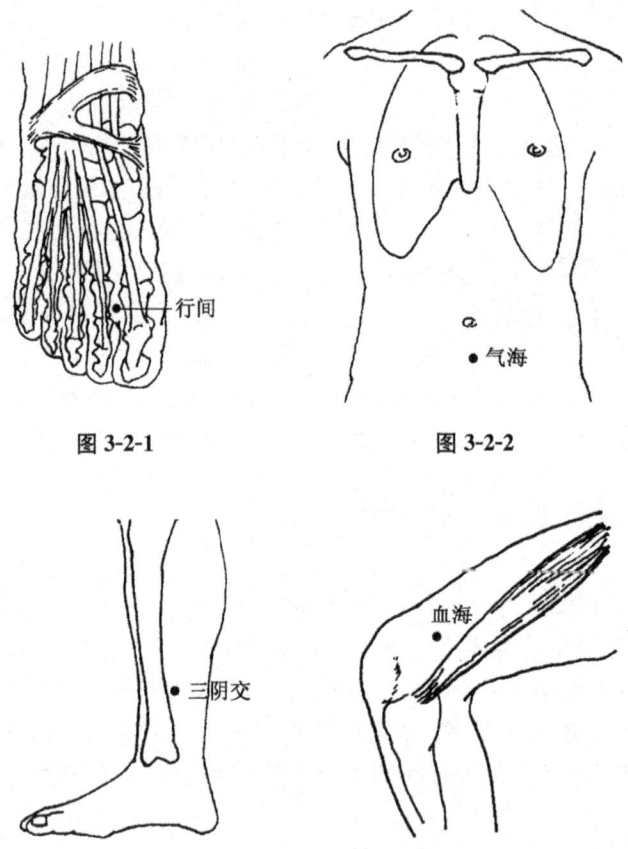

图 3-2-1   图 3-2-2

图 3-2-3   图 3-2-4

(2)定位　行间:在足背,第一、第二趾间,趾根部的后方足背皮肤与足底皮肤交界处。

气海:在腹部,前正中线上,脐下 1.5 寸。

三阴交:小腿内侧,足内踝尖上 3 寸,胫骨内侧后方。

血海:大腿内侧,距膝盖骨内侧的上角约三指的肌肉隆起处。

(3)灸法　艾条雀啄灸,每穴 10 分钟,以局部红晕灼热为度,每日 1 次,最好在每次月经来之前的一个星期开始施灸,两次月经之间亦可施灸,月经来时停灸。

二、寒湿凝滞

(一)症状

月经前数日或经期小腹自觉冷痛,得温热则疼痛减轻,按小腹觉疼痛加重,经量少,经色黯黑或有血块,或有怕冷、身疼、舌淡紫,苔白腻。

(二)治法

(1)选穴　关元　天枢　百会　地机(见图 3-2-5、图 3-2-6、图 3-2-7)

(2)定位　关元:在腹部,前正中线上,脐下 3 寸。

天枢:在腹部,肚脐两侧旁开 2 寸。

百会:在头顶部,正中线上,两耳尖连线中点,或前发际正中直上 5 寸。

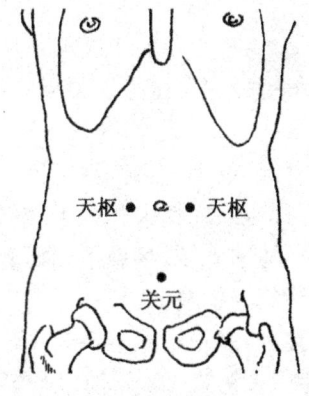

图 3-2-5

地机:在小腿内侧,小腿胫骨后缘近膝关节处有一弧形凹陷,凹陷下3寸处即是。

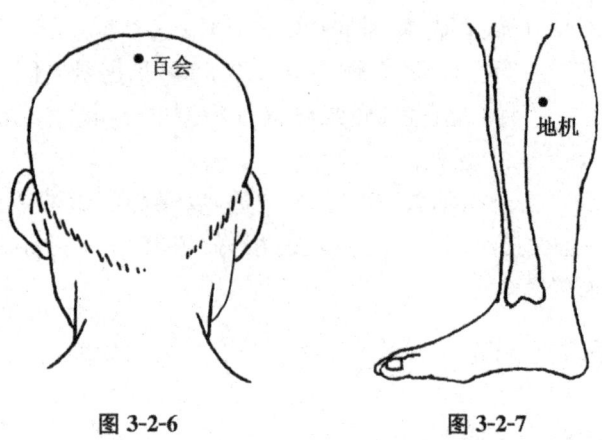

图 3-2-6　　　　　　　图 3-2-7

(3)灸法　艾炷隔姜灸,用黄豆大艾炷,每穴30壮以上,每日或隔日1次,每次月经来之前的一个星期开始施灸,或两次月经之间亦可施灸,月经来时停灸。

三、气血虚弱

(一)症状

经后一二日或经期小腹隐隐作痛,喜欢揉按腹部,月经量少,色淡质薄,或神疲无力,或面色差,或食少,大便清稀,舌淡,苔薄白,脉细弱。

(二)治法

(1)选穴　脾俞　肾俞　足三里　关元(见图3-2-8、图3-2-9、图3-2-10)

(2)定位　脾俞:在背部,第十一胸椎棘突下,两侧旁开1.5寸。

肾俞:在背部,第二腰椎棘突下,两侧旁开1.5寸。

足三里:小腿前外侧,犊鼻下(膝盖骨下缘)3寸,距胫骨前缘约一横指。

关元:在腹部,前正中线上,脐下3寸。

(3)灸法　艾条温和灸,每穴15分钟,以局部红晕灼热为度,每日1次,可长期施灸,月经来时停灸。

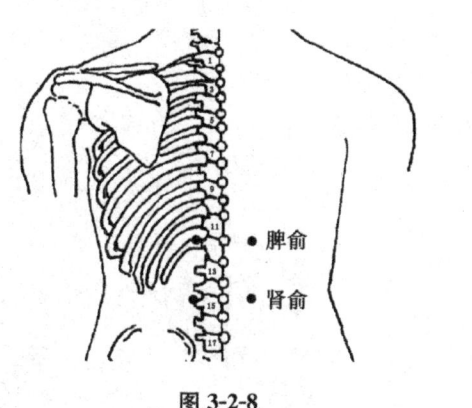

图 3-2-8

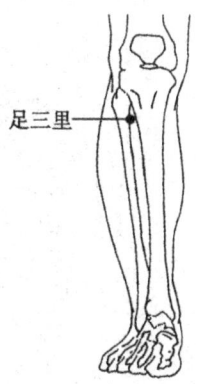

图 3-2-9

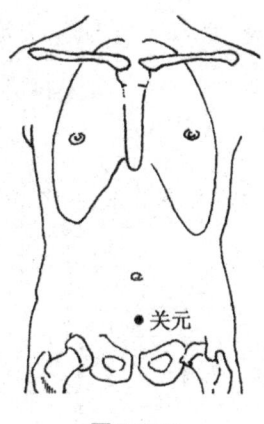

图 3-2-10

四、对症治疗

痛经常伴有乳房胀痛、黄带等症状,临床可以根据伴随症状加用以下方法。

(一)乳房胀痛

(1)选穴　期门　内关(见图 3-2-11、图 3-2-12)
(2)定位　期门:锁骨中点垂直向下第六肋间隙(即肋骨之间的凹陷)处,距前正中线 4 寸。

　　　　　内关:在前臂内侧,腕横纹上 2 寸,两骨之间凹陷处。

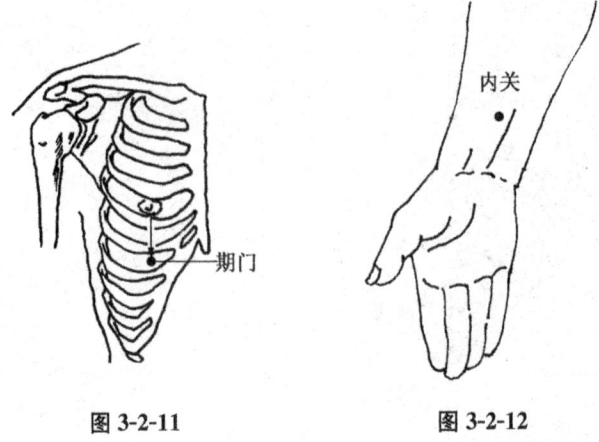

图 3-2-11　　　　　　　图 3-2-12

(3)**灸法**　艾条温和灸,每穴 15 分钟,以局部红晕灼热为度,每日 1 次,月经来时停灸。

(二)黄带

(1)**选穴**　阴陵泉　中极(见图 3-2-13、图 3-2-14)

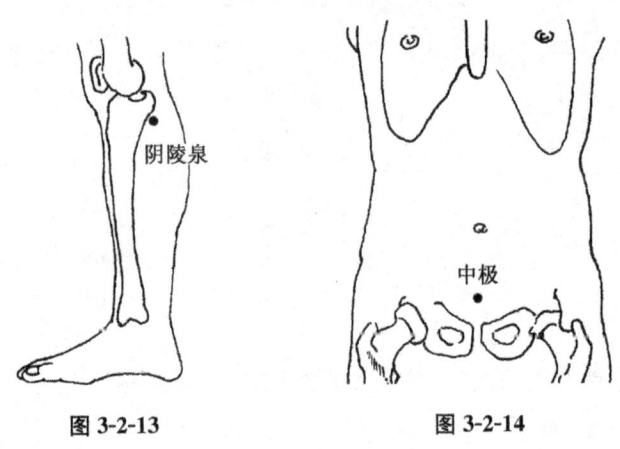

图 3-2-13　　　　　　　图 3-2-14

(2)**定位**　阴陵泉:在小腿内侧,胫骨内侧髁后下方凹陷处(从踝关节后方,沿骨的边缘向上推行至尽头处即是穴位)。

中极:在腹部,前正中线上,脐下 4 寸。

(3)**灸法**　艾条雀啄灸,每穴 10~15 分钟,以局部红晕灼热为度,灸至带下正常为止,月经来时停灸。

五、注意事项

- 施灸期间避免受寒,可在腹部温敷以缓解疼痛。
- 忌食生冷及刺激性食物。
- 保持乐观心态,适时调整自己的情绪。
- 可配合中药内服及局部揉按治疗。

六、病例

金某,女,25岁。自13岁初潮,月经周期不规律,近3年来,每次月经将至时,小腹剧痛,伴有手足冰冷,出冷汗。来治疗时正好其月经将至,取关元、中极、百会、次髎艾条温和灸,半小时后冷汗止,手足转温。嘱其回家后每晚灸此4穴,并内服中药温经汤每日1服,连灸5日。2月后,未见痛经再发作,现食量增加,体重渐增,面色较前明显红润。嘱其经期忌食生冷。

第三节 崩 漏

崩漏是指妇女每次月经快结束时仍继续有下血症状,并且一直淋漓不断,或不在月经期内阴道大出血者。现代医学认为,崩漏是多种妇科疾病所表现的共有症状,如功能性子宫出血,女性生殖器炎症、肿瘤等所引发的阴道出血,都属于崩漏范畴。一般可以分为血热、血瘀及脾虚三型。

一、血热

(一)症状

经血不按月经正常时间而下,量多,或淋漓不净,色深红或紫红,质地黏稠,口渴喜饮水,自觉胸中烦热,或有发热,小便黄或大便干结,舌红,苔黄腻,脉洪数或滑数。

(二)治法

(1)选穴 气海 血海 三阴交 太冲(见图3-3-1、图3-3-2、图3-3-3、图3-3-4)

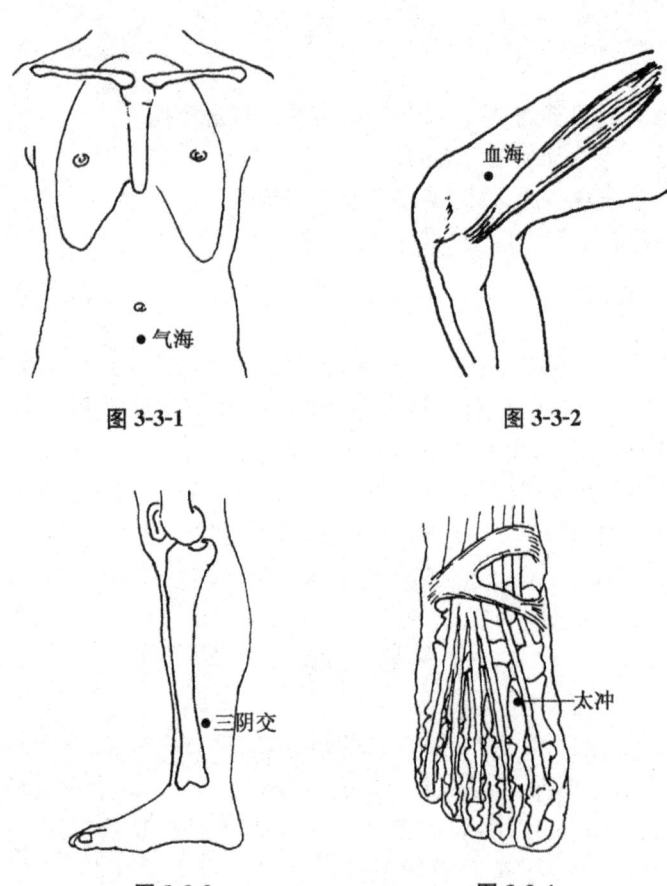

图 3-3-1　　　　　　　图 3-3-2

图 3-3-3　　　　　　　图 3-3-4

(2) 定位　气海:在腹部,前正中线上,脐下 1.5 寸。

血海:大腿内侧,距膝盖骨内侧的上角约三指的肌肉隆起处。

三阴交:小腿内侧,足内踝尖上 3 寸,胫骨内侧后方。

太冲:在足背侧,第一、第二跖骨间隙的后方凹陷处。

(3) 灸法　艾条雀啄灸或回旋灸,每穴 5 分钟,以局部红晕灼热为度,每日 1 次,10 次为 1 个疗程,灸至月经量、色、质正常,经期规律为止。

二、血瘀

(一)症状

经血不按月经正常时间而下,一会儿来,一会儿停止,或一直淋漓不净,或很久未按时来正常月经,又突然下血,且量多,继而一直淋漓不断,色紫黯有血块,小腹有下坠、胀痛的感觉,舌紫暗,或见瘀点,苔薄白,脉涩。

(二)治法

(1)选穴 关元 支沟 膈俞 气冲(见图3-3-5、图3-3-6、图3-3-7)

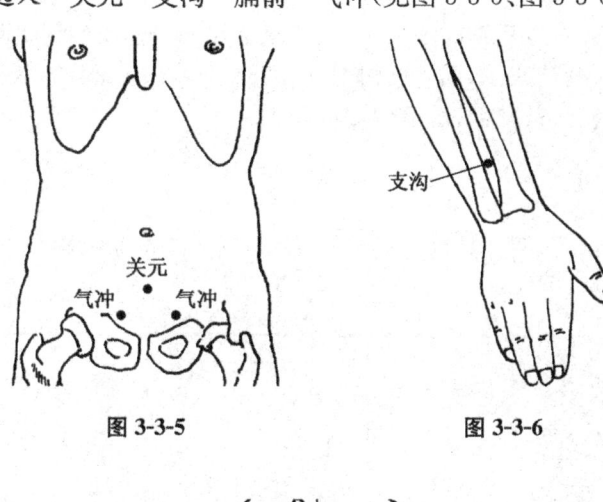

图3-3-5　　　　　图3-3-6

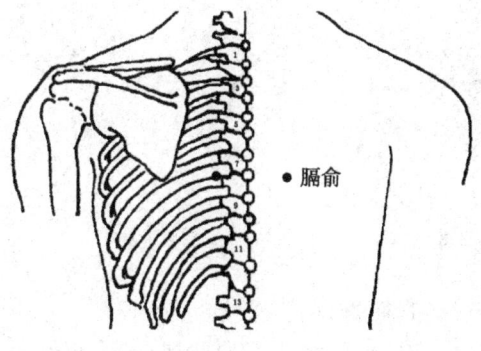

图3-3-7

(2)定位 关元:在腹部,前正中线上,脐下3寸。
支沟:手背腕横纹上3寸,尺骨与桡骨之间。
膈俞:在背部,第十一胸椎棘突下,两侧旁开1.5寸。
气冲:在腹股沟稍上方,脐下5寸,两侧距前正中线2寸。

(3)灸法 艾炷隔姜灸,用黄豆大艾炷,每穴7~9壮,灸至局部辛热潮红,每日或隔日1次,10次为1个疗程,灸至月经量、色、质正常,经期规律为止。

三、脾虚

(一)症状

经血不按月经正常时间而下,量多之后淋漓不断,血色淡而质薄,自觉吸气不够,精神疲倦,面色苍白,或面部、肢体有浮肿,手足不温,或饮食胃口差,舌淡红,苔薄白,脉缓弱或沉弱。

(二)治法

(1)选穴 气海 脾俞 百会 足三里(见图3-3-1、图3-3-8、图3-3-9、图3-3-10)

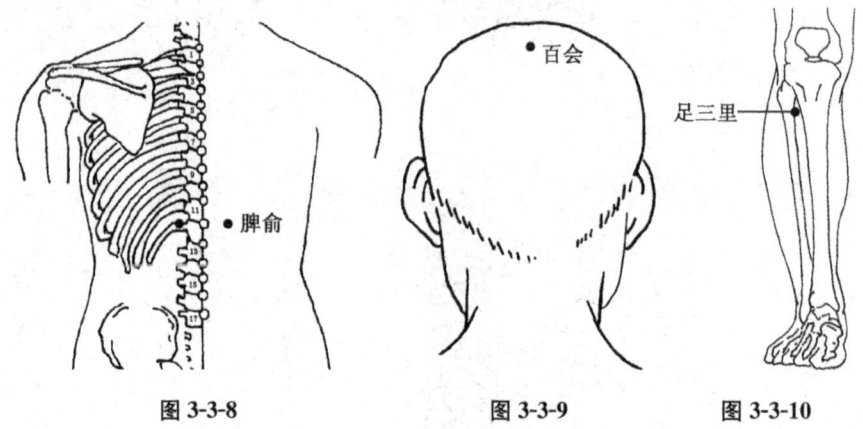

图3-3-8　　　　图3-3-9　　　　图3-3-10

(2)定位 气海:在腹部,前正中线上,脐下1.5寸。
脾俞:在背部,第十一胸椎棘突下,两侧旁开1.5寸。
百会:在头顶部,正中线上,两耳尖连线中点,或前发际正中直上5寸。

足三里:小腿前外侧,犊鼻下(膝盖骨下缘)3寸,距胫骨前缘约一横指。

(3)灸法　艾炷无瘢痕灸,黄豆大艾炷,每穴10壮,灸至局部灼热红晕,每日1次,10次为1个疗程,灸至崩漏停止、精神好转为止,平时可保健灸。

四、对症治疗

崩漏常伴有头晕、心悸、腹痛等症状,临床可以根据伴随症状加用以下方法。

(一)头晕

(1)选穴　印堂　头维(见图3-3-11)

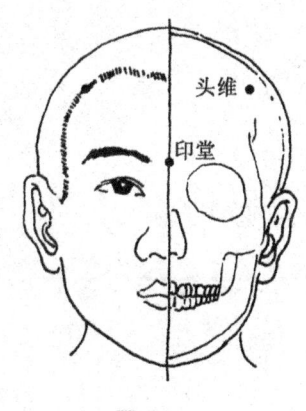

图3-3-11

(2)定位　印堂:两眉头连线的中点处。
　　　　　头维:在头两侧部发际里,位于发际点向上一指宽,嘴动时肌肉也会动之处,距前正中线4.5寸。
(3)灸法　艾条温和灸,每穴15分钟,以局部红晕灼热为度,每日1次或感觉不适时灸。

(二)心悸

(1)选穴　膻中　内关(见图3-3-12、图3-3-13)
(2)定位　膻中:在胸部,两乳头连线中点处。

内关:在前臂内侧,腕横纹上2寸,两骨之间凹陷处。

(3)灸法　艾条温和灸,每穴15分钟,以局部红晕灼热为度,每日1次或感觉不适时灸。

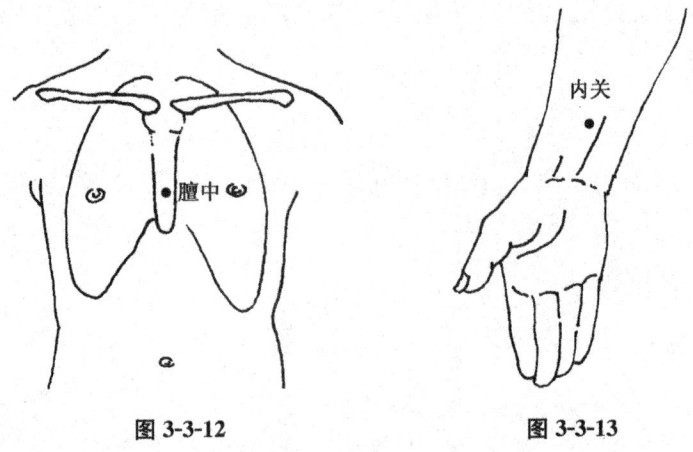

图 3-3-12　　　　　　　　图 3-3-13

(三)腹痛

(1)选穴　神阙　中脘(见图 3-3-14)

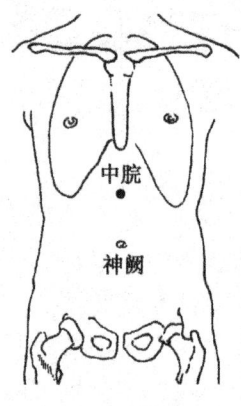

图 3-3-14

(2)定位　神阙:在腹部,前正中线上,肚脐凹陷处。

中脘:在腹部,在前正中线上,脐上4寸处。

(3)灸法　艾条温和灸,每穴20分钟,以局部红晕灼热为度,每日1次或感觉不适时灸。

五、注意事项

- 若崩漏发生突然,且量大异常,甚至昏厥者,应及时送往医院救治。
- 虚证患者可配合补血剂治疗。
- 施灸期间保持充足睡眠时间,避免过度运动,禁房事。
- 实证患者忌食酸辣等刺激性及煎炸食物,虚证患者可多食用补气补血的食物。

六、病例

柳州李某报告:1999年其妻在本市师范附小教书。清晨,一人在办公室学习,不意有同事在她背后用小军号猛吹,她精神上猛受惊吓,神思不清,返家后即患血崩症,服中药五六服无效。脸色渐呈苍白,合家皆甚忧急。医生即为隔姜灸神阙、关元各5壮,每日1次,连灸3日,血崩即停止。

第四节 更年期综合征

更年期综合征是指妇女在50岁左右绝经前后所出现的一系列症状。中医认为妇女在"七七任脉虚,脉衰少,天癸竭",此时出现的一系列症状可根源于肾精亏虚所造成的五脏虚损。

临床表现为情绪烦躁,易怒,心悸,失眠,多梦,潮热汗出,精神疲倦,口干舌燥,月经异常等多种临床表现。具体治疗如下:

一、症状

眩晕,耳鸣,腰膝酸软,背痛,潮热汗出,情绪烦躁,易怒,心悸,失眠,多梦,不思饮食,精神疲倦,口干舌燥,月经异常等。

二、治法

1. 方法一

(1)选穴 劳宫 涌泉 厥阴俞 胆俞(见图3-4-1、图3-4-2、图3-4-3)

(2)定位 劳宫:在手掌中,握拳时中指所指处。

涌泉:在足底部,卷足时前部凹陷处,足底二、三趾趾缝纹头端与足跟连线的前 1/3 与后 2/3 交点上。
厥阴俞:在背部,第四胸椎棘突下,两侧旁开 1.5 寸。
胆俞:在背部,第十胸椎棘突下,两侧旁开 1.5 寸。

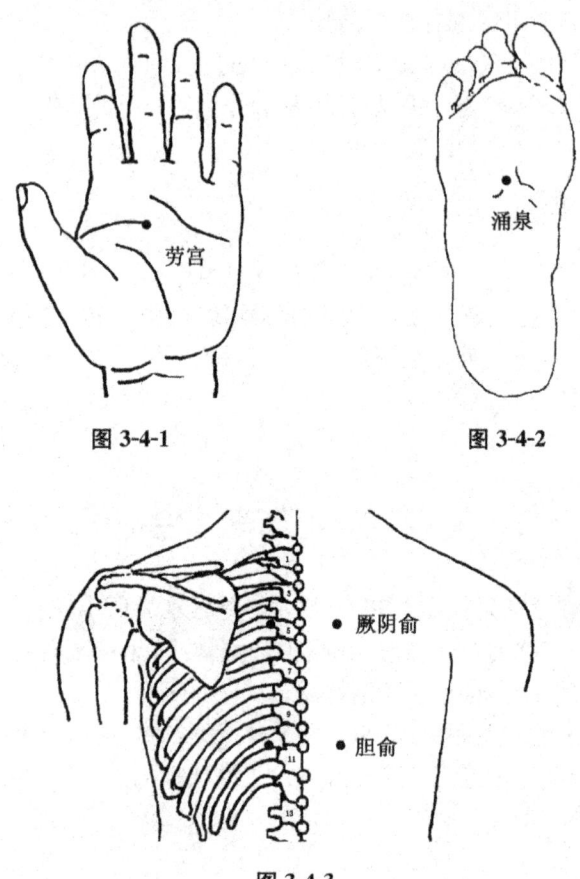

图 3-4-1　　　　　　　　图 3-4-2

图 3-4-3

(3)灸法　艾条温和灸,每穴 10 分钟,以局部红晕灼热为度,每日 1 次,8 次为 1 个疗程,在更年期综合征期间皆可施灸。

2. 方法二

(1)选穴　合谷　太冲　肝俞　膻中(见图 3-4-4、图 3-4-5、图 3-4-6、图 3-4-7)

(2)定位　合谷:即通常所说的虎口,并拢拇指时肌肉隆起处。
　　　　　太冲:在足背侧,第一、第二跖骨间隙的后方凹陷处。

肝俞：在背部，第九胸椎棘突下，两侧旁开1.5寸。
膻中：在胸部，两乳头连线中点处。

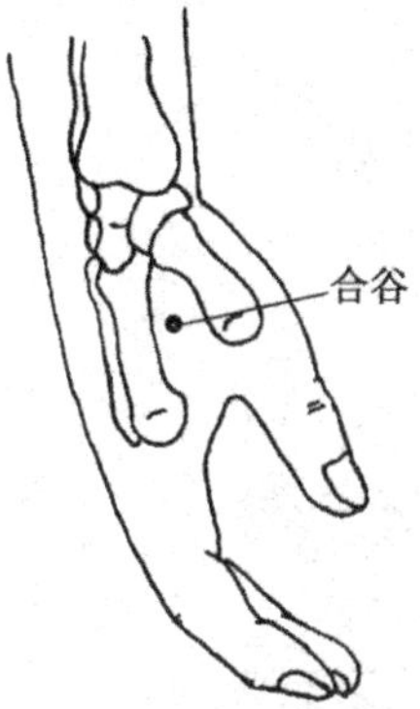

图 3-4-4

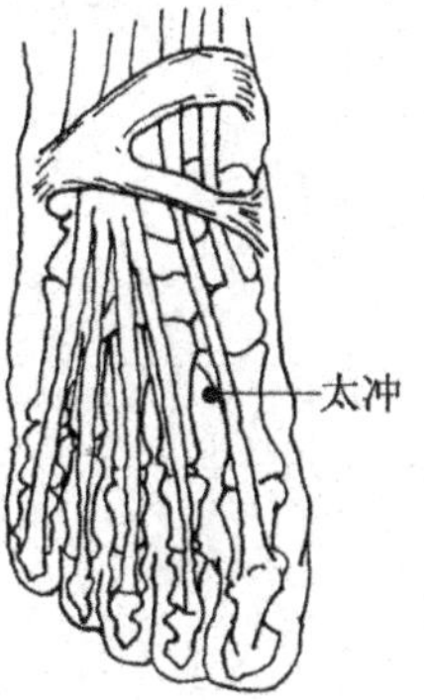

图 3-4-5

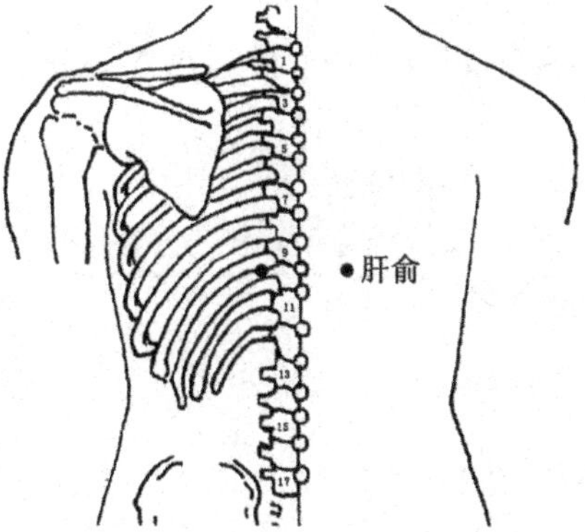

图 3-4-6

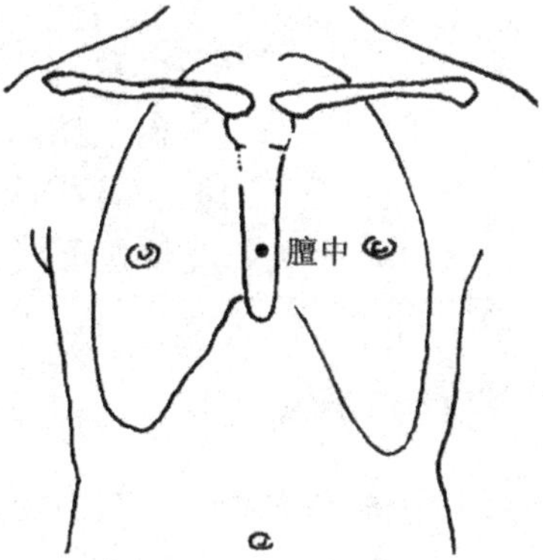

图 3-4-7

（3）灸法　艾条温和灸，每穴10分钟，以局部红晕灼热为度，每日1次，10次为1个疗程，在更年期综合征期间皆可施灸。

三、对症治疗

更年期综合征常伴有惊恐、失眠等症状，临床可以根据伴随症状加用以下方法。

(一)惊恐

(1)选穴　神门　心俞(见图3-4-8、图3-4-9)

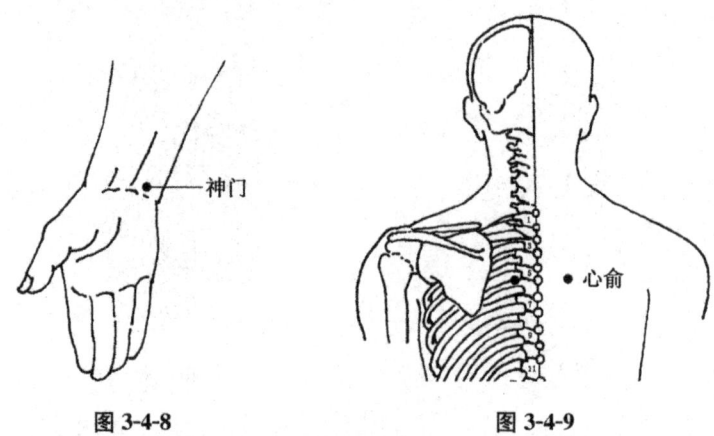

图3-4-8　　　　　　　　　图3-4-9

(2)定位　神门:仰掌,在腕部腕掌侧横纹尺侧(内侧)端,尺侧腕屈肌的桡侧凹陷处。

　　　　　心俞:在背部,第五胸椎棘突下,两侧旁开1.5寸。

(3)灸法　艾条温和灸,每穴10分钟,以局部红晕灼热为度,每日1次。

(二)失眠

(1)选穴　太溪　神门(见图3-4-8、图3-4-10)

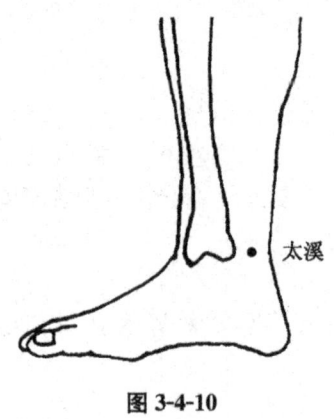

图3-4-10

(2) 定位　太溪：足内侧，内踝后方，内踝尖与跟腱的凹陷处。

神门：仰掌，在腕部腕掌侧横纹尺侧（内侧）端，尺侧腕屈肌的桡侧凹陷处。

(3) 灸法　艾条温和灸，每穴 10 分钟，以局部红晕灼热为度，每日 1 次。

四、注意事项

- 更年期综合征并不是一种严重的疾病，患者应正确地认识到这只是一种正常的生理反应。
- 处于更年期，应多从事集体活动，通过与人交流可放松自己的心情。

五、病例

卢女士，51 岁。8 月份就诊，主诉已有一年全身不适，烦躁易怒，心慌、胸闷气短爱发火，失眠记忆力减退，脸部发热，有时一天出现十几遍，喜怒无常。通过针刺与灸神门、心俞、胆俞等穴，并配合按摩，当即胸闷气短、脸部发热症状消失，感觉舒适。经治疗 1 个月，上述症状消失，恢复正常。

第五节　带　下

白带是指正常妇女阴道内流出的少量白色无味的分泌物。若在经期、排卵期或妊娠期白带增多，是妇女正常的生理现象。如果妇女阴道分泌物增多，且连绵不断，色黄、色红、带血，或黏稠如脓，或清稀如水，气味腥臭，就是带下病证。带下病患者常伴有心烦、口干、头晕、腰酸痛、小腹有下坠、肿痛感、阴部瘙痒、小便少，颜色黄，全身乏力等症状。一般分为脾肾虚弱和湿毒内蕴两型。

一、脾胃虚弱

(一) 症状

带下量多，色白或淡黄，质稀薄，或如鼻涕，如唾液样，无臭味，面色苍白或面带黄色无光泽，神疲乏力，食少，腹胀，便稀薄，舌淡，苔薄白腻，脉缓弱。

(二)治法

(1)选穴　带脉　气海　脾俞　次髎　阴陵泉(见图3-5-1、图3-5-2、图3-5-3、图3-5-4)

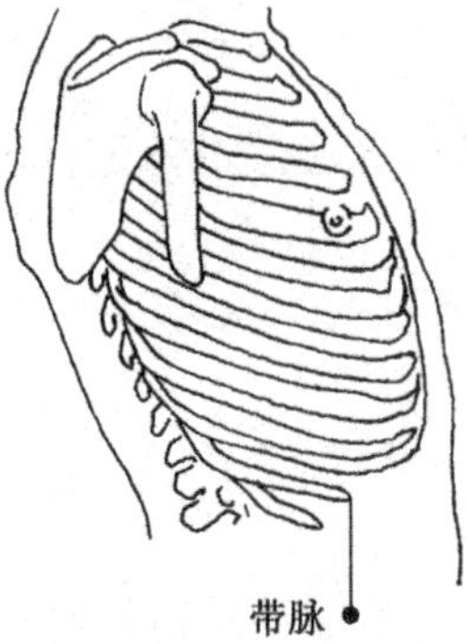

图 3-5-1

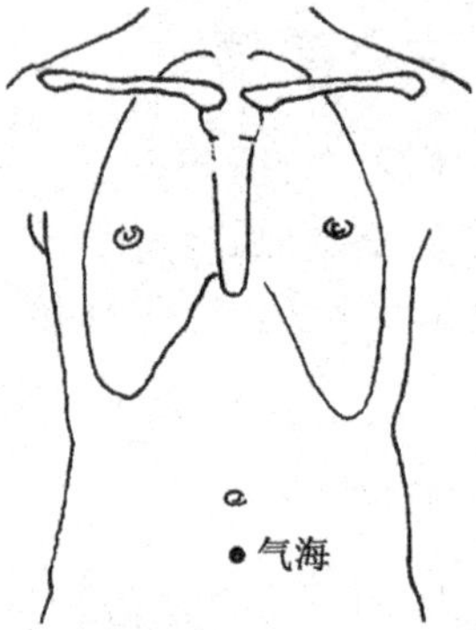

图 3-5-2

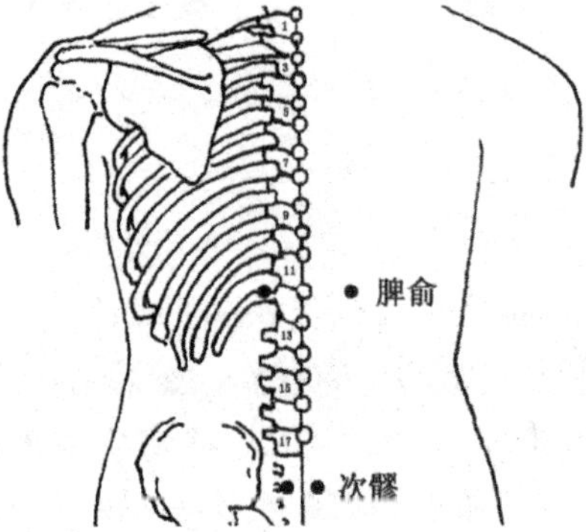

图 3-5-3

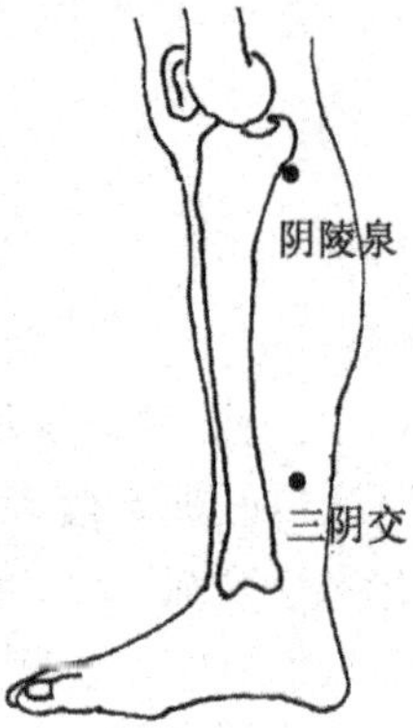

图 3-5-4

(2)定位　带脉:在侧腹部,第十一肋骨游离缘(前端)直下,与肚脐水平线交点处。

气海:在腹部,前正中线上,脐下1.5寸。

脾俞:在背部,第十一胸椎棘突下,两侧旁开1.5寸。

次髎:在骶部,髂后上嵴内下方,适对第二骶孔处。

阴陵泉:在小腿内侧,胫骨内侧髁后下方凹陷处(从踝关节后方,沿骨的边缘向上推行至尽头处即是穴位)。

(3)灸法　艾炷隔姜灸,用黄豆大艾炷,每穴7~9壮,灸至局部温热红晕,每日或隔日1次,10次为1个疗程,白带恢复正常后可停灸。

二、湿毒内蕴

(一)症状

带下量多,色黄或黄绿如脓,或带血,浑浊如泔米水,有臭秽气味,阴部瘙痒,小腹隐隐作痛,小便少且黄,口苦咽干,舌红,苔黄腻,脉滑数。

(二)治法

1. 方法一

(1)选穴　归来　三阴交　蠡沟　脾俞　肾俞(见图3-5-5、图3-5-6、图3-5-7)

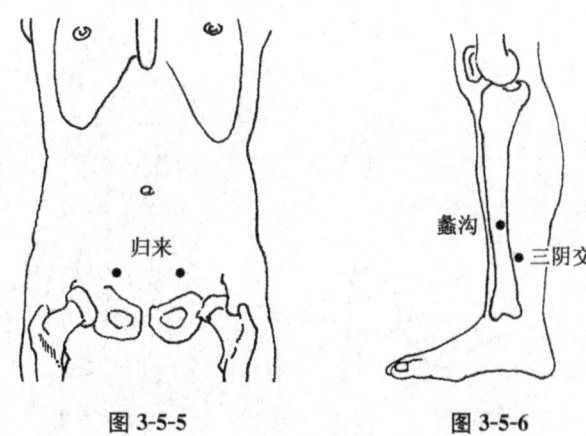

图 3-5-5　　　　　图 3-5-6

(2)定位　归来:在下腹部,脐下4寸,前正中线旁开2寸。
三阴交:小腿内侧,足内踝尖上3寸,胫骨内侧后方。
蠡沟:在小腿内侧,内踝尖上5寸,胫骨内侧面中央。
脾俞:在背部,第十一胸椎棘突下,两侧旁开1.5寸。
肾俞:在背部,第二腰椎棘突下,两侧旁开1.5寸。

(3)灸法　艾条雀啄灸或回旋灸,每穴10分钟,以局部红晕灼热为宜,每日1次,10次为1个疗程,灸至白带正常为止。

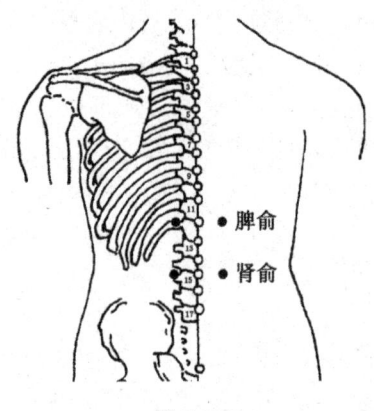

图 3-5-7

2. 方法二

(1)选穴　中极　行间　带脉　三阴交　阴陵泉(见图 3-5-1、图 3-5-4、图 3-5-8、图 3-5-9)

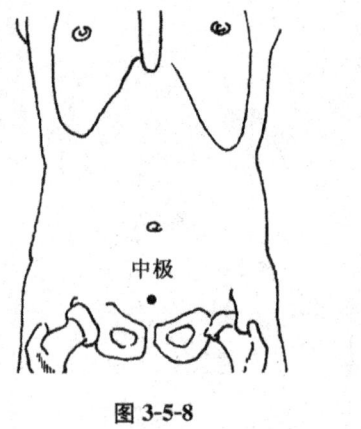

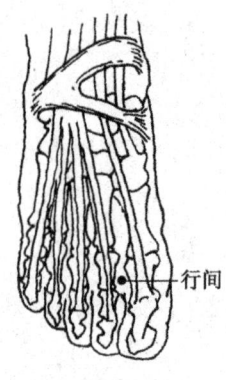

图 3-5-8　　　　　　　图 3-5-9

(2)定位　中极:在腹部,前正中线上,脐下 4 寸。

行间:在足背,第一、第二趾间,趾根部的后方足背皮肤与足底皮肤交界处。

带脉:在侧腹部,第十一肋骨游离缘(前端)直下,与肚脐水平线交点处。

三阴交:小腿内侧,足内踝尖上 3 寸,胫骨内侧后方。

阴陵泉:在小腿内侧,胫骨内侧髁后下方凹陷处(从踝关节后方,沿骨的边缘向上推行至尽头处即是穴位)。

(3)灸法 艾条雀啄灸或回旋灸,每穴10分钟,以局部红晕灼热为度,每日1次,10次为1个疗程,灸至白带正常为止。

三、对症治疗

常伴有少腹痛、腰痛等症状,临床可以根据伴随症状加用以下方法。

(一)少腹痛

(1)选穴 大赫 神阙(见图3-5-10)
(2)定位 大赫:在下腹部,脐中下4寸,前正中线两侧旁开0.5寸。
        神阙:在腹部,前正中线上,肚脐凹陷处。
(3)灸法 艾条温和灸,每穴15分钟,以局部红晕灼热为度,每日1次,灸至腹痛消失为止。

(二)腰痛

(1)选穴 志室 大肠俞(见图3-5-11)

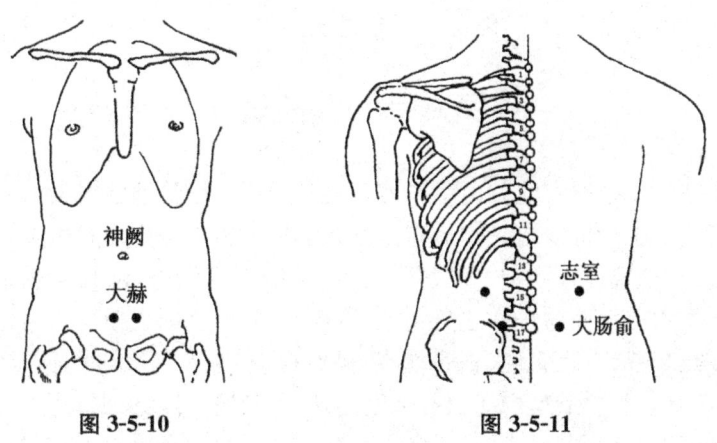

图3-5-10   图3-5-11

(2)定位 志室:在腰部,第二腰椎棘突下,旁开3寸。
        大肠俞:在背部,第四腰椎棘突下,两侧旁开1.5寸。
(3)灸法 艾条温和灸,每穴15分钟,以局部红晕灼热为度,每日1次,灸至腰痛消失为止。

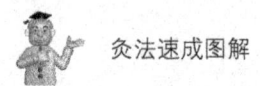

四、注意事项

• 保持外阴清洁,避免感染,尤其要避免不洁性生活,治疗期间禁房事。

• 久居潮湿之地,也可导致带下病,所以尽量保持居住环境干爽,床要远离地面或在床下放置隔潮的物品。

• 若带下黄或色深,应尽量避免食用酸辣等刺激性及煎炸食物。

五、病例

苏珊娜,女,35岁,家庭主妇,利比亚人。1998年1月2日初诊,患者于7年前小产之后,带下增多,色白,开始时稠厚而气臭,以后逐渐转为清稀,绵绵不绝,无气秽。常感少腹冷痛,腰酸背痛,饮食减少,大便易溏,面色偏黄消瘦,舌淡苔白腻,脉小弦。妇科检查:诊断为两侧附件炎、宫颈炎。证属脾肾阳虚。治当先温养脾肾,调理冲任以治其带。处方:(1)肾俞、脾俞、足三里、三阴交;(2)气海、中极、归来、曲泉、太溪、阴陵泉。两组穴交替使用。每组穴针30分钟,每穴灸10分钟,3次后白带逐渐停止,经治疗2周后诸证消失,随访1年未复发。

第六节 盆腔炎

盆腔炎是指妇女盆腔内生殖器官及其周围组织受细菌感染后引起的炎症病变。炎症可以是一部分单独发生,也可以是几部分同时发生。大多因流产、分娩、产褥、刮宫术消毒不严、经期不卫生等,被细菌感染后而引发。本病有急性与慢性之分,急性治疗不当,可迁延成慢性。急性期表现为高热寒战,下腹胀痛,白带增多,呈脓样,有腥臭气味,伴有腹泻或便秘;慢性期表现为下腹隐痛及有下坠感,腰骶酸痛,月经失调,痛经,低热,白带增多,精神不振,重者可导致不孕症。一般分为寒湿内蕴和湿热瘀阻两型。

一、寒湿内蕴

(一)症状

下腹有胀冷痛感、下坠感,受凉加重,遇暖缓解,带下增多,色白质稀,或见月经后期,量少色黯有块,头晕神疲乏力,腰骶酸痛,畏寒肢冷,或婚久不孕,舌淡,或有瘀点,苔白腻,脉沉迟。

(二)治法

(1)选穴　中极　次髎　大肠俞　三阴交　阴陵泉(见图 3-6-1、图 3-6-2、图 3-6-3)

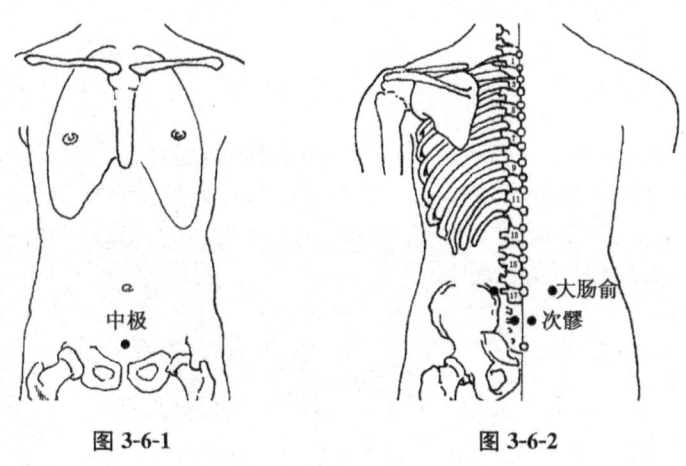

图 3-6-1　　　　　　　图 3-6-2

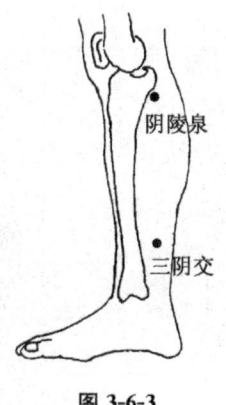

图 3-6-3

(2)定位　中极:在腹部,前正中线上,脐下 4 寸。

次髎:在骶部,髂后上嵴内下方,适对第二骶孔处。

大肠俞:在背部,第四腰椎棘突下,两侧旁开 1.5 寸。

三阴交:小腿内侧,足内踝尖上 3 寸,胫骨内侧后方。

阴陵泉：在小腿内侧，胫骨内侧髁后下方凹陷处（从踝关节后方沿骨的边缘向上推行至尽头处即是穴位）。

(3) **灸法** 艾炷隔姜灸，用黄豆大艾炷，每穴10壮以上，灸至局部辛热潮红，每日或隔日1次，10次为1个疗程，长期施灸至精神好转，胀痛消失后可间隔施灸。

二、湿热瘀阻

(一)症状

时有低热，下腹一侧或双侧胀痛、刺痛、热痛，或有胀痛感、下坠感，劳累后或经期症状加重，经期延长，或经量增多，有血块，血块流出则疼痛减少，带下增多，色黄黏稠，有气味，小便色黄，腰部酸痛，婚后不孕，舌红，苔黄腻，脉弦滑。

(二)治法

(1) **选穴** 中极 天枢 归来 三阴交 膈俞（见图3-6-3、图3-6-4、图3-6-5）

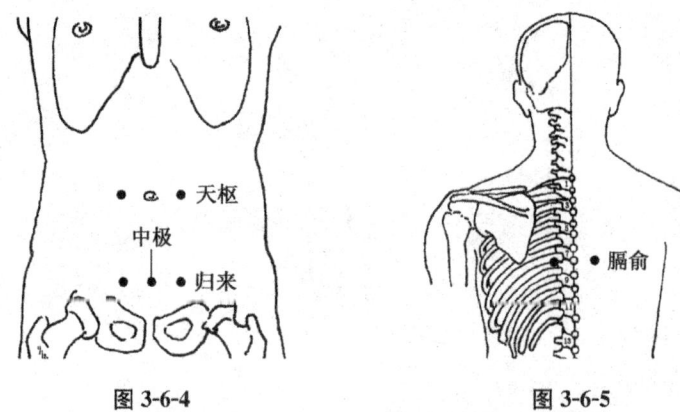

图3-6-4　　　　　　　　　图3-6-5

(2) **定位** 中极：在腹部，前正中线上，脐下4寸。
天枢：在腹部，肚脐两侧旁开2寸。
归来：在腹部，脐下4寸，两侧旁开2寸。
三阴交：小腿内侧，足内踝尖上3寸，胫骨内侧后方。
膈俞：在背部，第七胸椎棘突下，两侧旁开1.5寸。

(3)灸法　艾条雀啄灸,每穴10～15分钟,以局部红晕灼热为度,每日1次,灸至诸证消失为止。

三、对症治疗

常伴有带下、腹痛等症状,临床可以根据伴随症状加用以下方法。

(一)带下

(1)选穴　带脉　行间(见图3-6-6、图3-6-7)

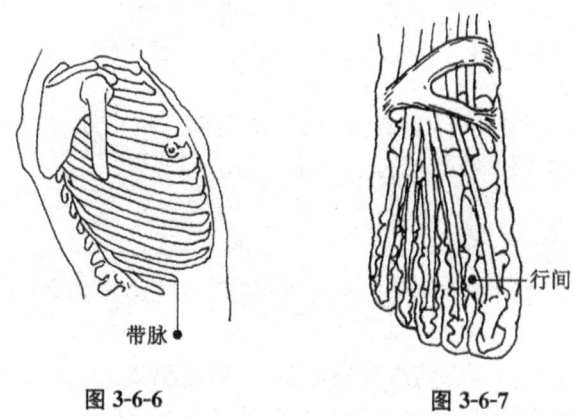

图3-6-6　　　　　　　图3-6-7

(2)定位　带脉:在侧腹部,第十一肋骨游离缘(前端)直下,与肚脐水平线交点处。

行间:在足背,第一、第二趾间,趾根部的后方足背皮肤与足底皮肤交界处。

(3)灸法　艾条雀啄灸(即像麻雀进食时头部一上一下地运动,艾条距皮肤最近时0.5～1厘米,从而产生一阵阵灼热感),每穴10分钟,以局部红晕灼热为度,每日1次,症状消失即止。

(二)腹痛

(1)选穴　十宣　大椎(见图3-6-8、图3-6-9)

(2)定位　十宣:分别在十个手指尖端,距指甲游离缘0.1寸,共十穴。

大椎:后正中线上,第七颈椎棘突(即低头时颈背最突起的骨头)下凹陷中。

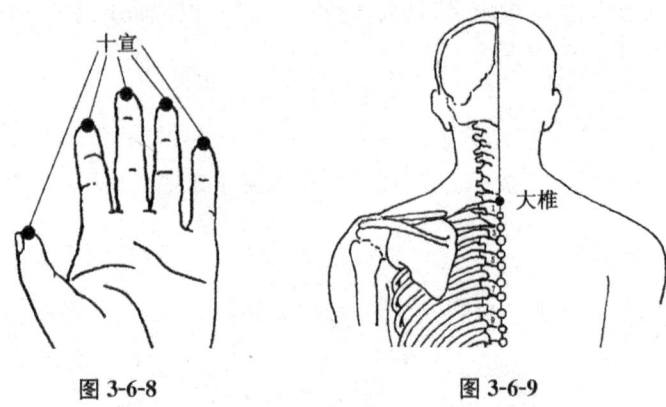

图 3-6-8　　　　　　　　图 3-6-9

（3）灸法　雀啄灸 3 分钟后,用酒精消毒穴位皮肤,然后用一次性注射器针头点刺穴位放出少许血,再用酒精消毒伤口。

四、注意事项

- 盆腔炎急性发作时,下腹剧痛拒按,应配合中西药消炎药物及时治疗。
- 平时工作生活保持自身清洁卫生,避免感染。
- 饮食尽量清淡,忌食酸辣等刺激性及煎炸食物。

五、病例

莫某某,女,35 岁。2002 年 6 月 12 日初诊。患者于 2002 年 6 月 5 日在其社区门诊换节育环,3 天后出现小腹剧痛,带下量多,色黄其气秽臭。自用肤阴洁外洗,未见效果。随即出现高热恶寒,小腹疼痛加剧、拒按,并伴有食欲差,尿频,大便坠胀,带下量仍多呈黄绿色、质稠、臭秽。检查:体温 39.4℃,呈急性面容,下腹有压痛,反跳痛,腹肌紧张。舌红苔黄,脉数。妇科检查:阴道及宫颈充血,宫颈有举痛,子宫较软,稍增大,有压痛,宫旁组织增厚,有明显触痛,未触及包块。血常规检查:白细胞总数及中性白细胞增加。诊断为急性盆腔炎。即采取中西医配合针灸治疗,西医采用抗生素治疗,中药采用五味消毒饮合失笑散加减,每日 1 剂,另取中极、次髎、大椎、神阙进行雀啄灸治疗,治疗 5 天后,患者症状基本消失,继续治疗 1 周后,患者诸证消失,随访 1 月,未见复发。

第七节　不孕症

不孕症有两种：一种是指女子婚后，配偶生殖功能正常，夫妇同居3年以上未避孕而未怀孕，为原发性不孕；另一种是曾经育过，其后未避孕又间隔3年以上未再受孕者，称为继发性不孕。

导致不孕症的原因极为复杂，主要有三个原因：一为因病不孕，如盆腔炎、带下、月经不调等；二为因虚不孕，主要表现为先天不足，体质虚寒，子宫清冷，且易受寒、湿之邪内侵，导致寒湿内蕴，久而化痰，阻滞胞宫；三为生理缺陷所致不能受孕。

由卵巢内分泌及卵子生成障碍，造成阻碍精子、卵子结合或妨碍受精卵着床所引起的不孕，可按本灸法治疗；但由先天生殖器官畸形所致不孕者，不在讨论范围。

根据不同的病因及临床症状，具体治疗方法如下。

一、肾精亏虚

（一）症状

多年不孕，经期尚可，量少色淡，面色灰白，形体消瘦，舌质淡红，脉象沉细。

（二）治法

(1)选穴　子宫　关元　命门　肾俞　三阴交（见图3-7-1、图3-7-2、图3-7-3）

(2)定位　子宫：在下腹部，脐下4寸，两侧旁开3寸。

关元：在腹部，前正中线上，脐下3寸。

命门：在腰部，后正中线上第二腰椎棘突（隆起的骨）下凹陷处。

肾俞：在背部，第二腰椎棘突下，两侧旁开1.5寸。

三阴交：小腿内侧，足内踝尖上3寸，胫骨内侧后方。

(3)灸法　艾炷无瘢痕灸，用黄豆大艾炷，每穴10壮，灸至局部灼热红晕，每日1次，10次为1个疗程。施灸最好在经期后开始至排卵期末结束。

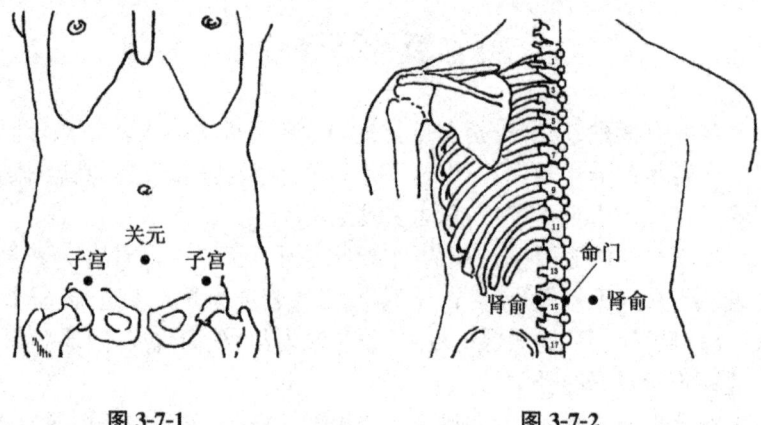

图 3-7-1   图 3-7-2

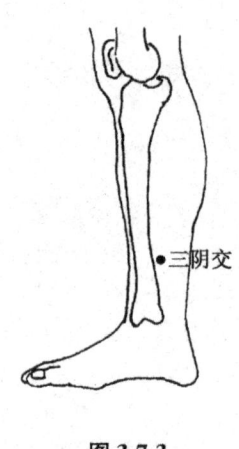

图 3-7-3

二、痰血瘀阻

（一）症状

多年不孕，经行腹痛，为胀痛或刺痛，量少色暗，严重时有瘀血块排出，此属气滞血瘀的表现；若患者形体偏胖，带下量多，面色白，伴有心悸、胸闷时呕者，此属痰浊瘀阻胞宫。

（二）治法

1. 方法一

（1）选穴　丰隆　中极　合谷　太冲　三阴交（见图 3-7-3、图 3-7-4、图 3-7-5、图 3-7-6、图 3-7-7）

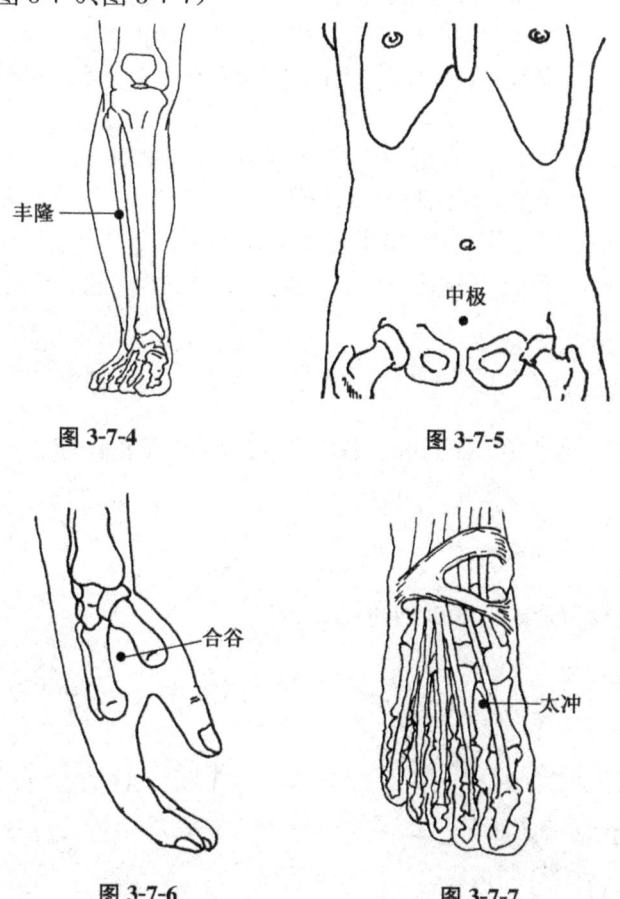

图 3-7-4

图 3-7-5

图 3-7-6

图 3-7-7

（2）定位　丰隆：小腿前外侧，外踝尖向上数 8 寸，距胫骨前缘 2 寸。
中极：在腹部，前正中线上，脐下 4 寸。
合谷：即通常所说的虎口，并拢拇指时肌肉隆起处。
太冲：在足背侧，第一、第二跖骨间隙的后方凹陷处。
三阴交：小腿内侧，足内踝尖上 3 寸，胫骨内侧后方。

（3）灸法　艾炷无瘢痕灸，中极、太冲为主穴，每穴 5～7 壮，灸至局部灼热潮红,每日 1 次,10 次为 1 个疗程,连续施灸 3 个疗程以上。

2. 方法二

(1)选穴　曲泉　中极　血海　肾俞　丰隆(见图 3-7-2、图 3-7-4、图 3-7-5、图 3-7-8)

(2)定位　曲泉:在膝内侧,膝内侧横纹端凹陷处。

中极:在腹部,前正中线上,脐下 4 寸。

血海:大腿内侧,距膝盖骨内侧的上角约三指的肌肉隆起处。

肾俞:在背部,第二腰椎棘突下,两侧旁开 1.5 寸。

丰隆:小腿前外侧,外踝尖向上数 8 寸,距胫骨前缘 2 寸。

(3)灸法　艾炷隔姜灸,用半截橄榄大小艾炷施灸,每穴 10 壮,灸至局部灼热潮红,每日或隔日 1 次,10 次为 1 个疗程,连续施灸 3 个疗程以上。

三、对症治疗

常伴有行经腹痛、带下量多等症状,临床可以根据伴随症状加用以下方法。

(一)行经腹痛

(1)选穴　神阙　气海(见图 3-7-9)

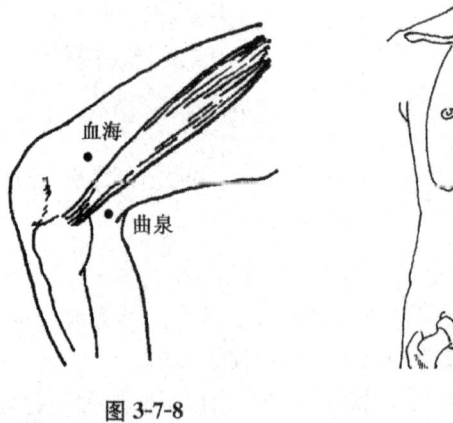

图 3-7-8

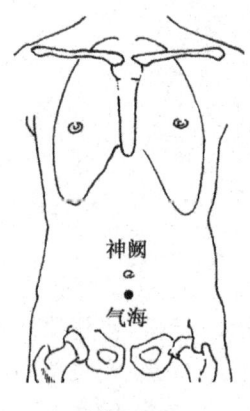

图 3-7-9

(2)定位　神阙:在腹部,前正中线上,肚脐凹陷处。

气海:在腹部,前正中线上,脐下 1.5 寸。

(3)灸法　艾条温和灸,每穴15分钟,以局部红晕灼热为度,每日1次。

(二)带下量多

1. 选穴　带脉　天枢(见图3-7-10、图3-7-11)

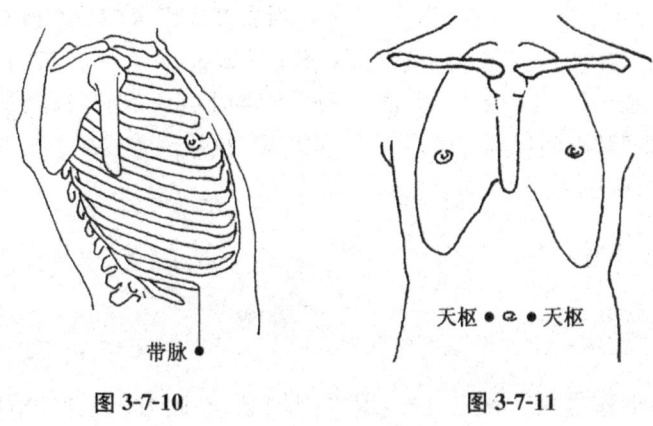

图3-7-10　　　　　　　　图3-7-11

(2)定位　带脉:在侧腹部,第十一肋骨游离缘(前端)直下,与肚脐水平线交点处。

天枢:在腹部,肚脐两侧旁开2寸。

(3)灸法　艾条温和灸,每穴15分钟,以局部红晕灼热为度,每日1次。

四、注意事项

- 配合针灸治疗,可增强疗效。
- 保持个人卫生,防止感染,若有生殖系统炎症,应及时积极治疗。
- 保证充足睡眠,忌烟酒,受孕前双方应调整身体处于最佳状态。

五、病例

王某,女,29岁,农民。于1998年5月23日初诊。自述:结婚4年无白带、痛经病史,身体较健康,但不怀孕,特来本诊室要求针灸治疗。询问其爱人身体也很健康,曾做过精子化验,结果显示正常。即取三阴交、石关穴,以轻刺重灸,留针30分钟,隔日施治1次,并嘱患者每晚临睡前自灸关元、胞门、子户,灸至皮肤灼热充血起红晕为度。共计10次,自灸1个月。于当年5月患者竟怀孕,于1999年3月3日生一男孩。

第八节 子宫下垂

子宫从正常位置沿阴道下滑至阴道外口,甚至全部脱出阴道外的一种妇科疾病。此病多因产育过多,产道及附近组织过度松弛;或在分娩过程中,宫颈及子宫内的韧带损伤;或分娩后支持组织未能及时恢复正常所引起。临床症状为:下腹、阴道、会阴部有下坠感,伴有腰背酸痛,自觉有物从阴道脱出,行走、劳作、咳嗽、排便、下蹲时更加明显,且经常反复发作。发作期常有阴道局部糜烂、分泌物增多、排尿困难或尿失禁等。一般分为气虚、肾虚两型。

一、气虚

(一)症状

子宫下移或脱出阴道口外,劳累则加剧,小腹有下坠感,精神差,乏力,不想说话,面色差,小便次数多,带下量多,色白质稀,舌淡,苔薄白,脉缓弱。

(二)治法

(1)选穴　脾俞　气海　百会　足三里　提托(见图3-8-1、图3-8-2、图3-8-3、图3-8-4)

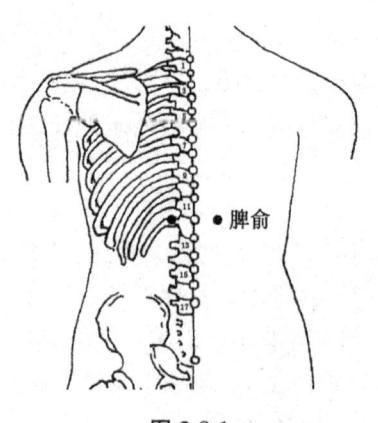

图 3-8-1

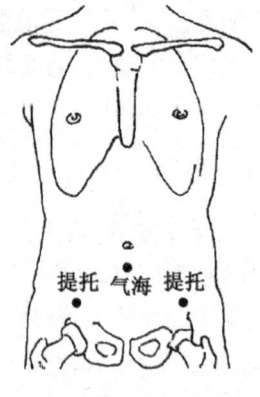

图 3-8-2

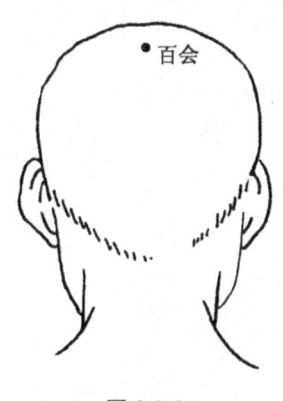
图 3-8-3

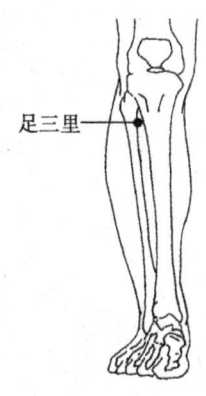
图 3-8-4

(2)定位　脾俞:在背部,第十一胸椎棘突下,两侧旁开1.5寸。

气海:在腹部,前正中线上,脐下1.5寸。

百会:在头顶部,正中线上,两耳尖连线中点,或前发际正中直上5寸。

足三里:小腿前外侧,犊鼻下(膝盖骨下缘)3寸,距胫骨前缘约一横指。

提托:在下腹部,脐下3寸,两侧旁开4寸。

(3)灸法　艾炷隔姜灸,用黄豆大艾炷施灸,每穴10壮以上,灸至局部灼热潮红,每日或隔日1次,10次为1个疗程,连续施灸5个疗程以上。

二、肾虚

(一)症状

子宫下移或脱出阴道口外,有腰酸下坠感,小便次数多,夜间睡眠汗出,头晕耳鸣,腰膝酸软,舌淡,苔薄白,脉沉弱。

(二)治法

(1)选穴　百会　关元　命门　肾俞　提托(见图3-8-3、图3-8-5、图3-8-6)

(2)定位　百会:在头顶部,正中线上,两耳尖连线中点,或前发际正中直上5寸。

关元:在腹部,前正中线上,脐下3寸。

命门:在腰部,后正中线上第二腰椎棘突(隆起的骨)下凹陷处。

肾俞:在腰部,第二腰椎棘突下,两侧旁开1.5寸。

提托:在下腹部,脐下3寸,两侧旁开4寸。

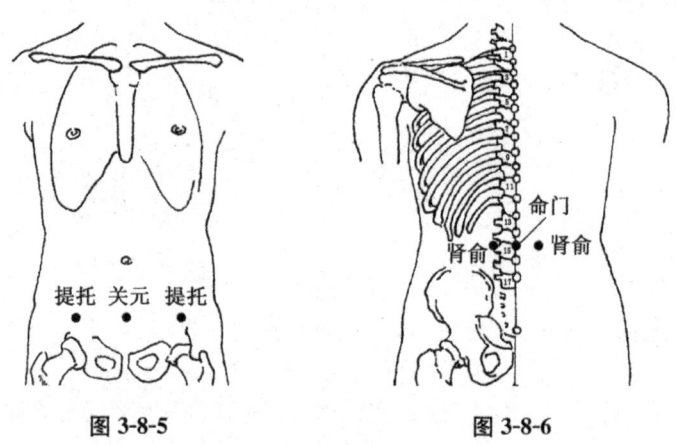

图 3-8-5　　　　　　　　图 3-8-6

(3)灸法　艾炷无瘢痕灸,用黄豆大艾炷,每穴20壮,灸至局部灼热红晕,每日1次,10次为1个疗程,连续施灸5个疗程以上。

三、对症治疗

子宫脱垂常伴有畏寒怕冷、头晕耳鸣等症状,临床可以根据伴随症状加用以下方法。

(一)畏寒怕冷

(1)选穴　大椎　至阳(见图3-8-7)
(2)定位　大椎:后正中线上,第七颈椎棘突(即低头时颈背最突起的骨头)下凹陷中。

至阳:在背部,后正中线上第七胸椎棘突(隆起的骨)下方凹陷处。

(3)灸法　艾条温和灸,每穴15分钟,以穴位红晕灼热为度,每日1次。

(二)头晕耳鸣

(1)选穴　太溪　三阴交(见图3-8-8)

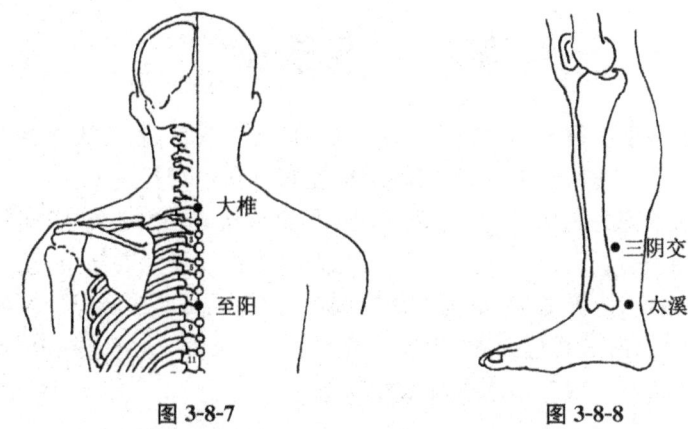

图 3-8-7　　　　　　　图 3-8-8

（2）定位　太溪：足内侧，内踝后方，内踝尖与跟腱的凹陷处。
　　　　　　三阴交：小腿内侧，足内踝尖上3寸，胫骨内侧后方。
（3）灸法　艾条温和灸，每穴15分钟，以穴位红晕灼热为度，每日1次。

四、注意事项

- 患者平时多进行体育锻炼，特别是腹部肌肉的锻炼，可增强肌肉对子宫的固定作用。
- 可食用补气血的食物，如淮山、鸡肉等。
- 注意休息，不可过度劳累。

五、病例

古某，女，58岁，干部。患子宫脱垂4年余，曾服用中西药治疗，效果不明显。于2004年5月8日就诊。检查：患者子宫脱出阴道0.5厘米，形如鹅卵，色淡红。患者自诉有少腹坠胀，腰酸，精神不佳，四肢常感觉冰冷，食量少等。查其舌脉：舌淡苔白，脉虚无力。此人属脾肾阳虚型，遂取百会、关元、脾俞、命门、足三里，艾炷隔附子饼灸，每穴9壮，连灸半月，患者诉子宫回升少许，仍有少腹坠胀感，即增加至每穴20壮，续灸半月，患者感觉坠胀感消失，感觉如常。嘱其每月自灸数次以防再发，随访1年未见再发。

第九节 乳腺增生

乳腺增生中医称为"乳癖",是由情志内伤肝气郁滞,或思虑伤脾气滞导致痰凝于乳房所致的一种乳腺疾病,是妇外科的常见病证。

临床表现为乳房结块,皮色不变,形如卵状,质地较硬,胀痛呈周期性,经前加重,经后减轻或消失;或可触及多个大小不等的结节,质地柔软或韧,无粘连,边界清楚,呈圆形或椭圆形,大多无压痛或触痛。经年累月不会溃破,若肿块迅速增大,少数会有恶变。一般为2个或多个,多发生在一侧或两侧。根据临床表现治疗如下:

一、肝郁气滞

(一)症状

肿块发生在一侧或两侧,以胀痛为主,情绪起伏较大时胀痛明显,可伴有胸胁疼痛胀满,口苦,头晕,舌红苔薄,脉弦滑。

(二)治法

(1)选穴 乳根 膺窗 太冲 合谷 血海(见图3-9-1、图3-9-2、图3-9-3、图3-9-4)

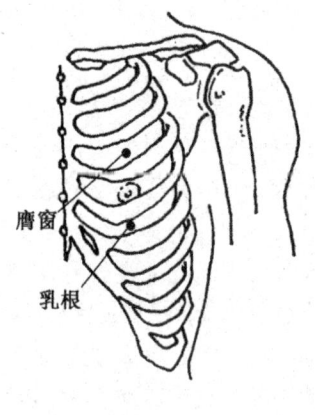

图 3-9-1

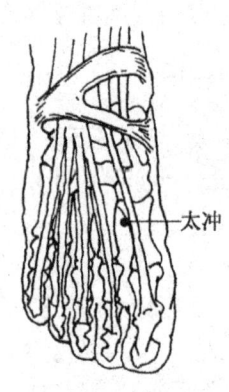

图 3-9-2

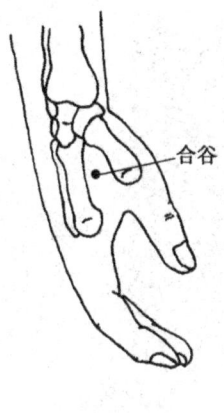

图 3-9-3　　　　　　　　图 3-9-4

(2) 定位　乳根：在胸部，乳头直下乳房根部第五肋间隙，距前中线4寸。

膺窗：在胸部，乳头直上第三肋间隙，距前正中线4寸。

太冲：在足背侧，第一、第二跖骨间隙的后方凹陷处。

合谷：即通常所说的虎口，并拢拇指时肌肉隆起处。

血海：大腿内侧，距膝盖骨内侧的上角约三指的肌肉隆起处。

(3) 灸法　艾炷隔姜灸，用黄豆大艾炷，每穴7~9壮，灸至局部灼热潮红，每日或隔日1次，10次为1个疗程。

二、脾虚痰阻

(一) 症状

乳房可触及大小不同的肿块，单发或多发在一侧或双侧，伴有神疲，肢体乏力，食少便溏，面色淡白，舌淡，脉细弱。

(二) 治法

1. 方法一

(1) 选穴　乳根　期门　脾俞　阴陵泉　足三里（见图3-9-5、图3-9-6、图3-9-7、图3-9-8）

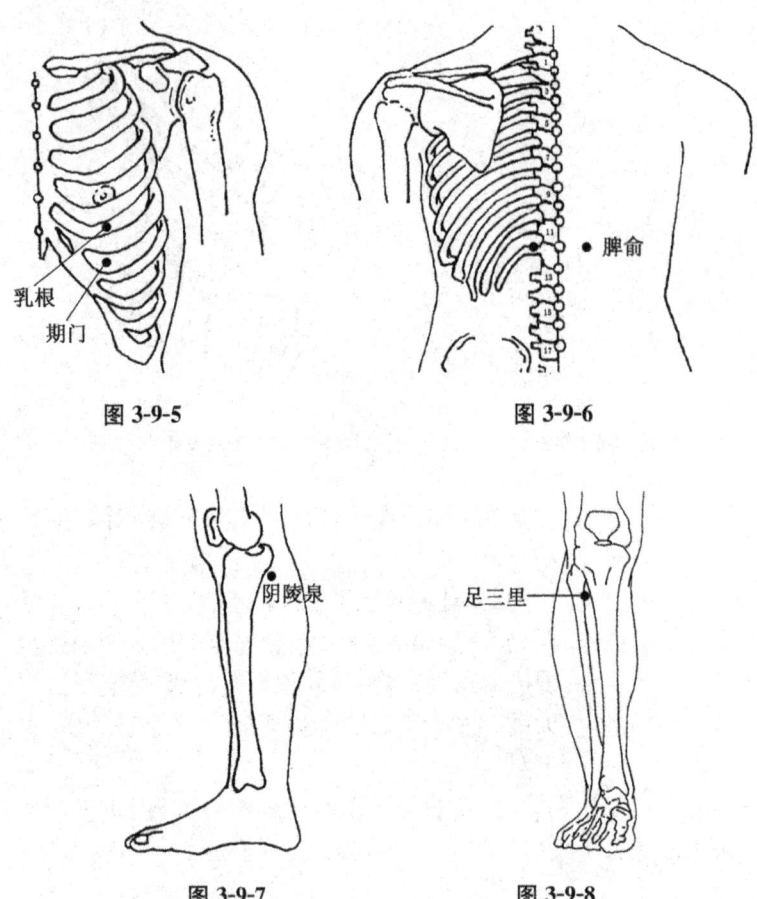

图 3-9-5　　　　　　　　　　图 3-9-6

图 3-9-7　　　　　　　　　　图 3-9-8

(2) 定位　乳根：在胸部，乳头直下乳房根部第五肋间隙，居前中线4寸。

期门：锁骨中点垂直向下第六肋间隙（即肋骨之间的凹陷）处，距前正中线4寸。

脾俞：在背部，第十一胸椎棘突下，两侧旁开1.5寸。

阴陵泉：在小腿内侧，胫骨内侧髁后下方凹陷处（从踝关节后方，沿骨的边缘向上推行至尽头处即是穴位）。

足三里：小腿前外侧，犊鼻下（膝盖骨下缘）3寸，距胫骨前缘约一横指。

(3) 灸法　艾条温和灸，每穴15分钟，以局部红晕灼热为度，每日

1次,10次为1个疗程,坚持5个疗程以上。

2. 方法二

(1)选穴　膺窗　膻中　丰隆　足三里(见图3-9-9、图3-9-10)

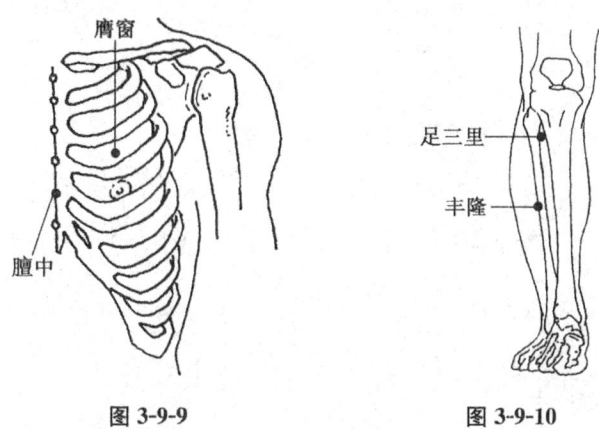

图 3-9-9　　　　　图 3-9-10

(2)定位　膺窗:在胸部,第三肋间隙,距前正中线4寸。

膻中:在胸部,两乳头连线中点处。

丰隆:小腿前外侧,外踝尖向上数8寸,距胫骨前缘2寸。

足三里:小腿前外侧,犊鼻下(膝盖骨下缘)3寸,距胫骨前缘约一横指。

(3)灸法　艾炷无瘢痕灸,用黄豆大艾炷,每穴10壮,每日1次,10次为1个疗程,应坚持5个疗程以上。

三、对症治疗

乳腺增生病常伴有烦躁、食欲差等症状,临床可以根据伴随症状加用以下方法。

(一)烦躁

(1)选穴　劳宫　内关(见图3-9-11、图3-9-12)

(2)定位　劳宫:在手掌中,握拳时中指所指处。

内关:在前臂内侧,腕横纹上2寸,两骨之间凹陷处。

(3)灸法　艾条温和灸,每穴15分钟,以局部红晕灼热为度,每日1次。

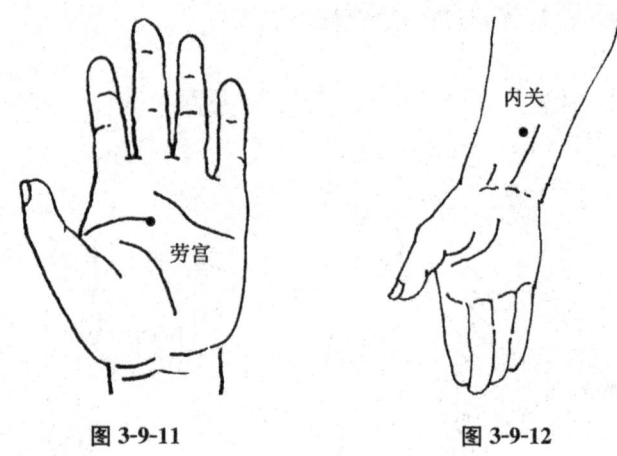

图 3-9-11　　　　　　　图 3-9-12

（二）食欲差

(1)选穴　中脘　胃俞（见图 3-9-13、图 3-9-14）

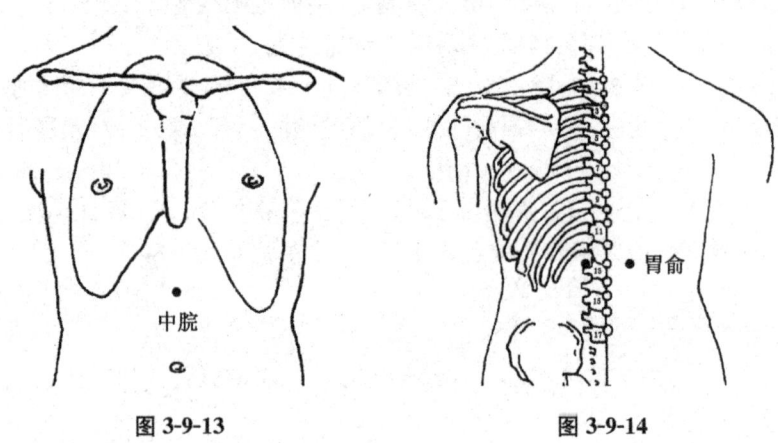

图 3-9-13　　　　　　　图 3-9-14

(2)定位　中脘：在腹部，在前正中线上，脐上 4 寸处。
　　　　　胃俞：在背部，第十二胸椎棘突下，两侧旁开 1.5 寸。
(3)灸法　艾条温和灸，每穴 15 分钟，以局部红晕灼热为度，每日 1 次，灸至食欲改善为止。

四、注意事项

- 若灸前能配合穴位按摩，灸后配合药物内外并治，效果会更好。

- 治疗期间忌食酸辣等刺激性及煎炸食物。
- 保持心情舒畅,有利于巩固治疗效果。

五、病例

李某,女,30岁,工人。患乳腺增生2年余,曾去某县医院诊治,经查乳房肿块3厘米×5厘米,医院认为只能手术治疗,患者因恐惧手术治疗,来我处。经询问,患者乳房肿块,在月经期前期胀痛较甚,行经完后痛减,平时常因生活琐事与配偶吵架,夜间经常失眠,舌红苔白腻,脉弦微滑。证属肝郁气滞,取太冲、合谷、丰隆、肝俞、期门灸治,经治疗10次后胀痛感消失,继续治疗2疗程,肿块缩小至2厘米×3厘米。后嘱其每日自灸,半年后复查,肿块消失,随访半年未见再发。

第十节 小儿惊风

小儿惊风,又称惊厥,以频繁抽搐和意识不清为主证,可分为急惊风和慢惊风。急惊风俗称"抽风",是一种由外感时邪、痰热内扰或受惊吓而引起的急性危重病证。相当于现代医学的小儿惊厥,可见于多种疾病,如高热、乙型脑炎、流行性脑膜炎、破伤风、原发性癫痫等。慢惊风是由吐泄日久,脾胃损伤,气血虚弱而致,也可由急惊风治疗不及时而转变所致。现代医学如慢性脑膜炎、结核性脑膜炎可归此类。

急惊风临床表现为起病急,高热,神志不清,两目上视,牙关紧闭,痰声重,颈项强直,四肢抽搐,面色青紫,严重者二便失禁,指纹青紫,临床由于发病原因不同,可见各种不同的并发症,但总以"热、痰、风、惊"为主要特征。

慢惊风临床表现为发病缓慢,抽搐无力,时作时止。精神委靡,乏力,嗜睡,面色萎黄,食欲差,便溏或完谷不化,四肢不温,手足震颤,口鼻气息冷,唇青舌淡。

一、急惊风

(一)症状

起病急,高热,神志不清,两目上视,牙关紧闭,痰声重,颈项强直,四肢抽搐,面色青紫,严重者二便失禁。

(二)治法

1. 方法一

(1)选穴　神阙　太冲　涌泉(见图 3-10-1、图 3-10-2、图 3-10-3)

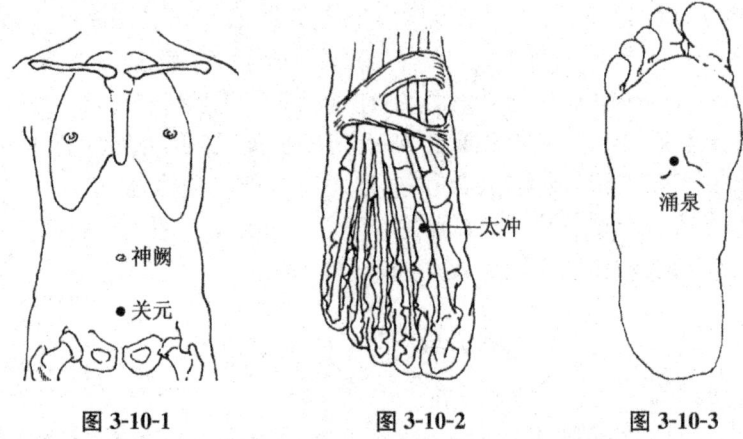

图 3-10-1　　　　　图 3-10-2　　　　　图 3-10-3

(2)定位　神阙:前正中线上,肚脐凹陷处。

太冲:在足背侧,第一、第二跖骨间隙的后方凹陷处。

涌泉:在足底部,卷足时前部凹陷处,足底二、三趾趾缝纹头端与足跟连线的前 1/3 与后 2/3 交点上。

(3)灸法　神阙用艾炷(大小如麦粒)灸,每穴 3～5 壮,其余穴可用艾条温和灸,神志清醒即止。

2. 方法二

(1)选穴　水沟　十宣　百会　合谷　太冲(见图 3-10-2、图 3-10-4、图 3-10-5、图 3-10-6、图 3-10-7)

(2)定位　水沟:在面部,即人中沟的上 1/3 与中 1/3 的交点处。

十宣:分别在十个手指尖端,距指甲游离缘 0.1 寸,共十穴。

百会:在头顶部,正中线上,两耳尖连线中点,或前发际正中直上 5 寸。

合谷:即通常所说的虎口,并拢拇指时肌肉隆起处。

太冲:在足背侧,第一、第二跖骨间隙的后方凹陷处。

(3)灸法　选以上 1～2 个穴位,艾炷无瘢痕灸,用麦粒大艾炷,每穴 3～5 壮,灸至神志清醒为止。

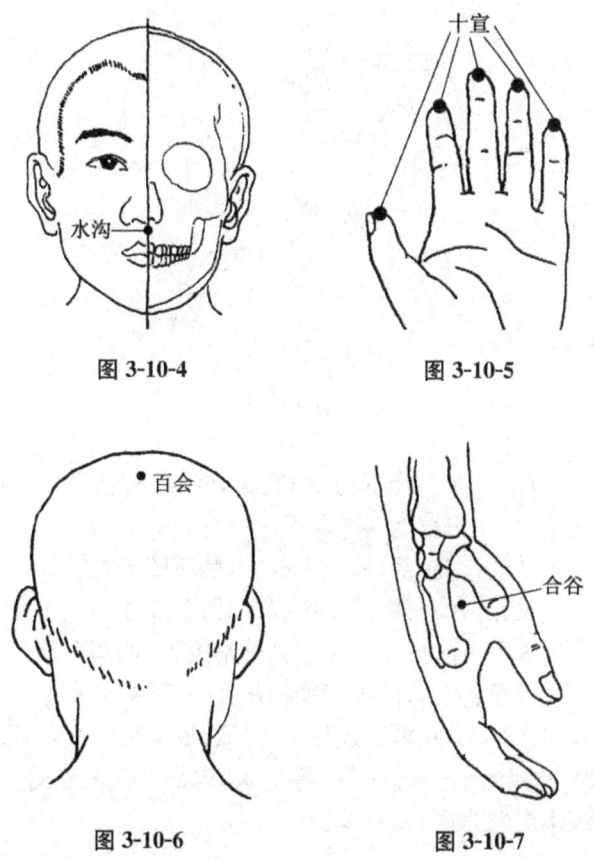

图 3-10-4

图 3-10-5

图 3-10-6

图 3-10-7

二、慢惊风

（一）症状

发病缓慢，抽搐无力，时作时止。精神委靡，乏力，嗜睡，面色萎黄，食欲差，便溏或完谷不化，四肢不温，手足震颤，口鼻气息冷，唇青舌淡。

（二）治法

(1) 选穴　水沟　百会　神阙　关元　脾俞　肾俞（见图 3-10-1、图 3-10-4、图 3-10-6、图 3-10-8)

(2) 定位　水沟：在面部，人中沟的上 1/3 与中 1/3 的交点处。

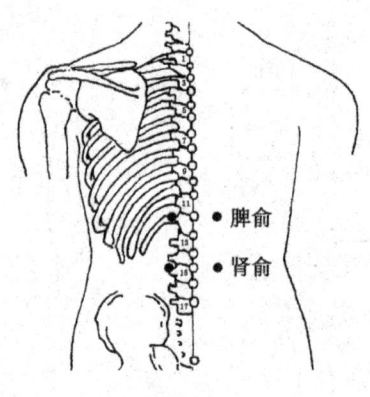

图 3-10-8

  百会：在头顶部，正中线上，两耳尖连线中点，或前发际正中直上 5 寸。
  神阙：在腹部，前正中线上，肚脐凹陷处。
  关元：在腹部，前正中线上，脐下 3 寸。
  脾俞：在背部，第十一胸椎棘突下，两侧旁开 1.5 寸。
  肾俞：在背部，第二腰椎棘突下，两侧旁开 1.5 寸。
  (3) 灸法　艾炷无瘢痕灸，选用 1～2 穴，取麦粒大艾炷灸之，每穴 3～5 壮，灸至皮肤温热红润即止；艾条温和灸，选用 3～5 穴，每穴灸 5～7 分钟，以穴位红晕温热为度，每日 2 次。

三、对症治疗

  急惊风常伴有高热、多痰症状，临床可以根据伴随症状加用以下方法。

(一)高热

  (1) 选穴　曲池　大椎（见图 3-10-9、图 3-10-10）
  (2) 定位　曲池：屈肘，肘横纹桡侧端凹陷中。
      大椎：后正中线上，第七颈椎棘突下凹陷中。
  (3) 灸法　艾条雀啄灸，每穴 10～15 分钟，以穴位红晕灼热为度，每日 1 次，10 次为 1 个疗程，每日 2～3 次。

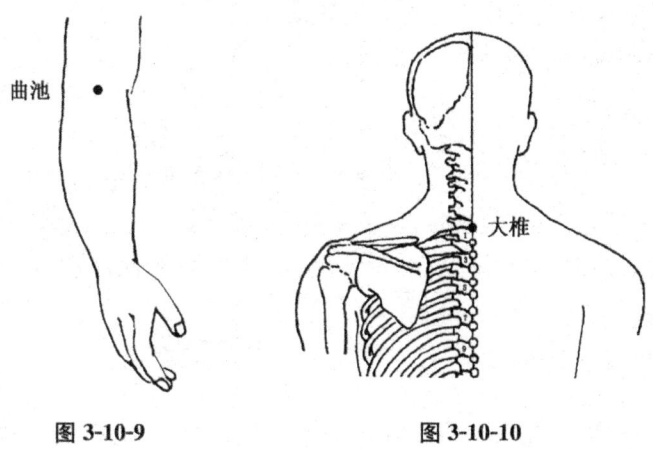

图 3-10-9　　　　　图 3-10-10

(二) 多痰

(1) 选穴　丰隆(见图 3-10-11)

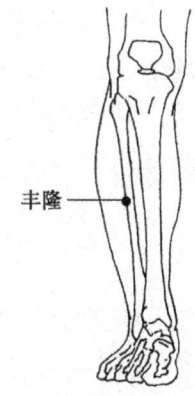

图 3-10-11

(2) 定位　丰隆：小腿前外侧，外踝尖数 8 寸，距胫骨前缘 2 寸。
(3) 灸法　艾条温和灸 5 分钟，以穴位红晕灼热为度，每日 2～3 次。

四、注意事项

- 此法为救急之用，若病情无缓解，应该立即送往医院救治。
- 惊风伴高热者应采取多种方法降温。

- 惊风伴痰盛者应保持呼吸道通畅。
- 室内保持安静,避免惊扰患儿。

五、病例

吴某,2岁。突患惊风,后诊断为流行性脑膜炎,当时神智模糊,高热40.8℃,颈项强直,痰鸣音重,急灸神阙、丰隆、大椎、太冲、涌泉数十壮,灸后患儿神志恢复,体温降至37.8℃,后行保健灸法数次痊愈。

第十一节　小儿遗尿

遗尿俗称"尿床",是指3岁以上的小儿睡眠中小便自遗,醒后才知的一种病证。3岁以下的小儿大脑未发育完成,正常的排尿习惯尚未养成,尿床不属病态,而年长小儿因贪玩、过度疲劳、睡前多饮等偶然尿床者也不属病态。现代医学认为,本病因大脑皮层、皮层下中枢功能失调而引起。

中医认为多因肾气不足、下元亏虚或脾肺两虚、下焦湿热等导致膀胱约束无权而发生,临床表现为睡中尿床,数夜或每夜一次,甚者一夜数次。根据临床表现不同,主要分为肾气不足、肺脾气虚型与下焦湿热型。

一、肾气不足、肺脾气虚

(一)症状

面色淡白,精神不振,反应迟钝,白天小便亦多,疲劳后尿床加重,重者四肢寒冷,腰腿无力,大便稀溏,舌淡。

(二)治法

1. 方法一

(1)选穴　关元　气海　膀胱俞　三阴交(见图3-11-1、图3-11-2、图3-11-3)

(2)定位　关元:前正中线上,脐下3寸。

　　　　　气海:前正中线上,脐下1.5寸。

　　　　　膀胱俞:在骶部,骶正中嵴旁1.5寸,平第二骶孔。

　　　　　三阴交:小腿内侧,足内踝尖上3寸,胫骨内侧后方。

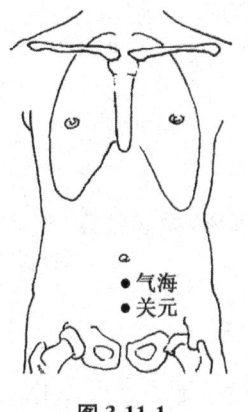

图 3-11-1　　　　　　　　图 3-11-2

(3)**灸法**　艾条温和灸,以上每穴灸 6～8 分钟,以穴位红晕温热为度,每日 1 次,遗尿停止后即止,平时可间隔数天保健施灸。

2. 方法二

(1)**选穴**　中极　膀胱俞　次髎　身柱(见图 3-11-2、图 3-11-4、图 3-11-5)

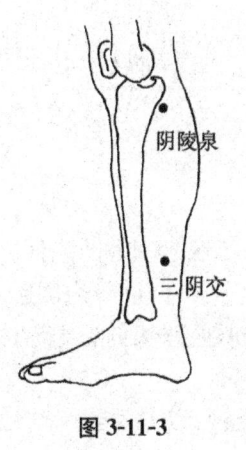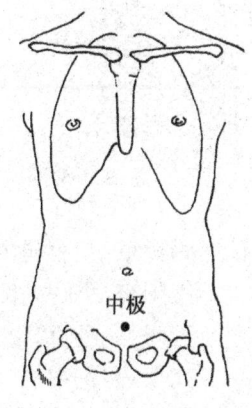

图 3-11-3　　　　　　　　图 3-11-4

(2)**定位**　中极:前正中线上,脐下 4 寸。

膀胱俞:在骶部,骶正中嵴旁 1.5 寸,平第二骶孔。

次髎:在骶部,髂后上嵴内下方,适对第二骶孔处。

身柱:在背部,后正中线上,第三胸椎棘突下凹陷中。

(3)**灸法**　艾条温和灸,以上每穴灸 6～8 分钟,以穴位红晕温热为度,每日1次,遗尿停止后即止,平时可间隔数天保健施灸。

二、下焦湿热

(一)症状

尿频量少,色黄味臭,外阴瘙痒,烦躁易怒,面唇红赤,口干舌红,舌苔黄。

(二)治法

(1)选穴　阴陵泉　三阴交　行间　气海(见图3-11-1、图3-11-3、图3-11-6)

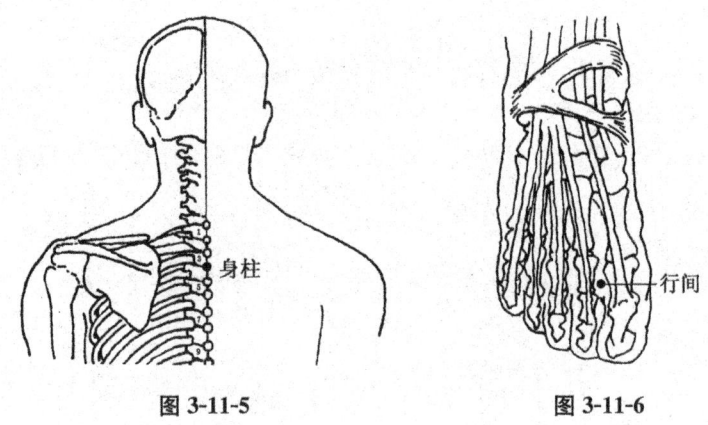

图 3-11-5　　　　　　　　　图 3-11-6

(2)定位　阴陵泉:在小腿内侧,胫骨内侧髁后下方凹陷处。
三阴交:小腿内侧,足内踝尖上3寸,胫骨内侧后方。
行间:在足背,第一、第二趾间,趾蹼缘的后方赤白肉际处。
气海:前正中线上,脐下1.5寸。
(3)灸法　艾条雀啄灸,每穴10~15分钟,以穴位红晕灼热为度,每日1次,10次为1个疗程,病愈即止。

三、注意事项

- 实施灸法时应注意避风、保暖。
- 治疗期间应培养患儿按时排尿的习惯,夜间定时叫醒患儿起床排尿。

- 平时勿使孩子过度疲劳,注意适当加强营养,晚上临睡前不宜过多饮水。
- 要对患儿耐心教育,鼓励其树立自信心,切勿嘲笑和歧视他们,避免产生恐惧、紧张和自卑。

四、病例

王某,男,12岁,学生。自幼至今,夜夜尿床,从未间断。患者智力、体质发育尚好。就诊时,面色白,体瘦,舌苔薄白,诊为脾肾气虚。取身柱、关元、三阴交每穴灸5壮,每日1次,当晚尿即止,灸至7次,停灸观察,3个月随访,未见复发。

第十二节 小儿腹泻

小儿腹泻是由外感邪气或者内伤于乳食而造成的一种胃肠道疾病,以婴幼儿夏秋季发病居多。现代医学儿科中消化不良,急慢性肠炎属此类范围。

临床表现为小儿大便次数增多,粪质稀薄,或完谷不化,或粪质如水样。根据临床表现不同,可主要分为外感风寒,食积胃热,脾肾阳虚、湿浊内困三型。

一、外感风寒

(一)症状

可见患儿大便次数增多,大便稀泡沫多,恶寒发热,鼻塞流涕,口不渴,舌苔白,食指血管纹色红。

(二)治法

(1)选穴 天枢 中脘 神阙 风府 大椎(见图3-12-1、图3-12-2、图3-12-3)

(2)定位 天枢:在腹部,肚脐两侧旁开2寸。

中脘:在前正中线上,脐上4寸处。

神阙:前正中线上,肚脐凹陷处。

风府:在项部,当后发际正中直上1寸,枕部突出骨的下方

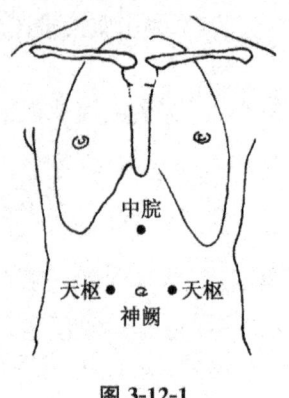

图 3-12-1

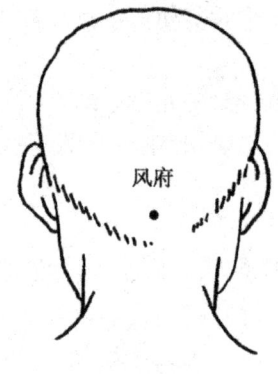

图 3-12-2

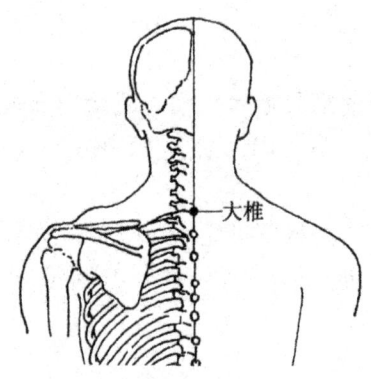

图 3-12-3

凹陷处,两侧斜方肌之间。

大椎:后正中线上,第七颈椎棘突下凹陷中。

(3)灸法 艾条温和灸,每穴 5～7 分钟,以局部皮肤潮红为度,每日 1～2 次,腹泻停止后巩固 1～2 日。

二、食积胃热

(一)症状

患儿大便次数增多,大便如蛋花样,或黄绿恶臭,呕吐口渴,舌质红苔黄,食指血管纹色紫。

(二)治法

(1)选穴　天枢　中脘　四缝　上巨虚(见图 3-12-1、图 3-12-4、图 3-12-5)

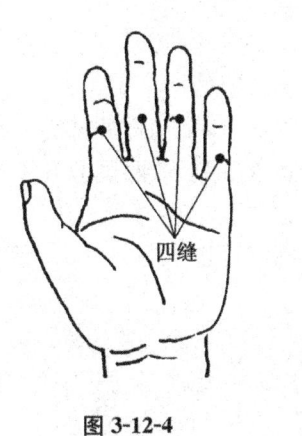

图 3-12-4

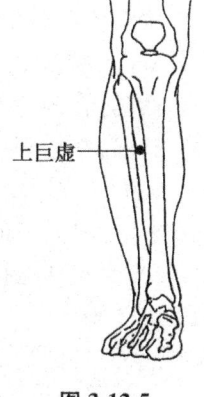

图 3-12-5

(2)定位　天枢:在腹部,肚脐两侧旁开 2 寸。
　　　　　中脘:在前正中线上,脐上 4 寸处。
　　　　　四缝:第二、第三、第四、第五指掌面,近端指关节横纹中点。
　　　　　上巨虚:小腿前外侧,犊鼻下(膝盖骨下缘)6 寸,距胫骨前缘约一横指,即足三里下 3 寸。

(3)灸法　艾条雀啄灸,每穴 5～7 分钟,以局部皮肤潮红为度,每日 1 次,灸至腹泻停止后巩固 1～2 日即可。

三、脾肾阳虚、湿浊内困

(一)症状

大便次数增多,时泄时止,或泄于五更之时,便溏或便中夹有不消化食物,腹隐痛腹胀,体瘦乏力,畏寒肢冷,面色淡白或萎黄,舌淡胖,舌边有齿痕。

(二)治法

1. 方法一

(1)选穴　天枢　中脘　神阙　命门　脾俞(见图 3-12-1,图 3-12-6)

(2)定位　天枢:在腹部,肚脐两侧旁开 2 寸。

中脘:在前正中线上,脐上 4 寸处。

神阙:前正中线上,肚脐凹陷处。

命门:在腰背部,后正中线上,第二腰椎棘突下凹陷处。

脾俞:在背部,第十一胸椎棘突下,两侧旁开 1.5 寸。

(3)灸法　神阙艾炷隔盐灸,用麦粒大艾炷,每穴 3~5 壮;余穴艾条温和灸,每穴 5~7 分钟,以局部皮肤潮红为度,10 次为 1 个疗程,长期施灸,有益脏腑,可提高机体抵抗力。

2. 方法二

(1)选穴　天枢　神阙　肾俞　脾俞　身柱(见图 3-12-1,图 3-12-7)

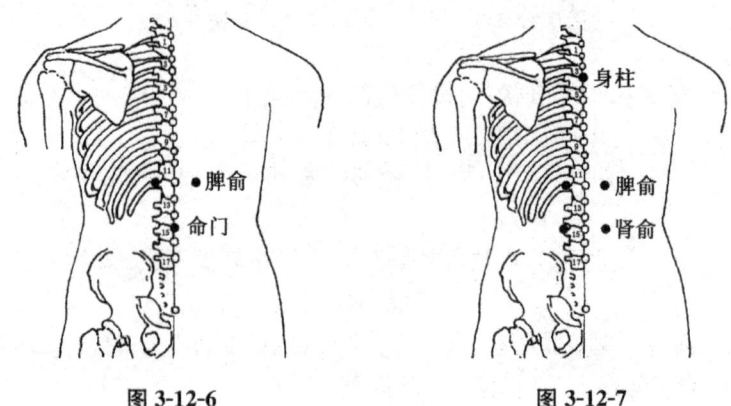

图 3-12-6　　　　　　图 3-12-7

(2)定位　天枢:在腹部,肚脐两侧旁开 2 寸。

神阙:前正中线上,肚脐凹陷处。

肾俞:在背部,第二腰椎棘突下,两侧旁开 1.5 寸。

脾俞:在背部,第十一胸椎棘突下,两侧旁开 1.5 寸。

身柱:在背部,后正中线上第三胸椎棘突下凹陷处。

(3)灸法　艾炷隔姜灸,用麦粒大艾炷,每穴 5~7 壮,以局部皮肤潮红为度,每日 1 次。10 次为 1 个疗程,长期施灸,可提高机体免疫力。

四、注意事项

- 虚弱患儿注意施灸部位保暖,避风寒,预防感冒。
- 小儿气血虚弱,属热证者施灸不可过久,否则反而对病情不利。
- 患儿腹泻属热证者,需注意施灸手法,以泻法为主。

五、病例

曾某,男,2岁。患儿由儿科门诊确诊为消化不良腹泻转来,病儿腹泻已十余天,大便水样,黄绿色,每日5~10次,大便常规镜检:有黏液、未消化物、脂肪滴、白细胞、红细胞少许。大便培养无细菌生长。曾用中西药治疗,效果不显。采用艾条温灸,以神阙穴为中心,旋转温灸左右天枢穴30分钟,每日3次,治疗1天后大便逐渐恢复正常,2天后症状消失。

第十三节 小儿夜啼

小儿夜啼是指1岁以内的哺乳婴儿白日玩耍、食乳、睡眠如常,入夜则啼哭不止,或时哭时止,不得安睡。

中医学根据其临床表现将病因归结为三类,即心热、脾寒、惊恐。根据病因的不同,治疗如下。

一、心热

(一)症状

小儿夜间烦躁多啼,面唇红赤,身热,小便短赤,手掌心热,鱼际处血管红赤。

(二)治法

(1)选穴 通里 中冲 劳宫(见图3-13-1、图3-13-2、图3-13-3)
(2)定位 通里:仰掌,在前臂掌侧,尺侧腕屈肌腱的桡侧缘,腕横纹上1寸。

中冲:手中指末节尖端中央。

劳宫:手掌心,握拳屈指时中指尖处。

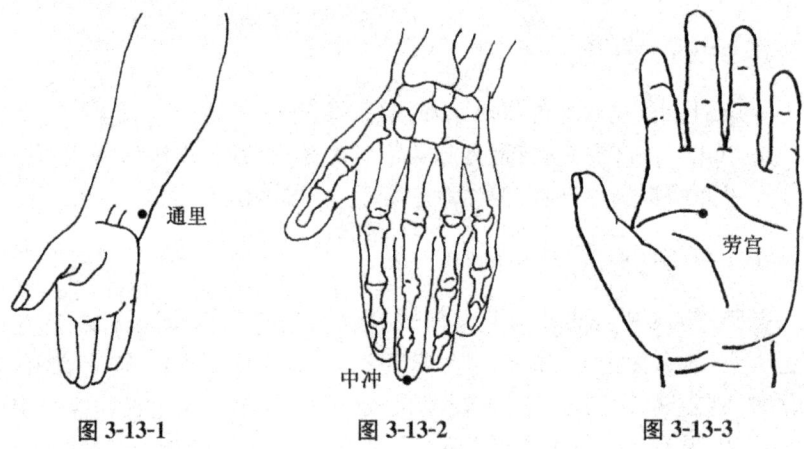

图 3-13-1　　　　　图 3-13-2　　　　　图 3-13-3

(3)灸法　艾条雀啄灸,每穴 5 分钟,以穴位红晕温热为度,每日 1 次,每日临睡前灸,夜啼减少后可隔数天灸 1 次。

二、脾寒

(一)症状

小儿夜啼,面色青白,手足不温,腹部喜温喜按,或大便溏泄,鱼际处络脉青。

(二)治法

(1)选穴　中脘　神阙　公孙(见图 3-13-4、图 3-13-5)

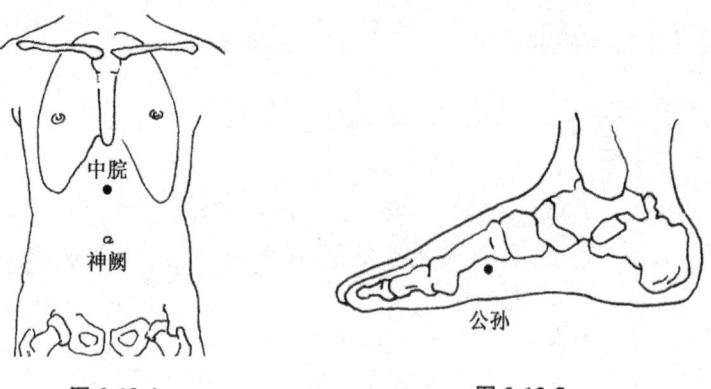

图 3-13-4　　　　　　　　　　图 3-13-5

(2)定位　中脘:在腹部,前正中线上,脐上4寸处。

神阙:在腹部,前正中线上,肚脐凹陷处。

公孙:在足内侧缘,第一跖骨基底前下方。

(3)灸法　艾条温和灸,中脘、神阙各10分钟,每侧公孙各5分钟,以穴位红晕温热为度,每晚1次,夜啼减少后可隔数天灸1次。

三、受惊

(一)症状

小儿夜啼时哭时止,夜多梦中惊醒而啼,闻声触发,眼神不定。

(二)治法

(1)选穴　百会　劳宫　涌泉　神门(见图3-13-3、图3-13-6、图3-13-7、图3-13-8)

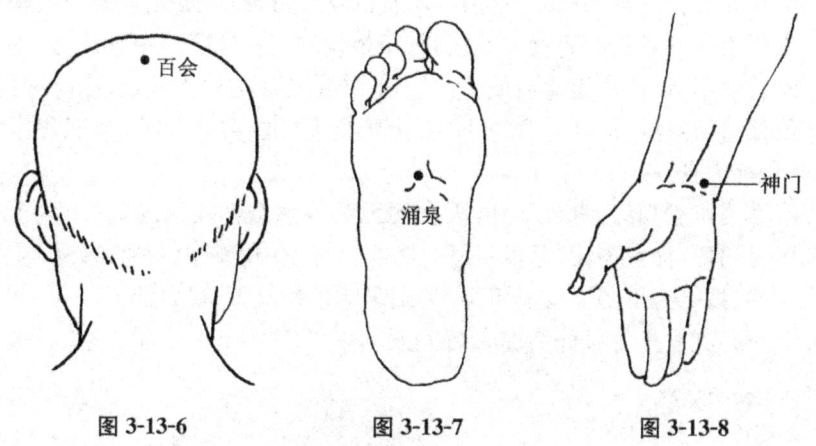

图 3-13-6　　　　　图 3-13-7　　　　　图 3-13-8

(2)定位　百会:在头顶部,正中线上,两耳尖连线中点,或前发际正中直上5寸。

劳宫:在手掌心,握拳屈指时中指尖处。

涌泉:在足底部,卷足时前部凹陷处,足底二、三趾趾缝纹头端与足跟连线的前1/3与后2/3交点上。

神门:仰掌,在腕部腕掌侧横纹尺侧端,尺侧腕屈肌的桡侧凹陷处。

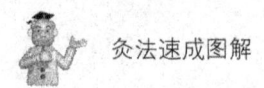

(3)灸法　艾条温和灸,用麦粒大艾炷,每穴 3~5 分钟,以穴位红晕温热为度,每日 1~2 次,临睡前加灸 1 次,效果更佳,病愈即止。

四、注意事项

- 施灸最好在临睡前进行。
- 夜间尽量避免让患儿情绪激动,保持房间安静。

五、病例

韩某,男,1 岁。父代诉:患儿白天安静,一到深夜 12 点则无故哭闹,直到天明即止。曾经到医院检查,未发现病变。服药月余,不见好转。即取上法,温和灸百会、涌泉,次日喜告未啼。随访 1 个月未复发。

第十四节　小儿厌食

小儿厌食又称"恶食",是由于不良的饮食习惯、微量元素缺乏及精神因素所引起的较长时间食欲不振,甚至拒食的一种病证。中医认为,小儿平时饮食不节、长期偏食造成脾胃损伤,或患儿体虚脾胃气虚,精神压抑、情绪低落而致肝胃不和、食欲不振,为厌食发生的主要病机,与现代医学的"精神厌食"相似。

其临床表现为,食欲下降,厌食而无其他急慢性疾病影响,严重拒食者可见消瘦,面色萎黄,毛发不泽。久病可并发中度以上贫血、营养不良、佝偻病、抵抗力下降而反复感染,甚则影响生长发育、智力低下。

小儿厌食主要可分为虚实两大证,治疗方法如下。

一、实证

(一)症状

多见于乳食、痰湿内阻,腹痛拒按,呕吐乳食痰涎,大便臭秽,舌苔腻。

(二)治法

(1)选穴　脾俞　胃俞　中脘　梁门　足三里　公孙(见图 3-14-1、图 3-14-2、图 3-14-3、图 3-14-4)

(2)定位　脾俞:在背部,第十一胸椎棘突下,两侧旁开 1.5 寸。

胃俞:在背部,第十二胸椎棘突下,两侧旁开1.5寸。
中脘:在腹部,前正中线上,脐上4寸处。
梁门:在上腹部,脐上4寸,距前中线2寸。
足三里:小腿前外侧,犊鼻下3寸,距胫骨前缘约一横指。
公孙:在足内侧缘,第一跖骨基底前下方。

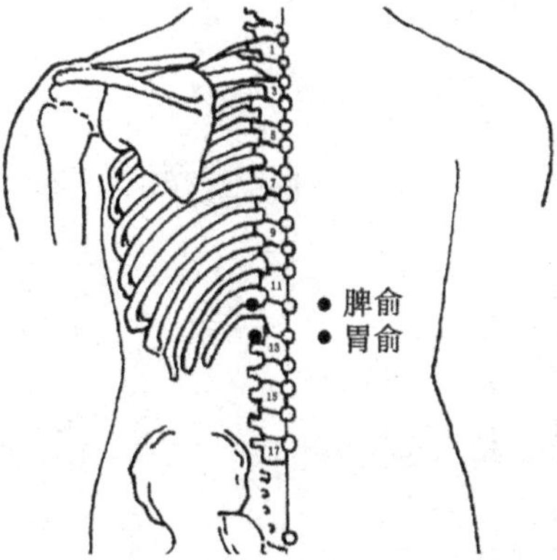

图 3-14-1 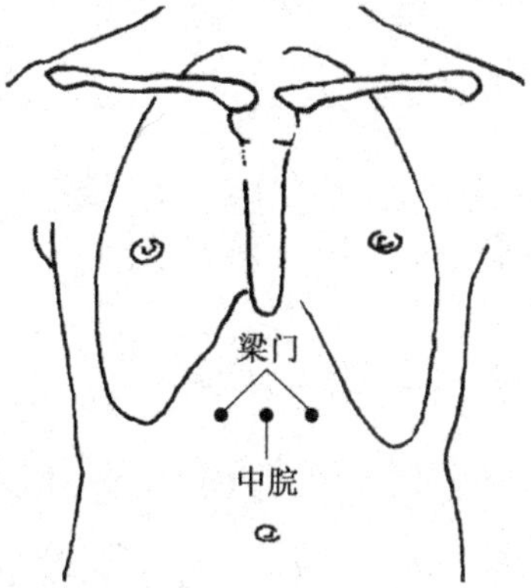　　　　　　　　图 3-14-2

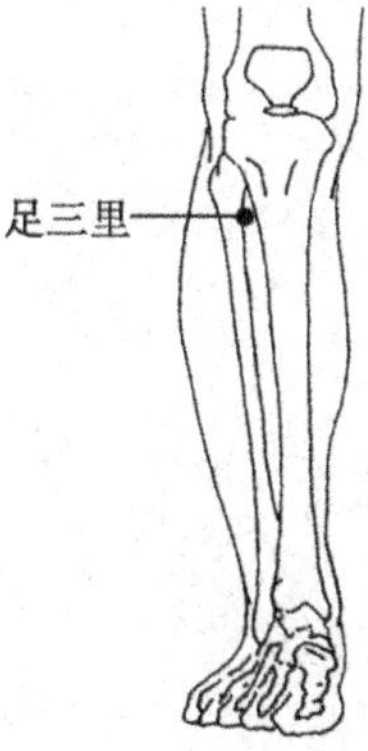

图 3-14-3 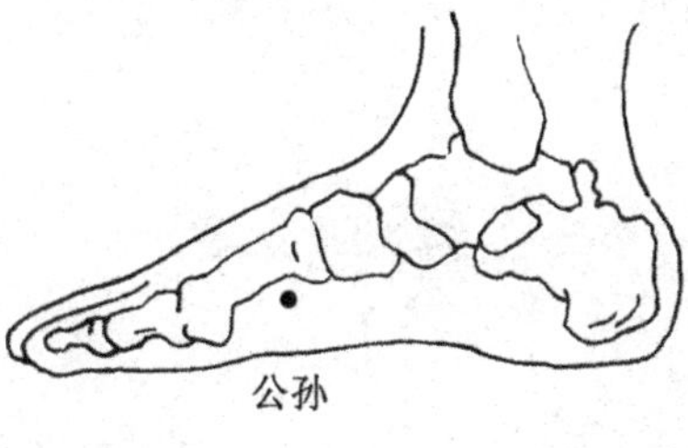　　　　　　　　图 3-14-4

(3)灸法　每次取2～3穴,艾条温和灸,每穴5～10分钟,以穴位红晕温热为度,每天1次,10次为1个疗程,食欲恢复后即可停灸。

二、虚证

（一）症状

多见于脾胃虚弱或胃中阴液不足,患儿消瘦,神疲乏力,面色萎黄,毛发干枯,便溏或便干,舌色淡或红,舌苔薄。

（二）治法

(1)选穴　脾俞　足三里　中脘　三阴交　身柱　气海（见图 3-14-3,图 3-14-5、图 3-14-6、图 3-14-7）

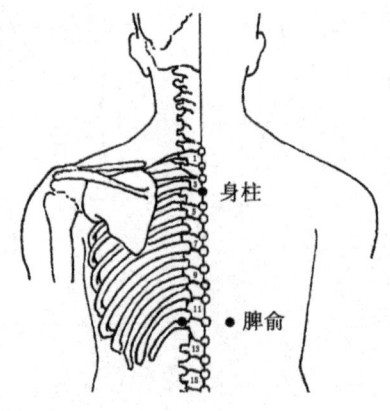

图 3-14-5

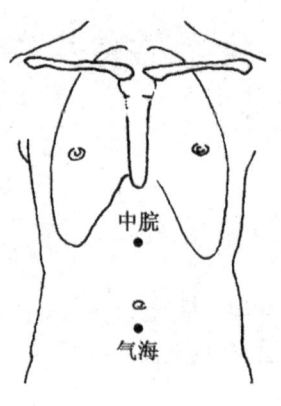

图 3-14-6

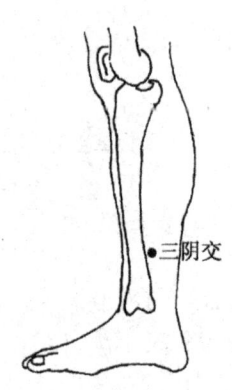

图 3-14-7

(2) 定位　脾俞:在背部,第十一胸椎棘突下,两侧旁开 1.5 寸。
足三里:小腿前外侧,犊鼻下 3 寸,距胫骨前缘约一横指。
中脘:在腹部,在前正中线上,脐上 4 寸处。
三阴交:小腿内侧,足内踝尖上 3 寸,胫骨内侧后方。
身柱:在背部,后正中线上第三胸椎棘突下凹陷处。
气海:在腹部,前正中线上,脐下 1.5 寸。

(3) 灸法　每次取 2~3 穴,艾条温和灸,每穴 6~8 分钟,以穴位红晕温热为度,每日 1 次,10 次为 1 个疗程,食欲恢复后即可停灸。

三、注意事项

· 小儿发生厌食,应仔细查找原因,若是由寄生虫引起的厌食,应积极配合进行驱虫治疗。

· 厌食属实证者,膳食应搭配均衡,不可只提供高蛋白、高热量的食物,忌油腻。

· 虚弱患儿,厌食症状有所改善时,应根据患儿情况逐渐增加食量,不可过量,忌油腻。

· 若患儿精神抑郁自闭,家长应及时查找原因,引导患儿。

四、病例

柳某,男,5 岁。就诊时间 1999 年 4 月 5 日。其父诉:厌食 3 月余,长期嗜食薯片、糖饼,三餐食量极少,常有拒食表现,体瘦,面色萎黄,口气臭,大便干,时有便秘,烦躁易怒。经查无任何急、慢性病,曾服中西药治疗,效果不佳。取脾俞、中脘、足三里、三阴交、太冲,每日 2 次,3 日后食量增加,半月后饮食恢复正常。

第四章 泌尿、皮肤科疾病

第一节 阳 痿

阳痿是指由劳伤心脾，纵欲过度，或湿热下注所致的一种生殖系统疾病。大多数患者由精神、心理、神经功能、不良嗜好、慢性疾病等因素致病，如手淫、房事过度、神经衰弱、生殖腺功能不全、糖尿病、长期饮酒、过量吸烟等。现代医学的性神经衰弱以及感染性、慢性病引发的阳痿属于此列。

临床表现为成年男性未到性功能衰退之时，性交时出现阴茎萎软不举，或举而不坚，坚而不久，不能正常性交者。根据病因不同，可分为实证、虚证两型。

一、实证

（一）症状

阴茎虽勃起，但时间短暂，每多早泄，阴囊潮湿、有异味，下肢酸重，小便赤黄，情绪抑郁或烦躁，舌红，苔白或黄腻，脉濡数。

（二）治法

(1)选穴　关元　然谷　曲泉　阴陵泉　三阴交（见图4-1-1、图4-1-2、图4-1-3、图4-1-4）

(2)定位　关元：在腹部，前正中线上，脐下3寸。

　　　　　然谷：在足内侧缘，足舟骨粗隆下方，赤白肉际处（即足背深色皮肤与足底浅色皮肤交界处）。

　　　　　曲泉：在膝内侧横纹端凹陷处。

　　　　　阴陵泉：在小腿内侧，胫骨内侧髁后下方凹陷处。

　　　　　三阴交：小腿内侧，足内踝尖上3寸，胫骨内侧后方。

(3)灸法　艾条温和灸，每穴15～30分钟，灸至皮肤红润、温热，以局部红晕灼热为度，每日或隔日1次，10次为1个疗程，可长期施灸。

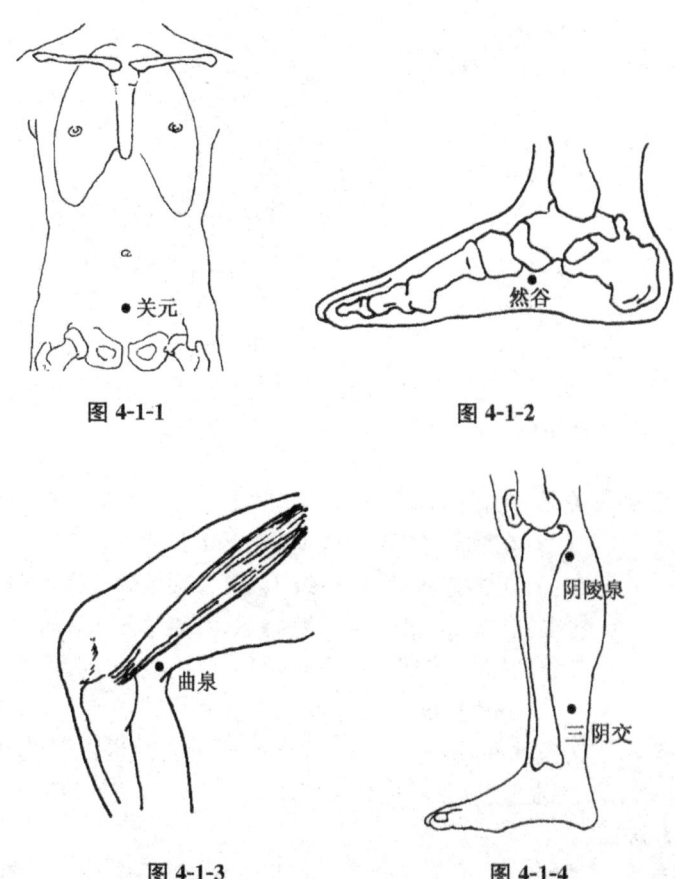

图 4-1-1　　　　　　　　图 4-1-2

图 4-1-3　　　　　　　　图 4-1-4

二、虚证

（一）症状

行房前阴茎萎软不举或举而不坚，精液清冷或射精障碍，常伴有头晕目眩，腰酸耳鸣，畏寒肢冷，面色灰暗，眼圈黯黑，精神委靡，舌淡，脉沉细弱无力。

（二）治法

1. 方法一

（1）选穴　关元　气海　命门　肾俞　然谷（见图 4-1-2、图 4-1-5、图 4-1-6）

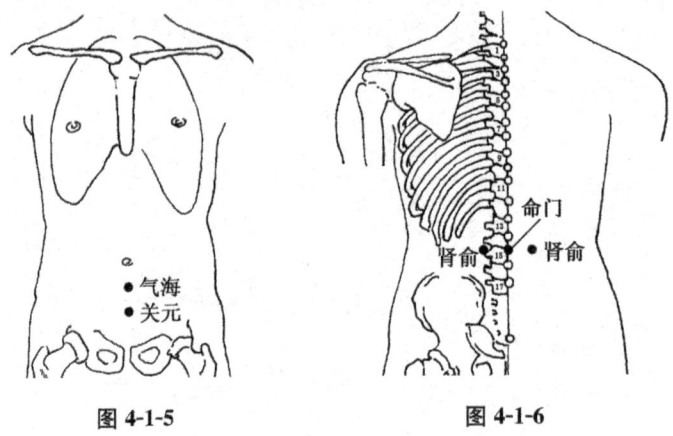

图 4-1-5　　　　　　　　图 4-1-6

(2)定位　关元:在腹部,前正中线上,脐下 3 寸。

气海:在腹部,前正中线上,脐下 1.5 寸。

命门:在腰背部,后正中线上,第二腰椎棘突下凹陷处。

肾俞:在背部,第二腰椎棘突下,两侧旁开 1.5 寸。

然谷:在足内侧缘,足舟骨粗隆下方,赤白肉际处(即足背深色皮肤与足底浅色皮肤交界处)。

(3)灸法　艾条温和灸,每穴 15～30 分钟,灸至局部红晕灼热,每日或隔日 1 次,10 次为 1 个疗程,可长期施灸。

2. 方法二

(1)选穴　神阙　关元　肾俞　足三里　太溪(见图 4-1-6、图 4-1-7、图 4-1-8、图 4-1-9)

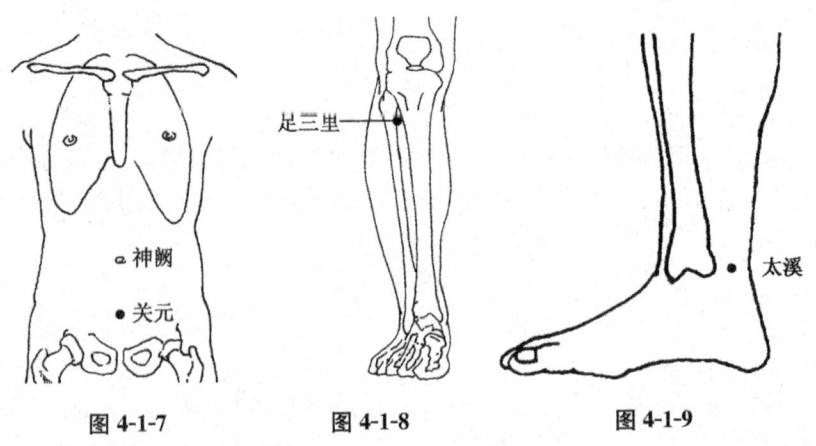

图 4-1-7　　　　　　图 4-1-8　　　　　　图 4-1-9

(2)定位　神阙:在腹部,前正中线上,肚脐凹陷处。
关元:在腹部,前正中线上,脐下3寸。
肾俞:在背部,第二腰椎棘突下,两侧旁开1.5寸。
足三里:小腿前外侧,犊鼻下(膝盖骨下缘)3寸,距胫骨前缘约一横指。
太溪:足内侧,内踝后方,内踝尖与跟腱的凹陷处。

(3)灸法　神阙(艾炷隔盐灸,每次15～30壮),其他穴位温和灸,每穴15分钟,以局部红晕灼热为度,每日1次,10次为1个疗程,可长期施灸。

三、注意事项

- 施灸期间避寒保暖。
- 注意休息,避免过劳,施灸期间不可行房。
- 施灸期间饮食应保持营养充足,尽量避免食用煎炸生冷,可配合中药内服或食疗调理。

四、病例

颜某,男,35岁。自述阳痿5年余,性欲淡漠。服中药数百剂无效。现头昏耳鸣,畏寒肢冷,腰膝酸软,夜尿频,舌淡,苔少而滑,脉沉细而弱。治以温肾壮阳,取肾俞、次髎、关元、足三里、三阴交、太溪。关元施灸,其他腧穴针刺。经治疗20次,房事正常。后来其妻子怀孕,产一男孩。

第二节　遗　精

遗精是指无性交而精液自行外泄的一种男性疾病。有梦(睡眠时)而**精液外泄者为梦遗**;无梦(清醒时)而精液外泄者为滑精,无论是梦遗还是滑精都统称为遗精。在未婚男青年中80%～90%的人有遗精现象,一般1周不超过1次属正常的生理现象;如果1周数次或1日数次,并伴有精神委靡、腰酸腿软、心慌气喘,则属于病理性。本病可以大体分为梦遗和滑精两型。

一、梦遗

(一)症状

梦境纷纭,阳事易举,遗精有一夜数次,或数夜一次,或兼早泄,伴有头晕,心烦少寐,腰酸耳鸣,小便黄,舌红,苔薄少,脉细数。

(二)治法

1. 方法一

(1)选穴　三阴交　肾俞　关元　太溪(见图 4-2-1、图 4-2-2、图 4-2-3)

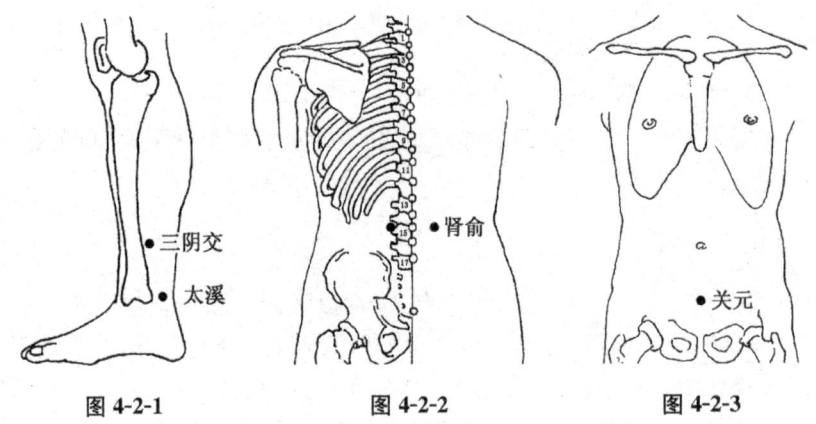

图 4-2-1　　　　　　图 4-2-2　　　　　　图 4-2-3

(2)定位　三阴交:小腿内侧,足内踝尖上 3 寸,胫骨内侧后方。

肾俞:在背部,第二腰椎棘突下,两侧旁开 1.5 寸。

关元:在腹部,前正中线上,脐下 3 寸。

太溪:足内侧,内踝后方,内踝尖与跟腱的凹陷处。

(3)灸法　艾条温和灸,每穴 15 分钟,灸至局部红晕灼热为度,每日 1 次,10 次为 1 个疗程,灸至遗精次数减少后可间隔施灸。

2. 方法二

(1)选穴　心俞　肾俞　神门　太溪(见图 4-2-1、图 4-2-4、图 4-2-5)

(2)定位　心俞:在背部,第五胸椎棘突下,旁开 1.5 寸。

肾俞:在背部,第二腰椎棘突下,两侧旁开 1.5 寸。

神门:仰掌,在腕部腕掌侧横纹尺侧端,尺侧腕屈肌的桡侧凹陷处。

太溪:足内侧,内踝后方,内踝尖与跟腱的凹陷处。

(3)灸法　艾条温和灸,每穴15分钟,灸至局部红晕灼热为度,每日1次,10次为1个疗程,灸至遗精次数减少后可间隔施灸。

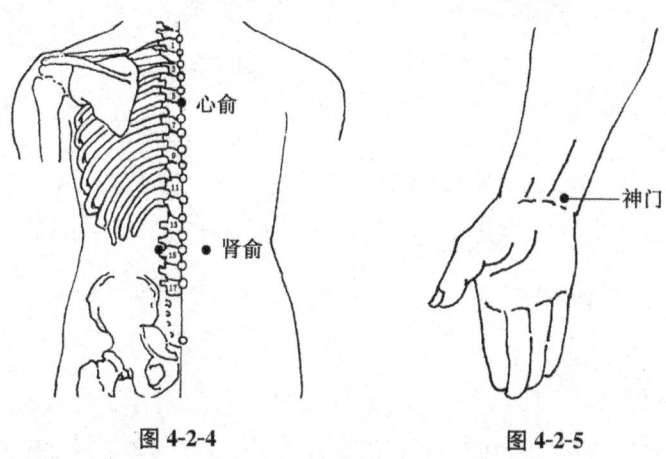

图 4-2-4　　　　　　图 4-2-5

二、滑精

(一)症状

无梦而遗,甚则见色流精,滑泄频繁,腰部酸冷,面色苍白,神倦乏力,或兼阳痿,自汗,短气,舌淡,苔薄白,脉沉细弱无力。

(二)治法

(1)选穴　神阙　命门　气海　大赫　三阴交(见图 4-2-1、图 4-2-6、图 4-2-7)

(2)定位　神阙:在腹部,前正中线上,肚脐凹陷处。

命门:在腰背部,后正中线上,第二腰椎棘突下凹陷处。

气海:在腹部,前正中线上,脐下 1.5 寸。

大赫:在下腹部,脐下 4 寸,前正中线旁开 0.5 寸。

三阴交:小腿内侧,足内踝尖上 3 寸,胫骨内侧后方。

(3)灸法　神阙艾炷隔盐灸,每次 15～30 壮,其他穴温和灸,每穴 10 分钟,以局部红晕灼热为度,每日 1 次,10 次为 1 个疗程,灸至滑精不再出现为止。

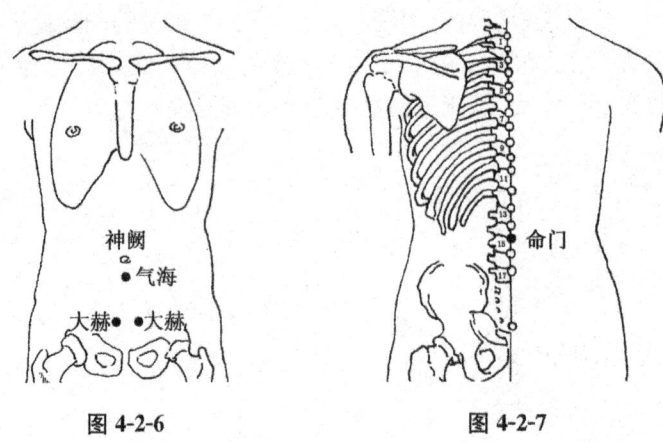

图 4-2-6　　　　　　　图 4-2-7

三、对症治疗

遗精常伴有头晕目眩、神倦便溏、小便灼涩、不爽等症状,根据临床表现可加用以下方法。

(一)头晕目眩

(1)选穴　风池　百会(见图 4-2-8、图 4-2-9)

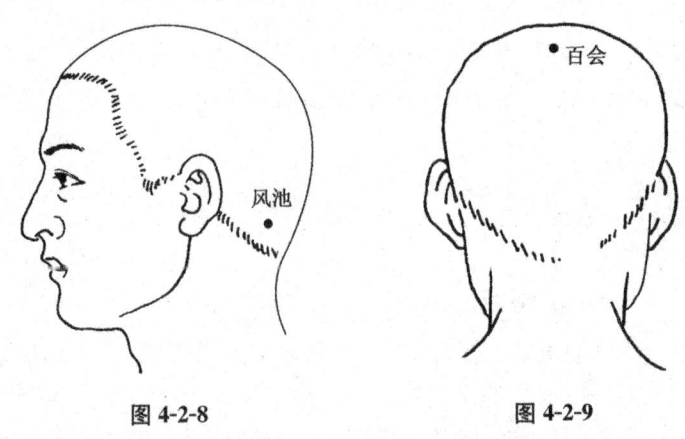

图 4-2-8　　　　　　　图 4-2-9

(2)定位　风池:在项部,枕骨下缘,胸锁乳突肌与斜方肌之间的凹陷处。

百会:在头顶部,正中线上,两耳尖连线中点,或前发际正中直上 5 寸。

(3)灸法　艾条温和灸,每穴 10 分钟,以局部红晕灼热为度,每日 1 次,10 次为 1 个疗程。

(二)神倦便溏

(1)选穴　脾俞　足三里(见图 4-2-10、图 4-2-11)

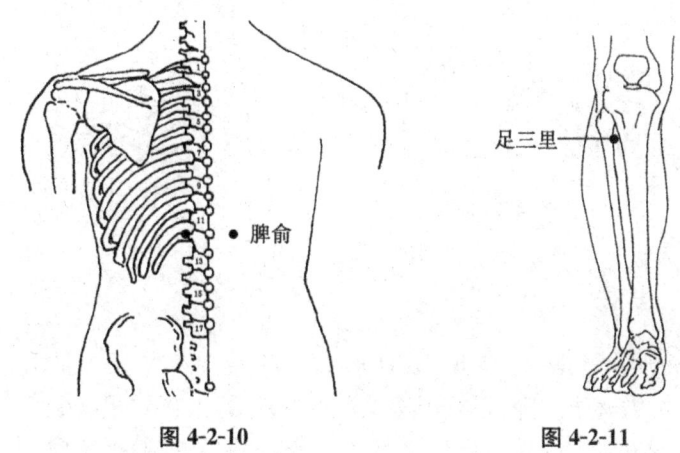

图 4-2-10　　　　　　图 4-2-11

(2)定位　脾俞:在背部,第十一胸椎棘突下,两侧旁开 1.5 寸。
　　　　　足三里:小腿前外侧,犊鼻下 3 寸,距胫骨前缘约一横指。
(3)灸法　艾条温和灸,每穴 10 分钟,以局部红晕灼热为度,每日 1 次,10 次为 1 个疗程。

(三)小便灼涩、不爽

(1)选穴　膀胱俞　中极(见图 4-2-12、图 4-2-13)
(2)定位　膀胱俞:在骶部,骶正中嵴旁 1.5 寸,平第二骶孔。
　　　　　中极:在腹部,前正中线上,脐下 4 寸。
(3)灸法　艾条温和灸,每穴 10 分钟,以局部红晕灼热为度,每日 1 次,10 次为 1 个疗程。

四、注意事项

- 施灸期间保持充足睡眠,避免过度运动,禁房事。
- 饮食尽量清淡,忌食酸辣等刺激性及煎炸食物。
- 穿着宽松的内衣,夜间铺盖避免过热。

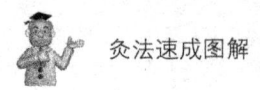

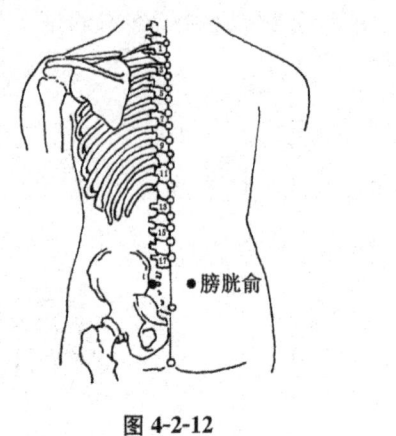

图 4-2-12

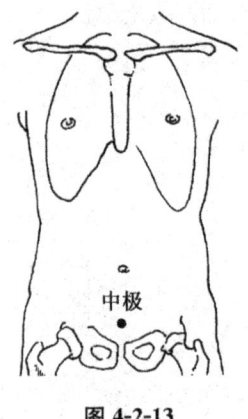

图 4-2-13

五、病例

张某,男,学生,1994 年 12 月初诊。病史:半年来感头晕眠差,纳食无味,记忆力逐步下降,近日因考试而有所加重,并感觉腰膝酸软,当拿到考试卷,因紧张而出现一阵持续 10 分钟的滑精,顿时精神恍惚,全身无力瘫于椅子上,以后每隔 5 分钟左右滑精 1 次。经诊治,即针神门、三阴交、太溪,行补法,进针 15 分钟后滑精停止,神情转安。二诊:睡眠稍好转,但仍有少量滑精,四肢畏寒,灸关元、命门,并配合针刺神门、肾俞、三阴交、太溪。经此法治疗 7 次后诸证消失,记忆力较前增强。

第三节 早 泄

早泄是指由于阴虚火旺、阴阳两虚或紧张所引起的男子刚进行性交不久即射精,或阴茎未插入阴道即发生射精的病证,而影响正常的性生活。

主要表现为性交时射精过早过快。由于临床表现的不同,可分为阴虚火旺和阴阳两虚两大类。

一、阴虚火旺

(一)症状

阴虚火旺者可见欲念时起,阴茎易勃起,或举而不坚,性交时易早泄,梦遗滑精,头晕目眩,心悸耳鸣,口燥咽干,舌红脉弦数。

(二)治法

1. 方法一

(1)选穴　肾俞　志室　太溪　然谷　三阴交(见图4-3-1、图4-3-2、图4-3-3)

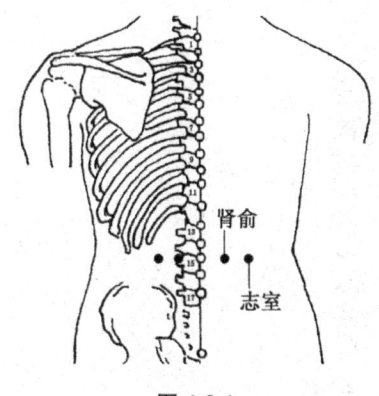

图 4-3-1

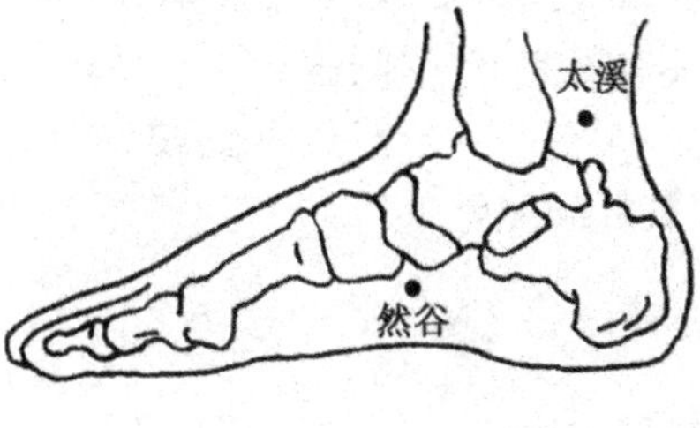

图 4-3-2 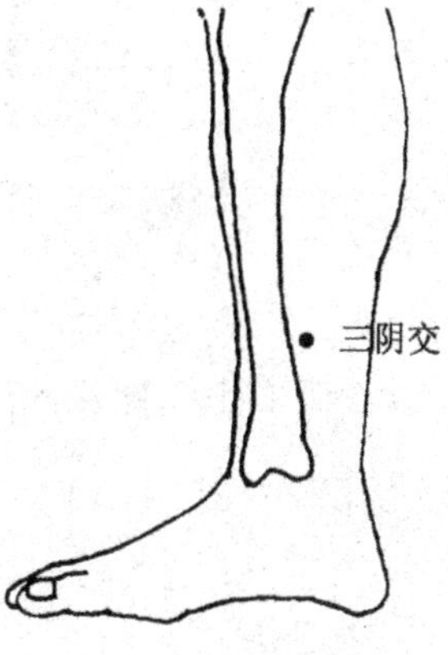　　　　　　图 4-3-3

(2)定位　肾俞:在背部,第二腰椎棘突下,两侧旁开1.5寸。

志室:在腰部,第二腰椎棘突下,旁开3寸。

太溪:足内侧,内踝后方,内踝尖与跟腱的凹陷处。

然谷:足内侧缘,足舟骨粗隆下方,赤白肉际(皮肤颜色分界处)。

三阴交:小腿内侧,足内踝尖上3寸,胫骨内侧后方。

(3)灸法　艾条温和灸,每穴10分钟,以局部红晕灼热为度,每日1次,10次为1个疗程,灸至症状好转后间隔施灸。

2. 方法二

(1)选穴　心俞　神门　太溪　肾俞(见图4-3-2、图4-3-4、图4-3-5)

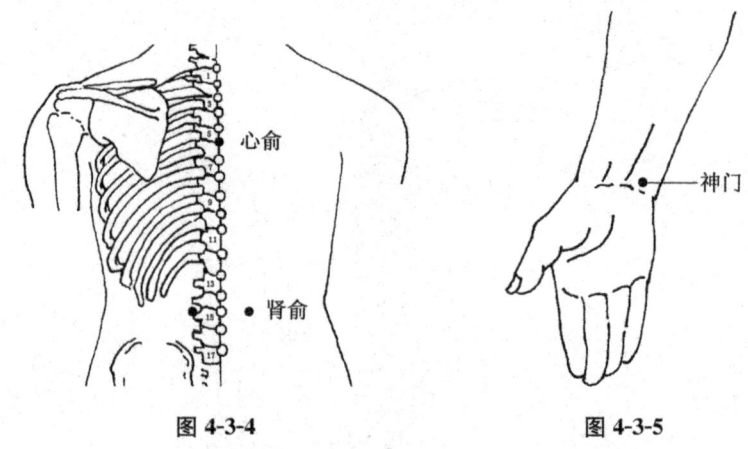

图4-3-4　　　　　　　　　　图4-3-5

(2)定位　心俞:在背部,第五胸椎棘突下,旁开1.5寸。

神门:仰掌,在腕部腕掌侧横纹尺侧端,尺侧腕屈肌的桡侧凹陷处。

太溪:足内侧,内踝后方,内踝尖与跟腱的凹陷处。

肾俞:在背部,第二腰椎棘突下,两侧旁开1.5寸。

(3)灸法　艾条温和灸,每穴10分钟,以局部红晕灼热为度,每日1次,10次为1个疗程,灸至症状好转后间隔施灸。

二、阴阳两虚

(一)症状

畏寒肢冷,面色暗白,乏力气短,腰膝酸软,早泄伴阳痿遗精,舌质淡红,脉细弱。

(二)治法

1. 方法一

(1)选穴　关元　气海　腰阳关　肾俞(见图4-3-6、图4-3-7)

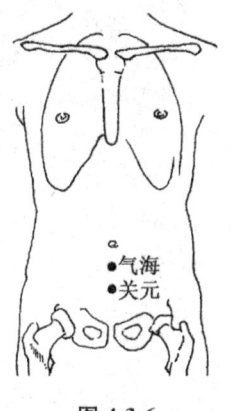

图 4-3-6

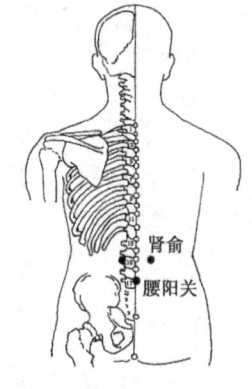

图 4-3-7

(2) 定位　关元：在腹部，前正中线上，脐下 3 寸。

气海：在腹部，前正中线上，脐下 1.5 寸。

腰阳关：在腰部，第四腰椎棘突下凹陷处。

肾俞：在背部，第二腰椎棘突下，两侧旁开 1.5 寸。

(3) 灸法　艾炷隔姜灸，用黄豆大艾炷施灸，每穴 30 壮以上，每日或隔日 1 次，10 次为 1 个疗程。也可用艾条温和灸，每穴 15 分钟，每日或隔日 1 次，10 次为 1 个疗程，灸至症状好转后间隔施灸。

2. 方法二

(1) 选穴　足三里　三阴交　命门　关元　气海（见图 4-3-3、图 4-3-6、图 4-3-8、图 4-3-9）

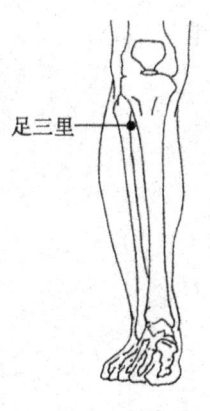

图 4-3-8

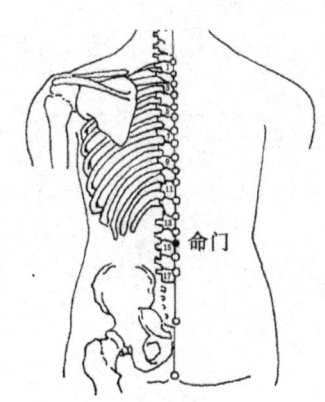

图 4-3-9

(2)定位　足三里：小腿前外侧，犊鼻下3寸，距胫骨前缘约一横指。
三阴交：小腿内侧，足内踝尖上3寸，胫骨内侧后方。
命门：在腰背部，后正中线上，第二腰椎棘突下凹陷处。
关元：在腹部，前正中线上，脐下3寸。
气海：在腹部，前正中线上，脐下1.5寸。

(3)灸法　艾条温和灸，每穴15分钟，以局部红晕灼热为度，每日或隔日1次，10次为1个疗程，灸至症状好转后间隔施灸。

三、对症治疗

早泄常伴有遗精、阳痿等症状，临床可以根据伴随症状加用以下方法。

(一)遗精

(1)选穴　太溪　然谷(见图4-3-2)
(2)定位　太溪：足内侧，内踝后方，内踝尖与跟腱的凹陷处。
　　　　　然谷：在足内侧缘，足舟骨粗隆下方，赤白肉际(皮肤颜色分界处)。
(3)灸法　艾条温和灸，每穴15分钟，以局部红晕灼热为度，每日1次。

(二)阳痿

(1)选穴　神阙(见图4-3-10)
(2)定位　神阙：在腹部，前正中线上，肚脐凹陷处。

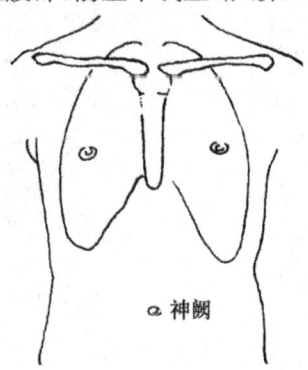

图 4-3-10

(3)灸法 艾炷隔盐灸,用黄豆大艾炷,每次 15~30 壮,灸至脐部感觉温热,或艾条温和灸 15 分钟。

四、注意事项

- 施灸期间保持充足睡眠,避免过度运动,禁房事。
- 饮食尽量清淡,忌食酸辣等刺激性及煎炸食物。
- 若为精神紧张引起的早泄,夫妻双方相互配合,放松紧张情绪。

五、病例

李某,男,25 岁,结婚 3 年,早泄,且着体则泄,李某苦恼。诊之尺部脉软弱,腰酸如折。灸关元、气海、中极、肾俞,灸至 70 壮,自觉下焦收敛,其气凝固,能维持一刻钟之久。仍予灸治,凡 3 月余,逾白壮,元神充沛,容光焕发。笑谓余曰"精关固矣"。

第四节 慢性前列腺炎

慢性前列腺炎是男性泌尿和生殖系统常见病之一,多发于 20~50 岁的人群。慢性前列腺炎有排尿延迟、尿后滴尿或滴出白色前列腺液、遗精、早泄、阳痿等症状。一般分为湿热内蕴和脾肾亏虚两型。

一、湿热内蕴

(一)症状

小便次数增多,余滴不尽,或小便浑浊,排尿延迟,或见尿道有湿热感,口渴等,或伴有遗精、早泄、阳痿等症状,舌红,苔黄腻,脉滑数。

(二)治法

(1)选穴 三阴交 秩边 阴陵泉 中极 次髎(见图 4-4-1,图 4-4-2、图 4-4-3)
(2)定位 三阴交:小腿内侧,足内踝尖上 3 寸,胫骨内侧后方。
秩边:在臀部,与臀缝上端平行,沿骶骨(即与臀缝上端相连的骨)两侧边缘旁凹陷处。
阴陵泉:在小腿内侧,胫骨内侧髁后下方凹陷处(从踝关节后方,沿骨的边缘向上推行至尽头处即是穴位)。

中极:在腹部,前正中线上,脐下4寸。

次髎:在骶部,髂后上嵴内下方,适对第二骶孔处。

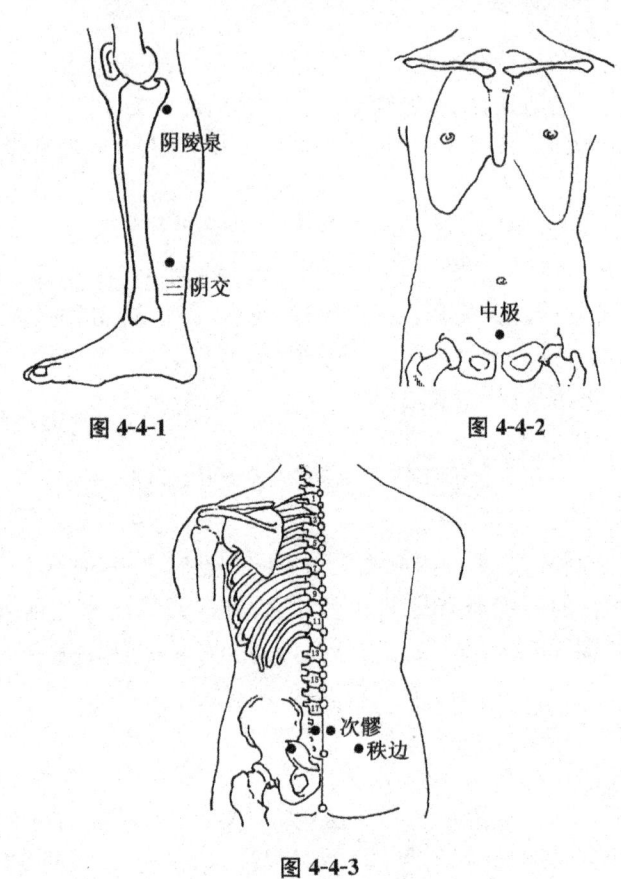

图 4-4-1　　　　　　图 4-4-2

图 4-4-3

(3)灸法　艾条雀啄灸(即像麻雀进食时头部一上一下地运动),艾条距皮肤最近时0.5~1厘米,从而产生一阵阵灼热感,每穴10~15分钟,以局部红晕灼热为度,每日1次,10次为1个疗程,可长期施灸保健。

二、脾肾亏虚

(一)症状

小便次数增多,余滴不尽,或小便浑浊,小腹坠胀,尿意不畅,面色无华,神疲乏力,劳倦或进食油腻则发作或加重,或伴有遗精、早泄、阳痿等症状,舌淡,苔薄白,脉沉细缓无力。

(二)治法

(1)选穴　气海　肾俞　脾俞　三阴交　秩边(见图4-4-1、图4-4-4、图4-4-5)

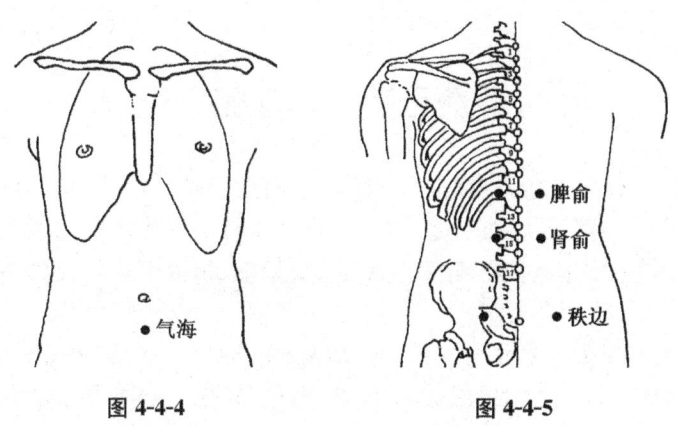

图 4-4-4　　　　　　　　图 4-4-5

(2)定位　气海:在腹部,前正中线上,脐下1.5寸。

肾俞:在背部,第二腰椎棘突下,两侧旁开1.5寸。

脾俞:在背部,第十一胸椎棘突下,两侧旁开1.5寸。

三阴交:小腿内侧,足内踝尖上3寸,胫骨内侧后方。

秩边:在臀部,与臀缝上端平行,沿骶骨(即与臀缝上端相连的骨)两侧边缘旁凹陷处。

(3)灸法　艾条温和灸,每穴15分钟,灸至局部红晕温热为度,每日1次,10次为1个疗程,可长期施灸保健。

三、注意事项

• 前列腺疾病是一种顽固的疾病,由于其病变部位比较特殊,故药物治疗效果不显著。灸法有较好疗效,可配合会阴部按摩,促进前列腺的血液循环。

• 合理安排性生活,治疗期间节制房事。

• 注意防寒保暖,不吃刺激性食物,禁酒。

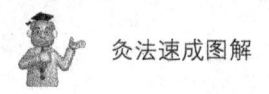

四、病例

秦某,男,45岁。尿频、尿急、尿痛1年。伴有腰脊部酸痛,少腹、会阴胀痛。精神不振,表情痛苦,以手托住会阴部可使坠胀减轻,舌质淡苔薄黄,脉弦。诊断为"慢性前列腺炎",治以疏肝理气通淋。取穴气海、中极、肾俞、肝俞、秩边、次髎、太冲。气海、肾俞灸,其余穴针刺,每次40分钟,经治疗36次,诸证消失痊愈。

第五节 不育症

男性不育症是指夫妻同居2年以上,有规律的性生活,女方身体健康而未避孕,因男性原因而引起不育者,称为男性不育症。现代医学的性功能障碍及性功能不全、死精症、无精症、少精症、精液不液化及男性高泌素血症,均可参照本病治疗。

男性不育多以肾亏为主,可导致肾亏的原因有先天肾气不足、房劳过度、情绪因素、外感邪气、饮食不当、劳倦体虚、外伤损害、痰湿内阻等多种因素。根据其临床表现,可分为肾气不足、肾精亏虚、肾阴阳两虚三型。

一、肾气不足

(一)症状

表现为性欲冷淡,或伴阳痿,性交时精液量少、精液清稀或无精液射出,平时怕冷四肢凉,面色白,精神不振,困倦乏力,头晕目眩,腰膝酸软,小便清长,舌色淡,舌体胖大。

(二)治法

(1)选穴　肾俞　命门　神阙　足三里(见图4-5-1、图4-5-2、图4-5-3)
(2)定位　肾俞:在背部,第二腰椎棘突下,两侧旁开1.5寸。
　　　　　命门:在腰背部,后正中线上,第二腰椎棘突下凹陷处。
　　　　　神阙:在腹部,前正中线上,肚脐凹陷处。
　　　　　足三里:小腿前外侧,犊鼻下3寸,距胫骨前缘约一横指。

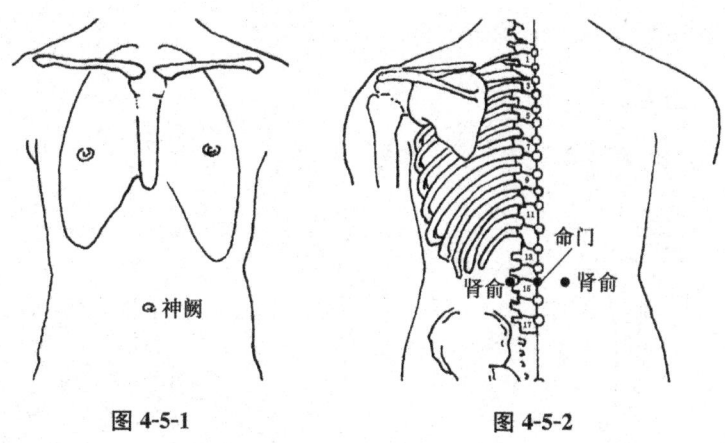

图 4-5-1　　　　　　　　图 4-5-2

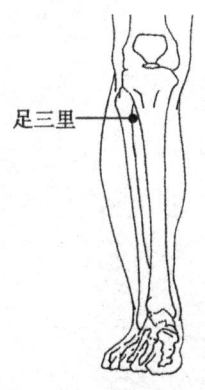

图 4-5-3

（3）灸法　艾条温和灸，每穴 15 分钟，每日 1 次，10 次为 1 个疗程。或神阙艾炷隔盐灸，用食盐填埋脐窝，再覆盖 2 毫米厚的生姜片，上置艾炷施灸，每次 15～30 壮。其他穴艾炷隔姜灸，将生姜切成 2 毫米厚的生姜片，然后在生姜片上扎出 10 个以上分布均匀的小孔，上置如黄豆大小艾炷施灸，每穴 30 壮以上，每日或隔日 1 次，10 次为 1 个疗程，需耐心长期坚持施灸。

二、肾阴亏虚

（一）症状

表现为射精量少或无精，或见阴茎勃起但不能射精，平时自觉头晕目眩,耳鸣烦热,形体瘦而神疲乏力,失眠,舌红口干。

(二)治法

(1)选穴　太溪　三阴交　照海　志室(见图4-5-4、图4-5-5、图4-5-6)

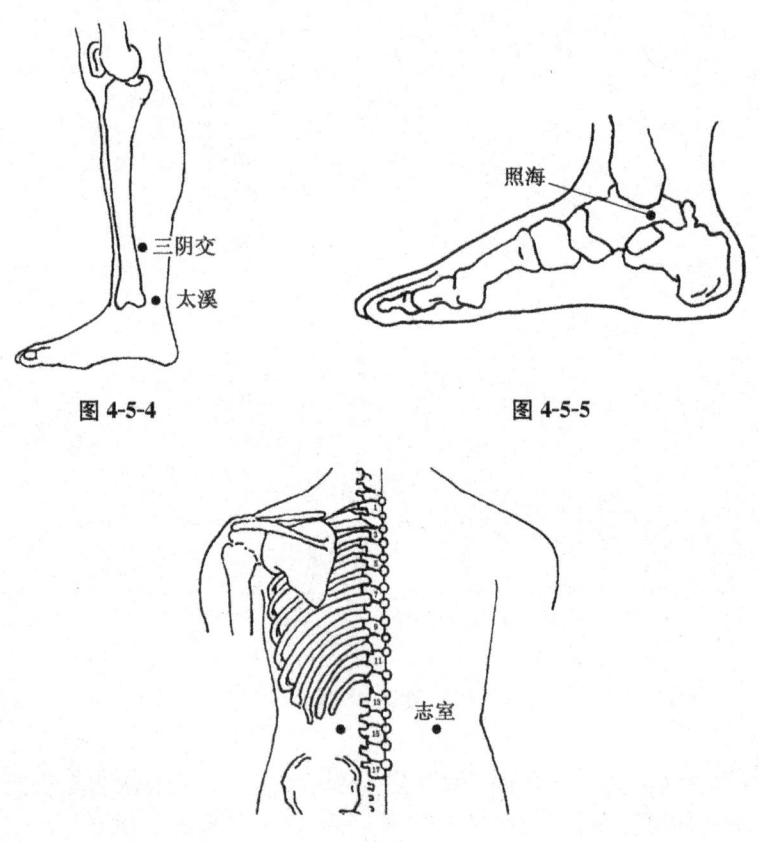

图 4-5-4　　　　　　　　　图 4-5-5

图 4-5-6

(2)定位　太溪:足内侧,内踝后方,内踝尖与跟腱的凹陷处。

三阴交:小腿内侧,足内踝尖上3寸,胫骨内侧后方。

照海:在踝部,内踝顶点正下缘凹陷处。

志室:在腰部,第二腰椎棘突下,旁开3寸。

(3)灸法　艾条温和灸,每穴10分钟,以局部穴位红晕温热为度,每日1次,10次为1个疗程,需耐心长期坚持施灸。

三、肾阴阳两虚

（一）症状

表现为性欲低下，或伴有阳痿、遗精，偶有房事，精液稀少，严重者无精。平时气虚无力，怕冷，小腹尤甚，自汗盗汗，失眠多梦。

（二）治法

(1) 选穴　关元　中极　太溪　三阴交（见图 4-5-4、图 4-5-7）

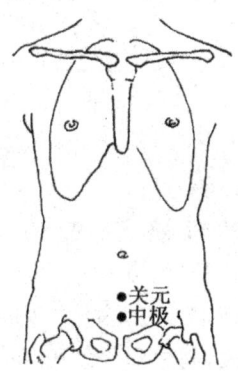

图 4-5-7

(2) 定位　关元：在腹部，前正中线上，脐下 3 寸。
中极：在腹部，前正中线上，脐下 4 寸。
太溪：足内侧，内踝后方，内踝尖与跟腱的凹陷处。
三阴交：小腿内侧，足内踝尖上 3 寸，胫骨内侧后方。

(3) 灸法　关元、中极艾炷隔姜灸，将生姜切成 2 毫米厚的生姜片，然后在生姜片上扎出 10 个以上分布均匀的小孔，上置如黄豆大小艾炷施灸，每穴 30 壮以上，每日或隔日 1 次；太溪、三阴交艾条温和灸，每穴 15 分钟，以局部穴位红晕温热为度，每日 1 次，10 次为 1 个疗程，需耐心长期坚持施灸。

四、对症治疗

不育症常伴有早泄、前列腺炎等症状，临床可以根据伴随症状加用以下方法。

(一)早泄

(1)选穴　归来　然谷(见图 4-5-8、图 4-5-9)

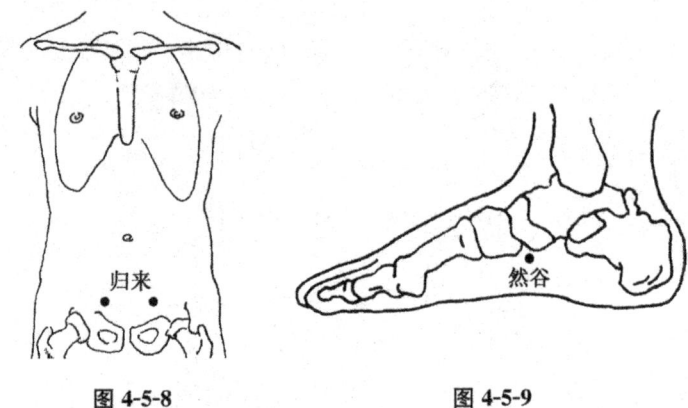

图 4-5-8　　　　　　　图 4-5-9

(2)定位　归来:在下腹部,脐下 4 寸,前正中线旁开 2 寸。
　　　　　然谷:在足内侧缘,足舟骨粗隆下方,赤白肉际处(即足背深色皮肤与足底浅色皮肤交界处)。
(3)灸法　艾条温和灸,每穴 10 分钟,以局部红晕温热为度,每日 1 次。

(二)前列腺炎

(1)选穴　会阴(见图 4-5-10)
(2)定位　会阴:在会阴部,男性阴囊根部与肛门连线的中点。
(3)灸法　艾条温和灸,15 分钟,以局部红晕灼热为度,每日 1 次。

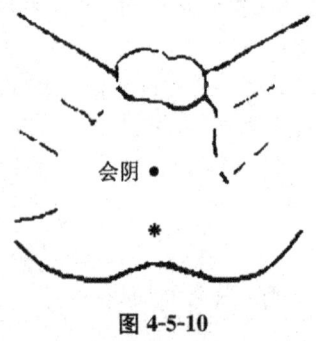

图 4-5-10

五、注意事项

- 施灸期间保持充足睡眠,避免过度运动,禁房事。
- 饮食合理搭配,保持每日摄入足量的肉蛋食品,忌食酸辣等刺激性及煎炸食物。
- 可配合针灸与中药调理。
- 须注意个人卫生,避免尿路感染。

六、病例

薛某,29岁。婚后4年未育,1982年10月4日精液检验:精子总数0.51亿,活力50%。治疗:针刺关元、中极,使针感向下放射,又刺太溪、照海,平补平泻手法,得气留针,并温针灸2~3壮。针后再取会阴穴,艾条温灸与按摩交替进行约30分钟。隔日1次,治疗20次,休息6日。12月9日复查,精子总数上升0.55亿,精子活力提高为70%,后又治疗10次,1983年10月得子。

第六节 小便不利

小便不利又称淋证,是指以小便频数短涩,淋漓刺痛,小腹拘急为主证的病证。类似于现代医学所指的急、慢性尿路感染,泌尿道结核,尿路结石,急、慢性前列腺炎,各种膀胱炎及尿道综合征等病。

小便不利的病因主要可归结为外感湿热、饮食不节、情志失调、先天不足或劳伤久病等。根据其临床表现可分为热淋、石淋、气淋、劳淋四型。

一、热淋

(一)症状

小便频数短涩,灼热刺痛,尿色黄赤,少腹拘急胀痛,或有怕冷、发热、口苦、恶心呕吐、腰痛拒按、便秘等症状,舌红,苔黄腻,脉滑数。

(二)治法

(1)选穴 太溪 膀胱俞 血海 合谷 外关(见图4-6-1、图4-6-2、图4-6-3、图4-6-4、图4-6-5)

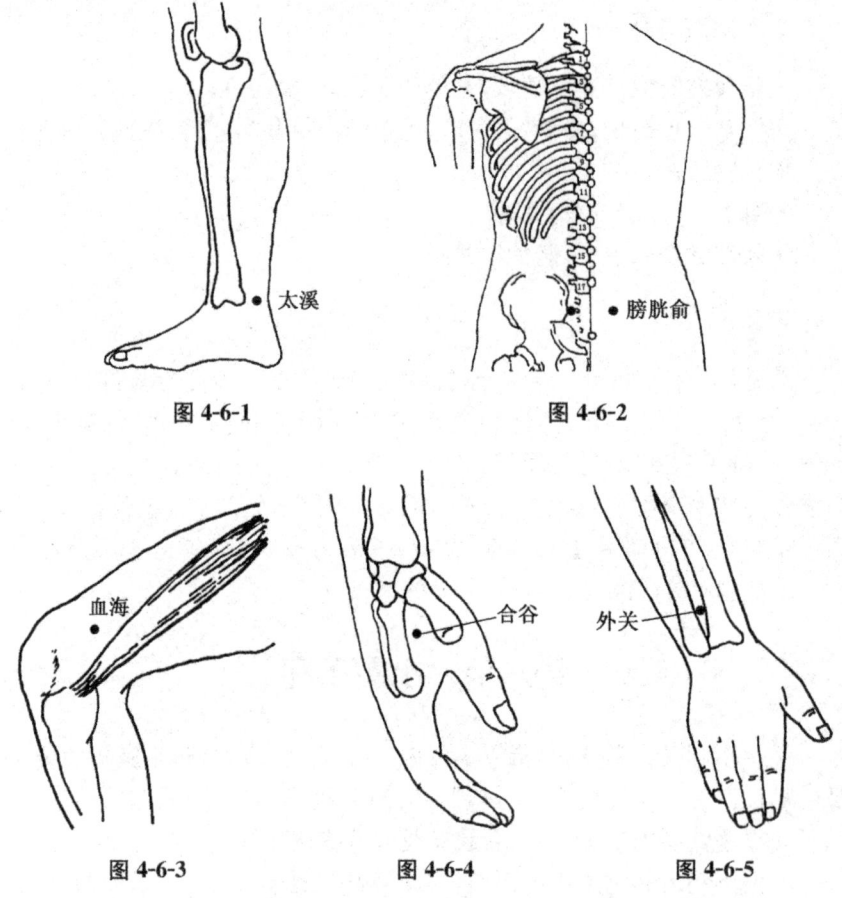

图 4-6-1　　　　　图 4-6-2

图 4-6-3　　　图 4-6-4　　　图 4-6-5

(2) 定位　太溪：足内侧，内踝后方，内踝尖与跟腱的凹陷处。

膀胱俞：在骶部，骶正中嵴旁 1.5 寸，平第二骶孔。

血海：大腿内侧，距膝盖骨内侧的上角约三指的肌肉隆起处。

合谷：即通常所说的虎口，并拢拇指时肌肉隆起处。

外关：在前臂背侧，腕横纹上 2 寸，两骨之间凹陷处。

(3) 灸法　太溪艾条温和灸，15 分钟，其余穴艾条雀啄灸，每穴 10～15 分钟，灸至局部红晕灼热为度，每日 1 次，10 次为 1 个疗程，灸至小便恢复正常为止。

二、石淋

(一)症状

尿中夹有沙石,排尿涩痛,或排尿时突然中断,尿道急迫疼痛,少腹拘急,或一侧腰背腹部突然发生绞痛,甚者牵扯至外阴,尿色如浓茶或带血,舌红,苔黄腻,脉弦或滑数。病久可见精神委靡,气少乏力,腰腹隐痛,手足心热,舌红少苔,脉细数。

(二)治法

(1)选穴　委阳　肾俞　膀胱俞　三焦俞　三阴交(见图4-6-6、图4-6-7、图4-6-8)

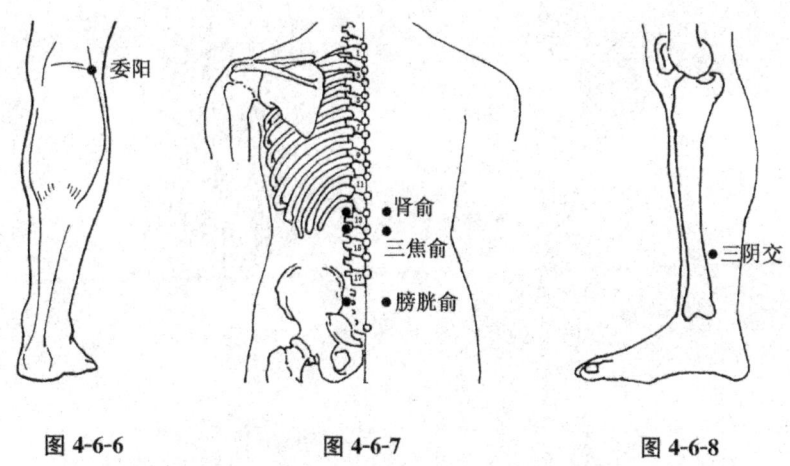

图4-6-6　　　　　图4-6-7　　　　　图4-6-8

(2)定位　委阳:腘窝横纹的外侧端,股二头肌腱的内侧。
　　　　　肾俞:在背部,第二腰椎棘突下,两侧旁开1.5寸。
　　　　　膀胱俞:在骶部,骶正中嵴旁1.5寸,平第二骶孔。
　　　　　三焦俞:在背部,第一腰椎棘突下,两侧旁开1.5寸。
　　　　　三阴交:小腿内侧,足内踝尖上3寸,胫骨内侧后方。

(3)灸法　艾条雀啄灸,每穴15分钟,以局部红晕灼热为度,每日1次,10次为1个疗程,平时可以配合排石药与针灸治疗。

三、气淋

(一)症状

多在情绪紧张或抑郁、激动时出现,心情放松时减轻,发作时表现为小便涩,难排不畅,少腹疼痛,苔薄白,脉弦。

(二)治法

(1)选穴 膀胱俞 太冲 阴陵泉 气海 脾俞(见图 4-6-9、图 4-6-10、图 4-6-11、图 4-6-12)

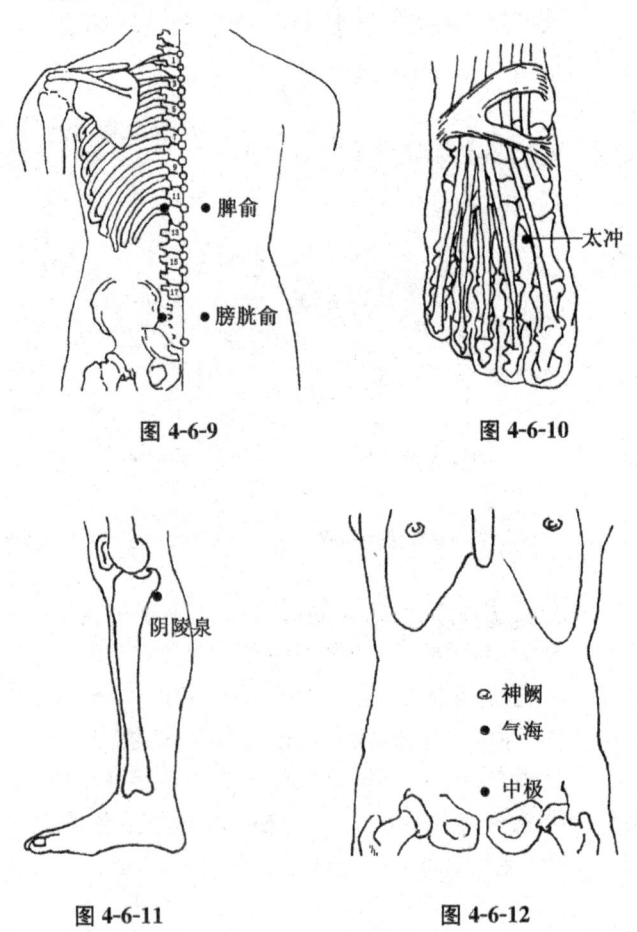

图 4-6-9　　　　　　　图 4-6-10

图 4-6-11　　　　　　　图 4-6-12

(2)定位　膀胱俞:在骶部,骶正中嵴旁1.5寸,平第二骶孔。

太冲:在足背侧,第一、第二跖骨间隙的后方凹陷处。

阴陵泉:在小腿内侧,胫骨内侧髁后下方凹陷处(从踝关节后方,沿骨的边缘向上推行至尽头处即是穴位)。

气海:在腹部,前正中线上,脐下1.5寸。

脾俞:在背部,第十一胸椎棘突下,两侧旁开1.5寸。

(3)灸法　艾条温和灸,每穴15分钟,灸至局部红晕温热为度,每日1次,10次为1个疗程,治愈后巩固1个疗程。

四、劳淋

(一)症状

小便痛疼不剧烈,尿色微深,淋沥不尽,时发时止,劳累时发作,常伴有腰膝酸软,神疲乏力,病程较长,舌淡,脉细弱。

(二)治法

(1)选穴　神阙　气海　中极　膏肓　足三里(见图4-6-12、图4-6-13、图4-6-14)

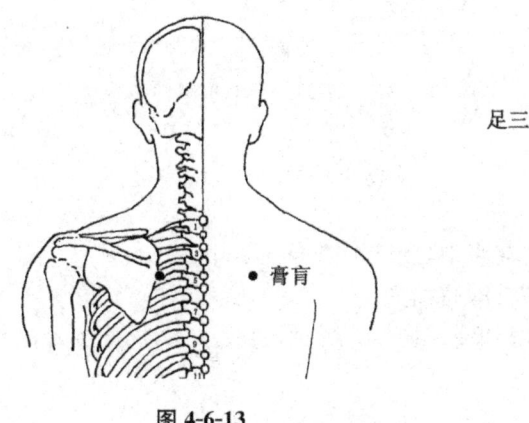

图 4-6-13

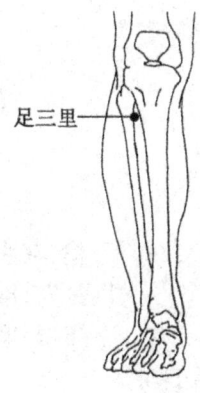

图 4-6-14

(2)定位　神阙:在腹部,肚脐凹陷处。

气海:在腹部,前正中线上,脐下1.5寸。

中极:在腹部,前正中线上,脐下4寸。

膏肓:在背部,第四腰椎棘突下,两侧旁开3寸。

足三里：小腿前外侧，犊鼻下（膝盖骨下缘）3寸，距胫骨前缘约一横指。

(3) **灸法** 艾炷无瘢痕灸，用黄豆大艾炷，每穴10壮，灸至局部红晕温热为度，每日1次，10次为1个疗程，应坚持长期施灸，可配合中药针灸治疗。

五、对症治疗

常伴有腹痛、便秘等症状，临床可以根据伴随症状加用以下方法。

(一)腹痛

(1) **选穴** 天枢 阿是穴（见图4-6-15）

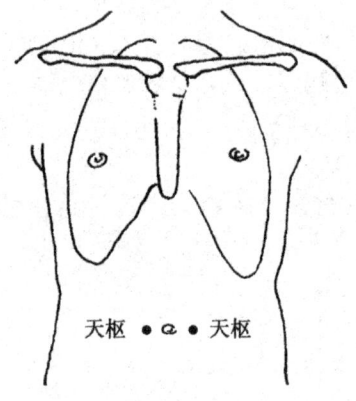

图4-6-15

(2) **定位** 天枢：在腹部，肚脐两侧旁开2寸。
阿是穴：即腹痛处。

(3) **灸法** 艾条温和灸，每穴15分钟，每日1次，局部红晕温热为度，腹痛消失即止。

(二)便秘

(1) **选穴** 支沟 丰隆（见图4-6-16、图4-6-17）
(2) **定位** 支沟：手背腕横纹上3寸，尺骨与桡骨之间。
丰隆：小腿前外侧，外踝尖向上数8寸，距胫骨前缘2寸。

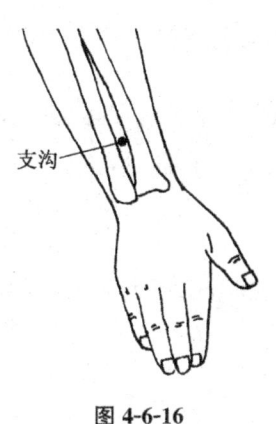

图 4-6-16

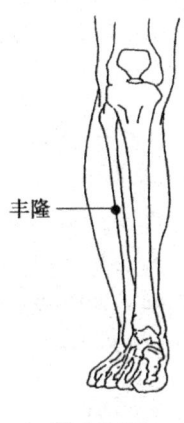

图 4-6-17

(3) 灸法　艾条雀啄灸,每穴 10~15 分钟,灸至局部红晕温热为度,每日 1 次,便秘消失后巩固 5~6 次。

六、注意事项

- 施灸期间多饮水,每天不少于 1.5L,保持充足睡眠,保持个人卫生清洁,避免泌尿道感染而加重病情。
- 饮食尽量清淡,忌食酸辣等刺激性及煎炸食物。
- 保持心情轻松愉悦,视身体情况多参加体育活动,增强体质。
- 配合内服药物及足部按摩,效果更好。

七、病例

仇某,男,46 岁,经理。自述于 1 年前出现少腹坠胀,小便带有白色黏液。病史:病史 1 年,因过度疲劳全身乏力,头昏脑涨,小便时黄浊,后段有白色黏液,尿道发热刺痛,继而出现阳痿,肠鸣腹泻,泻下稀黄色水样便。辨证:为膏淋虚证。治则:补气益肾,化浊利水。取穴:肾俞、足三里、天枢、气海、大肠俞,针刺得气后留针 20 分钟加艾条施灸,隔日针灸 1 次,治疗 3 次后,小便清亮,白色黏液明显减少;7 次后小便淋浊已基本消失,大便成形,阳痿亦明显好转。针后嘱患者每晚临睡前艾条温和灸气海、天枢、关元、足三里,2 周后复诊,已痊愈。

第七节　尿失禁

尿失禁是指由于肺脾肾气虚、外伤、中风等原因导致膀胱功能失常，尿液不能控制，从膀胱经尿道自行外溢的一种症状，本病老年人及久病、体弱者多见。现代医学的真性尿失禁、压力性尿失禁、急迫性尿失禁、反射性尿失禁等均属于此类。

临床表现为感觉或未感觉到有尿意时，尿液不能控制，自行外溢，根据临床表现，治疗方法如下。

一、肾气不固

（一）症状

有尿意时不能憋尿，伴有夜尿频繁，气短乏力，嗜睡怕冷，阳痿早泄。

（二）治法

1. 方法一
（1）选穴　肾俞　膀胱俞　关元　中极（见图 4-7-1、图 4-7-2）

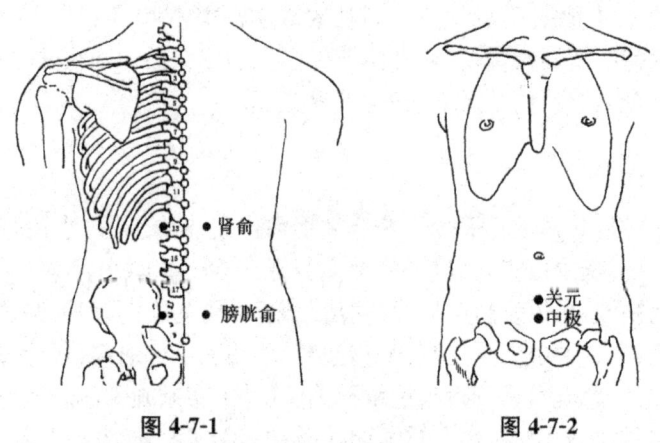

图 4-7-1　　　　　　　图 4-7-2

（2）定位　肾俞：在背部，第二腰椎棘突下，两侧旁开 1.5 寸。
膀胱俞：在骶部，骶正中嵴旁 1.5 寸，平第二骶孔。
关元：在腹部，前正中线上，脐下 3 寸。
中极：在腹部，前正中线上，脐下 4 寸。

(3)灸法　艾炷无瘢痕灸,用半截橄榄大艾炷,每穴10壮,灸至局部红晕温热为度,每日1次,10次为1个疗程。

2. 方法二

(1)选穴　神阙(见图4-7-3)

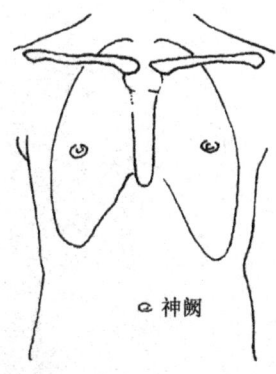

图4-7-3

(2)定位　神阙:在腹部,前正中线上,肚脐凹陷处。

(3)灸法　艾炷隔盐灸,先用细盐、肉桂末(将肉桂打粉或磨末),覆盖于神阙穴上,将肚脐窝填平,再盖上厚约2毫米的姜片,在姜片上放置枣子大小的艾炷,点燃施灸,连灸3壮,每日1次,病愈可巩固1～3次。

二、肺脾气虚

(一)症状

尿失禁,身体瘦弱,气虚困倦,四肢无力,遇劳则喘,食欲差,腹胀便溏,舌淡,脉细弱。

(二)治法

(1)选穴　足三里　肺俞　脾俞　肾俞　太渊(见图4-7-4、图4-7-5、图4-7-6)

(2)定位　足三里:小腿前外侧,犊鼻下(膝盖骨下缘)3寸,距胫骨前缘约一横指。

肺俞:在背部,第三胸椎棘突下,两侧旁开1.5寸。

脾俞:在背部,第十一胸椎棘突下,两侧旁开1.5寸。

肾俞：在背部，第二腰椎棘突下，两侧旁开1.5寸。

太渊：腕掌横纹桡侧，桡动脉搏动处。

（3）**灸法** 艾炷隔姜灸，用半截橄榄大艾炷，每穴5～7壮，灸至局部灼热潮红，每日或隔日1次，需要长期施灸。

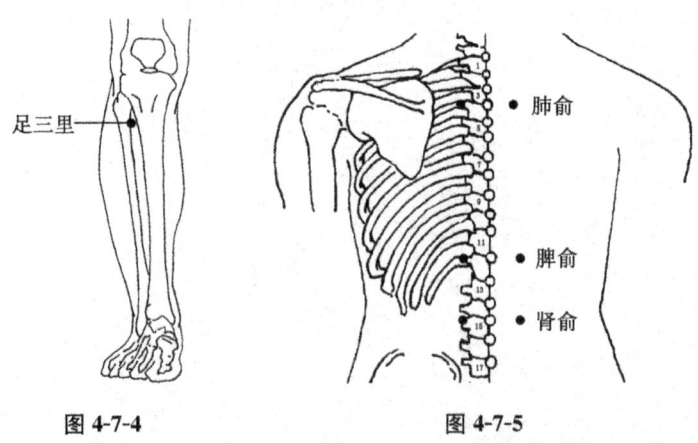

图 4-7-4　　　　　　　　　　图 4-7-5

三、对症治疗

尿失禁常伴有尿频、乏力等症状，临床可以根据伴随症状加用以下方法。

（一）尿频

(1)**选穴** 气海（见图4-7-7）

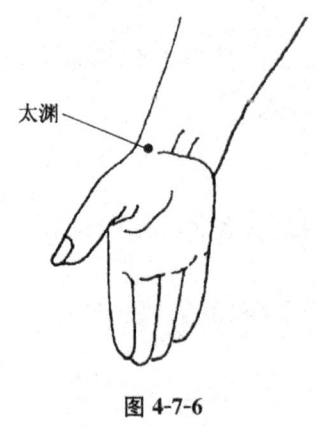 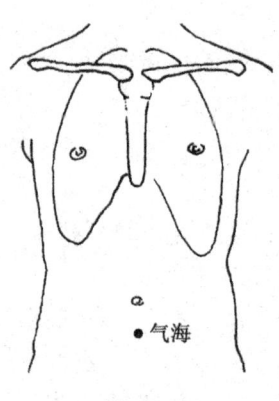

图 4-7-6　　　　　　　　　　图 4-7-7

(2)**定位** 气海：在腹部，前正中线上，脐下 1.5 寸。

(3)**灸法** 艾条温和灸，每穴 15 分钟，灸至局部红晕温热为度，每日 1 次，症状消失即止。

(二)乏力

(1)**选穴** 百会（见图 4-7-8）

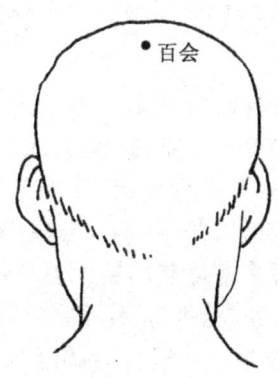

图 4-7-8

(2)**定位** 百会：在头顶部，正中线上，两耳尖连线中点，或前发际正中直上 5 寸。

(3)**灸法** 艾条温和灸，每穴 15 分钟，以局部红晕温热为度，每日 1 次，症状消失即止。

四、注意事项

• 施灸期间配合进行缩肛、缩阴、仰卧起坐锻炼，增强膀胱肌群对尿液的控制。

• 可配合针灸和内服药物治疗，效果更好。

• 注意阴部卫生，避免泌尿道感染而导致尿失禁迁延不愈。

• 饮食上可多食补血气的食物，如淮山、鸡汤、红枣等。

五、病例

魏某，女，76 岁。自述患有尿失禁多年，每次欲小便时，小便自出，不能憋忍，痛苦不堪，平时须用尿不湿，常伴有乏力、怕冷等症状，经多种方法治疗无效，遂来针灸科尝试治疗。经查患者证属脾肾阳虚，膀胱开阖失于约束,故排尿失控。治疗以温补脾肾为主,取肾俞、脾俞、足三里、关元、中极、百会,针灸结合,每次40分钟,经三次治疗后症状明显后转,可以憋尿,但时间较短;再继续治疗2周后,尿失禁基本消失,并嘱其平时进行缩肛、缩阴、仰卧起坐锻炼,定时排尿并有意识地延长排尿间隔时间,加强膀胱肌肉的锻炼。

第八节 痤 疮

痤疮是指人体面部、胸部、肩颈部、背项部的局部皮肤表面出现的,形如粟米,分散独立,分布与毛孔一致的小丘疹或黑头丘疹,用力挤压,可见有白色米粒样的汁液溢出,且此愈彼起,反复出现,又称肺风粉刺。痤疮是青春期常见的皮脂腺疾病,因青春期性腺成熟,睾丸酮分泌增加,皮脂腺代谢旺盛,排泄增多,过多的皮脂堵塞毛囊口,经细菌感染而引发炎症所致。本病也可因过食脂肪、糖类、消化不良等因素而引发。在青春期过后,约30岁大多可自然痊愈。一般分为肺经蕴热、胃肠湿热、瘀血阻滞三型。

一、肺经蕴热

(一)症状

粉刺初起,红肿疼痛,面部瘙痒,可有口干口渴,小便黄,大便干燥,舌红,苔薄黄,脉浮数。

(二)治法

(1)选穴 曲池 合谷 血海 大椎 肺俞(见图4-8-1、图4-8-2、图4-8-3、图4-8-4)

(2)定位 曲池:屈肘,肘横纹外侧端(拇指一侧)凹陷中。

合谷:即通常所说的虎口,并拢拇指时肌肉隆起处。

血海:大腿内侧,距膝盖骨内侧的上角约三指的肌肉隆起处。

大椎:后正中线上,第七颈椎棘突(即低头时颈背最突起的骨头)下凹陷中。

肺俞:在背部,第三胸椎棘突下,旁开1.5寸。

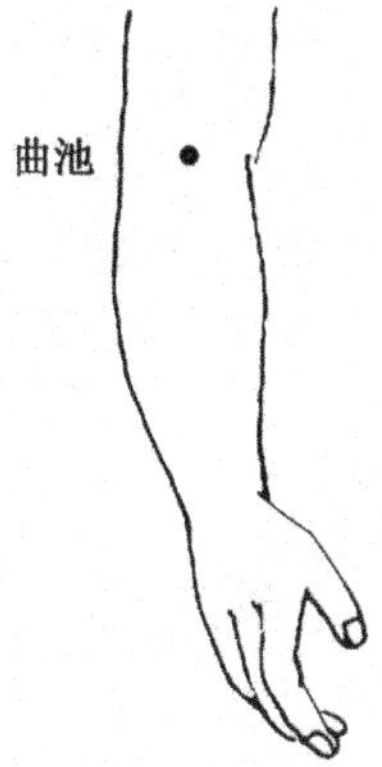

曲池

图 4-8-1

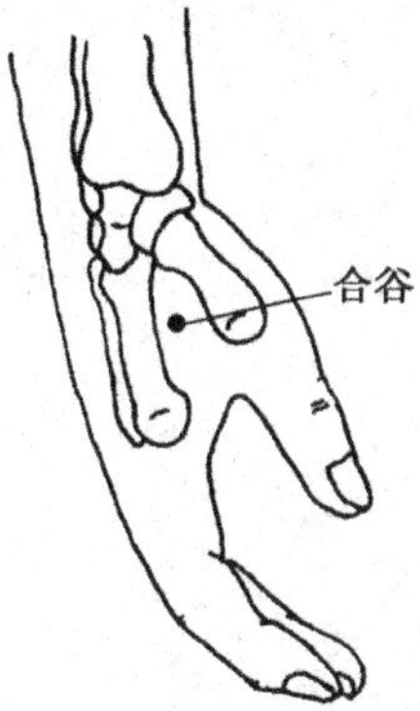

合谷

图 4-8-2

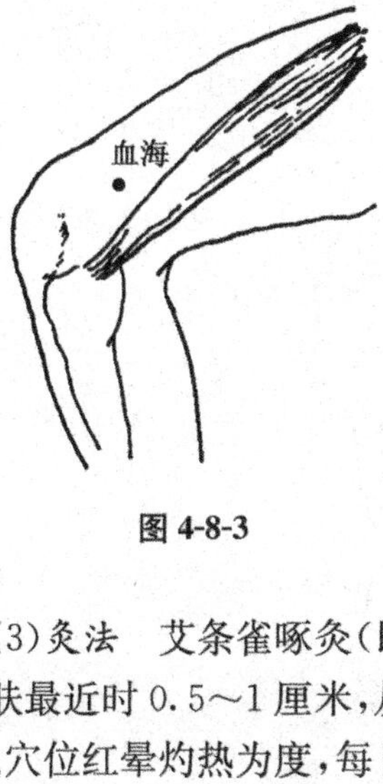

血海

图 4-8-3

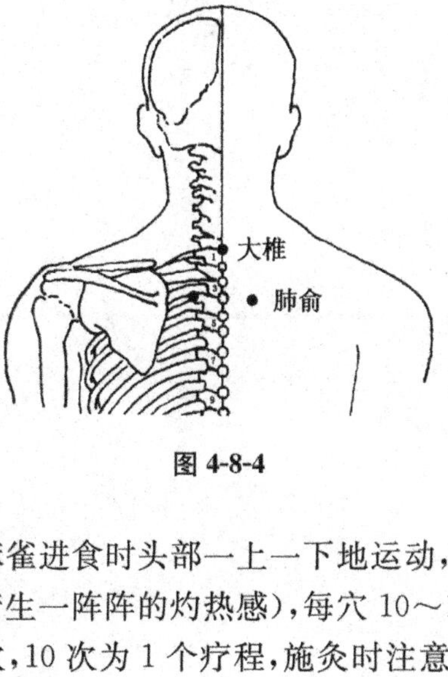

大椎
肺俞

图 4-8-4

（3）灸法　艾条雀啄灸（即像麻雀进食时头部一上一下地运动，艾条距皮肤最近时 0.5~1 厘米，从而产生一阵阵的灼热感），每穴 10~15 分钟，以穴位红晕灼热为度，每日 1 次，10 次为 1 个疗程，施灸时注意按照手法操作，灸至痤疮消退为止。

二、胃肠湿热

（一）症状

粉刺此起彼伏，连绵不断，可以挤出黄白色碎米粒样脂栓，或有脓液，颜面出油光亮，伴口臭口苦，食欲时好时坏，大便黏滞不爽，舌红，苔黄腻，脉滑数。

(二)治法

(1)选穴　脾俞　足三里　天枢　曲池　丰隆(见图4-8-1、图4-8-5、图4-8-6、图4-8-7)。

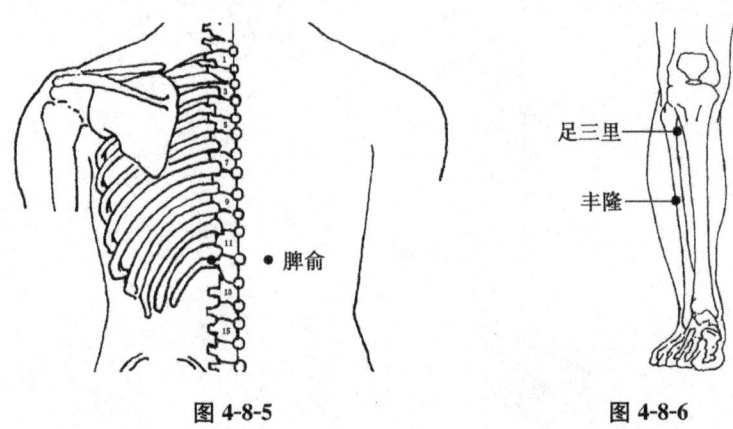

图 4-8-5　　　　　　　　　　图 4-8-6

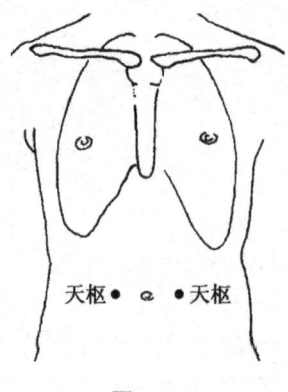

图 4-8-7

(2)定位　脾俞：在背部，第三胸椎棘突下，旁开1.5寸。

足三里：小腿前外侧，犊鼻下(膝盖骨下缘)3寸，距胫骨前缘约一横指。

天枢：在腹部，肚脐两侧旁开2寸。

曲池：屈肘，肘横纹外侧端(拇指一侧)凹陷中。

丰隆：小腿前外侧，外踝尖向上数8寸，距胫骨前缘2寸。

(3)**灸法** 艾条温和灸,每穴 15 分钟,以穴位红晕温热为度,每日 1 次,8 次为 1 个疗程,灸至痤疮消退,大便正常为止。

三、瘀血阻滞

(一)症状

痤疮日久,粉刺、脓包都有,质地坚硬难消,触压有疼痛感,或者颜面凹凸如橘子皮,女性可有月经量少、痛经、经期痤疮加重等症状,舌暗,或见瘀点,苔薄白,脉弦涩。

(二)治法

(1)**选穴** 膈俞 血海 曲池 足三里(见图 4-8-1、图 4-8-3、图 4-8-6、图 4-8-8)

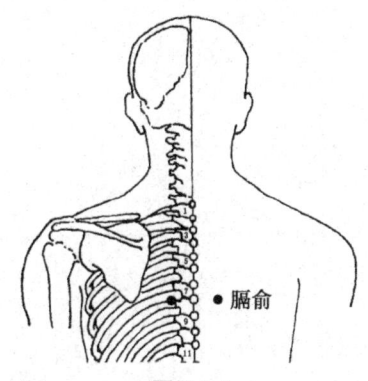

图 4-8-8

(2)**定位** 膈俞:在背部,第七胸椎棘突下,旁开1.5寸。

血海:大腿内侧,距膝盖骨内侧的上角约三指的肌肉隆起处。

曲池:屈肘,肘横纹外侧端(拇指一侧)凹陷中。

足三里:小腿前外侧,犊鼻下(膝盖骨下缘)3 寸,距胫骨前缘约一横指。

(3)**灸法** 艾条温和灸,每穴 15 分钟,以穴位红晕温热为度,每日 1 次,9 次为 1 个疗程,灸至痤疮消退,月经正常为止。

四、对症治疗

痤疮患者可同时伴有肥胖、便秘等症状,临床可以根据伴随症状加用以下方法。

(一)肥胖

(1)选穴　丰隆(见图4-8-6)
(2)定位　丰隆:小腿前外侧,外踝尖数8寸,距胫骨前缘2寸。
(3)灸法　艾条温和灸,每穴15分钟,以穴位红晕温热为度,每日1次。

(二)便秘

(1)选穴　支沟(见图4-8-9)

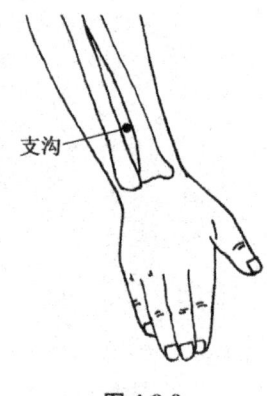

图4-8-9

(2)定位　支沟:手背腕横纹上3寸,尺骨与桡骨之间。
(3)灸法　艾条温和灸,每穴15分钟,以穴位红晕灼热为度,每日1次。

五、注意事项

• 饮食尽量清淡,忌食酸辣等刺激性及煎炸食物,多食水果,保持大便通畅。

• 保持情绪乐观,尽量避免抑郁情绪。

• 保持充足睡眠,避免过度疲劳。

• 经常参加运动,加快体内毒素代谢。

六、病例

章某,男,23岁,学生。自诉:近半年来,面部出现暗红色痤疮,曾用过多种美容产品,均不见效果,随来就诊。经查,其痤疮个体较大,颜色呈深红色,分布于嘴角周围,且伴有便秘,证属肺胃积热。取穴:曲池、合谷、颊车、支沟、太冲,先针后行雀啄灸,每日1次,10次后痤疮基本消失。

第九节 荨麻疹

荨麻疹又称"风疹块",是一种常见的过敏性皮肤病。临床表现为:皮肤出现红色或白色风团块,大小不一,小如芝麻,大如蚕豆,扁平凸起,时隐时现,奇痒难忍,如虫行皮中,灼热,抓搔后增大增多,融合成不规则形状。此病常可持续数小时或数十小时,消退后不留痕迹。急性发作者数小时至数天可愈,慢性患者可反复发作数月甚至数年。现代医学认为,吃鱼、虾、海鲜等食物,接触化学物质、粉尘、蚊虫叮咬、日光暴晒、寒风刺激或精神紧张等诸多因素,皆可引发此病。一般分为风热、血虚两型。

一、风热

(一)症状

发病急,风团色红,灼热剧痒;兼见发热、恶寒、咽喉肿痛、心烦口渴、胸闷腹痛、恶心欲吐,舌淡红,苔薄黄,脉浮数。

(二)治法

(1)选穴 风门 曲池 身柱 血海 大椎(见图4-9-1、图4-9-2、图4-9-3)

(2)定位 风门:在背部,第二胸椎棘突下,旁开1.5寸。

曲池:屈肘,肘横纹外侧端(拇指一侧)凹陷中。

身柱:在背部,后正中线上第三胸椎棘突下凹陷处。

血海:大腿内侧,距膝盖骨内侧的上角约三指的肌肉隆起处。

大椎:后正中线上,第七颈椎棘突(即低头时颈的背部最突起的骨头)下凹陷中。

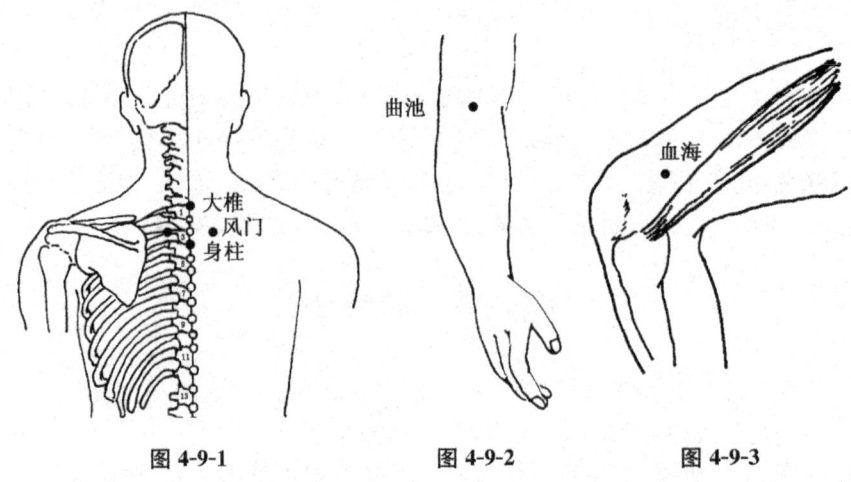

图 4-9-1　　　　　图 4-9-2　　　　　图 4-9-3

(3)灸法　艾条雀啄灸(即像麻雀进食时头部一上一下地运动,艾条距皮肤最近0.5~1厘米,从而产生一阵阵的灼热感),每穴10~15分钟,以穴位红晕灼热为度,每日1次,10次为1个疗程,荨麻疹消退,全身皮肤恢复正常,恶寒发热消失后巩固1~2次。

二、血虚

(一)症状

皮疹反复发作,迁延日久,午后或夜间加剧,神疲乏力,不思饮食,睡眠差,口干不思饮,手足心热,舌淡,苔薄白,脉虚缓。

(二)治法

1. 方法一

(1)选穴　足三里　脾俞　中脘　肺俞(见图4-9-4、图4-9-5、图4-9-6)
(2)定位　足三里:小腿前外侧,犊鼻下(膝盖骨下缘)3寸,距胫骨前
　　　　　　　　缘约一横指。
　　　　　脾俞:在背部,第十一胸椎棘突下,两侧旁开1.5寸。
　　　　　中脘:在腹部,前正中线上,脐上4寸处。
　　　　　肺俞:在背部,第三胸椎棘突下,旁开1.5寸。
(3)灸法　艾条温和灸,每穴15分钟,以穴位红晕温热为度,每日1次,10次为1个疗程,荨麻疹消退,全身皮肤恢复正常后巩固1~2次。

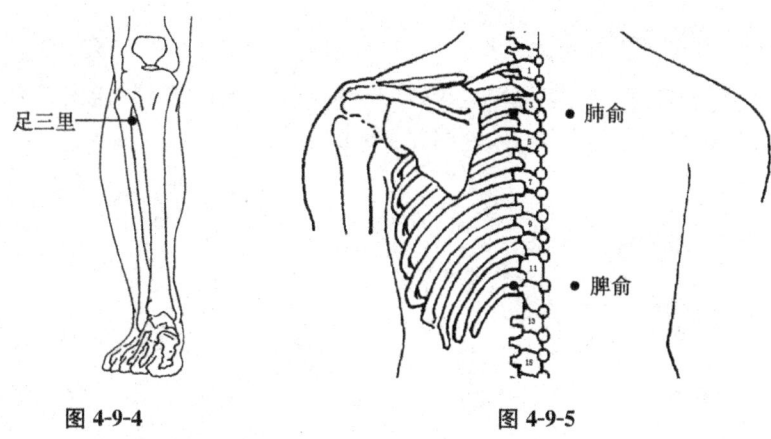

图 4-9-4　　　　　　　　　图 4-9-5

2. 方法二

(1) 选穴　肝俞　脾俞　膈俞　中脘(见图 4-9-6、图 4-9-7)

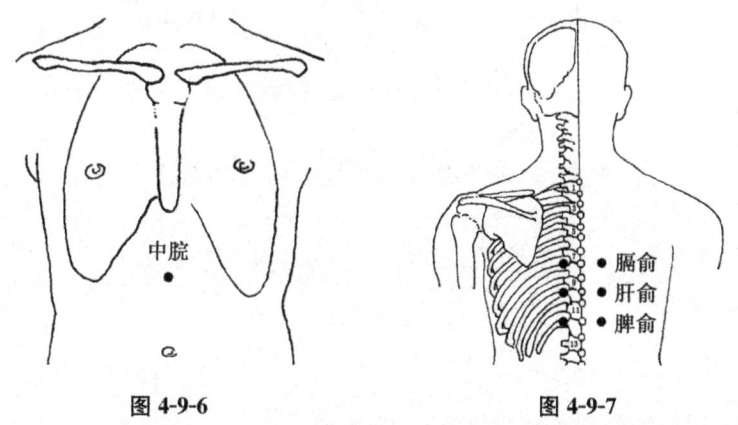

图 4-9-6　　　　　　　　　图 4-9-7

(2) 定位　肝俞：在背部，第九胸椎棘突下，两侧旁开 1.5 寸。

脾俞：在背部，第十一胸椎棘突下，两侧旁开 1.5 寸。

膈俞：在背部，第七胸椎棘突下，两侧旁开 1.5 寸。

中脘：在腹部，前正中线上，脐上 4 寸处。

(3) 灸法　艾炷隔姜灸，将生姜切成 2 毫米厚的生姜片，然后在生姜片上扎出 10 个以上分布均匀的小孔，上置如黄豆大小艾炷施灸，灸至皮肤红润即可，每穴 3～5 壮，每日或隔日 1 次，10 次为 1 个疗程，荨麻疹消退，全身皮肤恢复正常后巩固 1～2 次。

三、对症治疗

荨麻疹常伴有风寒感冒症状,临床可以根据伴随症状加用以下方法。

(1)选穴 风池 百会(见图 4-9-8、图 4-9-9)

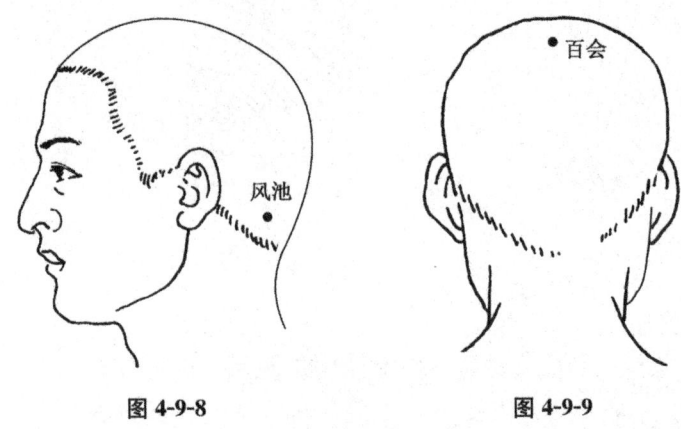

图 4-9-8　　　　　　　　图 4-9-9

(2)定位 风池:在项部,枕骨下缘,胸锁乳突肌与斜方肌之间的凹陷处。

百会:在头顶部,正中线上,两耳尖连线中点,或前发际正中直上 5 寸。

(3)灸法 艾条温和灸,每穴 15 分钟,以穴位红晕灼热为度,每日 1 次。

四、注意事项

- 施灸期间避免感受风寒,注意保暖。
- 饮食尽量清淡,忌食酸辣等刺激性及煎炸食物。
- 保持心情愉悦,避免精神紧张。
- 注意休息,避免过度劳累。

五、病例

刘某,女,30 岁。3 小时前双下肢突发数个小风团,奇痒,用手抓后,痒感更甚,风团逐渐变大、增多,瘙痒的范围也迅速扩大。检查:双下肢及背、胸等部位有散在大小不等、形状不一的疹块,高于皮肤,表面发红,有的已经融合成片,诊断为急性荨麻疹。遂针刺双侧曲池、血海。针刺得气后患者即觉奇痒减轻,10分钟后,疹块开始退色,变白变平,由中央向四周扩散,逐渐形成红环,最后完全消退。12小时后,上述症状又一次出现,重复上述治疗,20分钟后症状完全消失。随访2周未再复发。

第十节　湿　疹

湿疹是一种常见的过敏性炎症性皮肤病,好发于四肢曲侧、手、面、肛门、阴囊等处。本病常因接触过敏源而引发,如化学粉尘、丝毛织物、油漆、药物等。此外,强日晒、风寒、潮湿等也会引发。湿疹在临床上有急性和慢性之分。急性期可出现皮肤潮红、皮疹、水疱、脓疱,有渗出、结痂和瘙痒;慢性期可出现鳞屑、苔藓等皮损,皮疹有渗出和融合倾向。无论是急性湿疹还是慢性湿疹,常呈对称分布,且会反复发作和相互转化,一年四季皆可发病。一般分为脾虚、血风、湿热三型。

一、脾虚

(一)症状

皮肤黯淡不红,湿疹如水疱,隐在皮肤内,只有搔痒才见渗水,后期干燥脱屑;多见面色差,饮食不香,胃口差,大便次数多且质地清稀,小便不黄,或有腹胀等脾胃症状,舌淡,苔薄白腻,脉细滑。

(二)治法

(1)选穴　阿是穴　脾俞　阴陵泉　足三里(见图4-10-1、图4-10-2、图4-10-3)
(2)定位　阿是穴:湿疹发生的部位。
　　　　　脾俞:在背部,第十一胸椎棘突下,两侧旁开1.5寸。
　　　　　阴陵泉:在小腿内侧,胫骨内侧髁后下方凹陷处(从踝关节后方,沿骨的边缘向上推行至尽头处即是穴位)。
　　　　　足三里:小腿前外侧,犊鼻下(膝盖骨下缘)3寸,距胫骨前缘约一横指。
(3)灸法　阿是穴可用小艾炷在湿疹周围边缘围灸,湿疹范围大者可于中心灸3~5壮,其他穴可艾条温和灸,每穴15分钟,以穴位红晕灼热为度,每日1~2次,灸至湿疹完全消失为止。

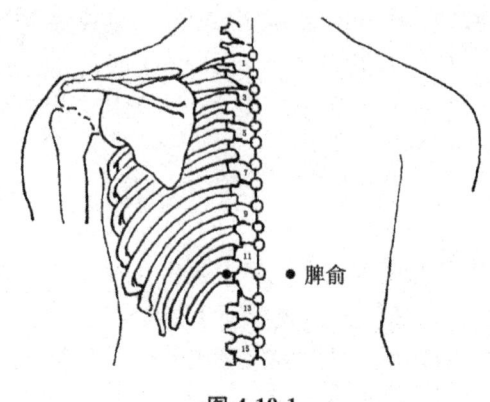

图 4-10-1

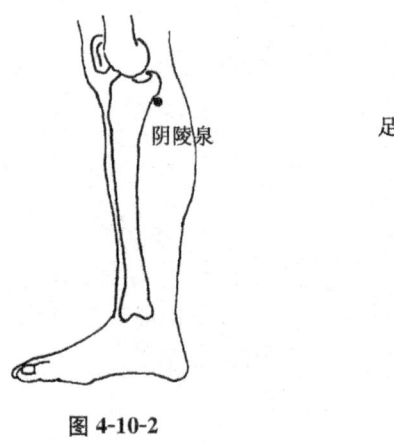

图 4-10-2　　　　　　图 4-10-3

二、血风

（一）症状

身起红丘疹为主，搔破出血，渗水不多，剧烈搔痒可见搔痕累累，尤以夜间为主，舌淡暗，苔薄白，脉浮滑。

（二）治法

（1）选穴　阿是穴　膈俞　血海　三阴交（见图 4-10-4、图 4-10-5、图 4-10-6）

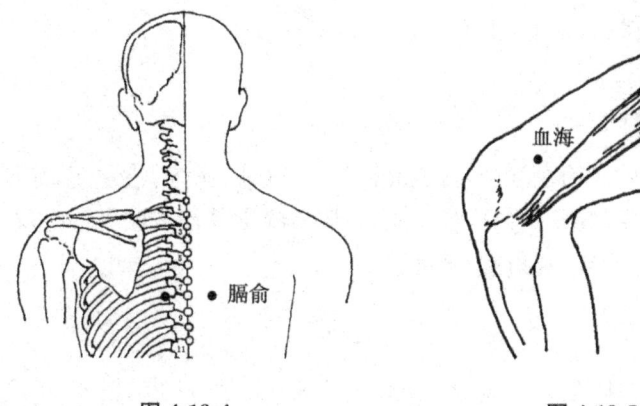

图 4-10-4　　　　　　　图 4-10-5

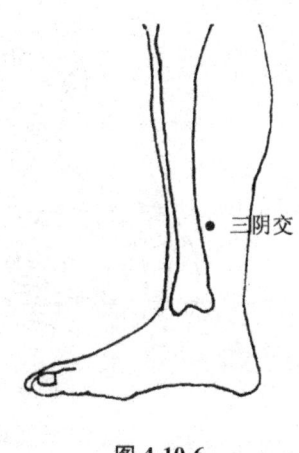

图 4-10-6

(2)定位　阿是穴:湿疹发生的部位。

膈俞:在背部,第七胸椎棘突下,两侧旁开 1.5 寸。

血海:大腿内侧,距膝盖骨内侧的上角约三指的肌肉隆起处。

三阴交:小腿内侧,足内踝尖上 3 寸,胫骨内侧后方。

(3)灸法　阿是穴可用小艾炷在湿疹周围边缘围灸,湿疹范围大者可于中心灸 3~5 壮,其他穴可艾条温和灸,每穴 15 分钟,以穴位红晕灼热为度,每日 1~2 次,灸至湿疹完全消失为止。

三、湿热

(一)症状

发病速,皮肤灼热红肿,或见大片红斑、丘疹、水疱,渗水多,甚至黄水淋漓,质黏而有腥味,结疤后如松脂,可因搔痒太甚而皮肤剥脱一层,大便偏干,小便黄,舌红,苔黄腻,脉滑数。

(二)治法

(1)选穴　阿是穴　曲池　肺俞　大椎(见图 4-10-7、图 4-10-8)

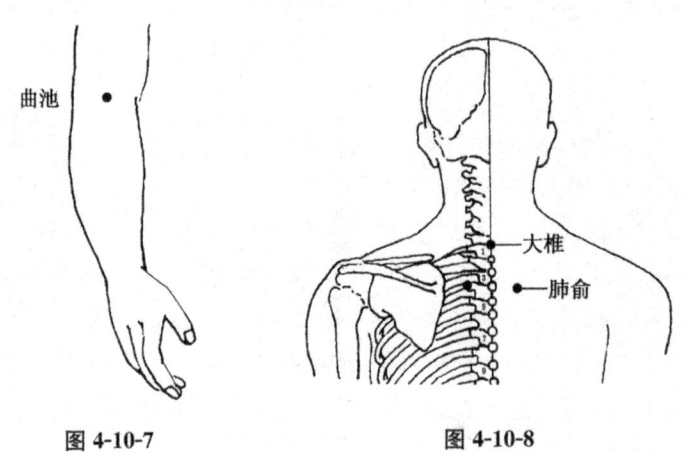

图 4-10-7　　　　　　　图 4-10-8

(2)定位　阿是穴:湿疹发生的部位。
　　　　　曲池:屈肘,肘的横纹外侧端(拇指一侧)凹陷中。
　　　　　肺俞:在背部,第二胸椎棘突下,旁开1.5寸。
　　　　　大椎:后正中线上,第七颈椎棘突(即低头时颈背最突起的骨头)下凹陷中。

(3)灸法　阿是穴可用小艾炷在湿疹周围边缘围灸,湿疹范围大者可于中心灸3~5壮,其他穴可用艾条温和灸,每穴15分钟,以穴位红晕灼热为度,每日1~2次,灸至湿疹完全消失为止。

四、对症治疗

湿疹常伴有瘙痒难眠症状,临床上可以加用以下方法。

(1)选穴　神门　郄门(见图 4-10-9)
(2)定位　神门:仰掌,在腕部腕掌侧横纹尺侧(内侧)端,尺侧腕屈肌的桡侧凹陷处。
　　　　　郄门:仰掌,微屈腕,在腕横纹上 5 寸。

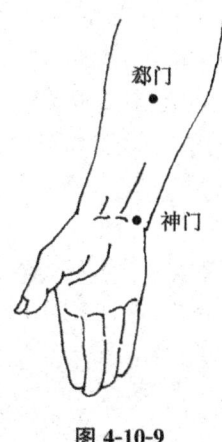

图 4-10-9

(3)灸法　艾条温和灸,每穴 15 分钟,灸至穴位红晕灼热为度,每日 1 次,瘙痒消除,睡眠好转为止。

五、注意事项

- 注意保护局部患处,避免接触污染物,以免再次感染。
- 饮食尽量清淡,忌食鱼虾蟹等荤腥发物、酸辣等刺激性食物及煎炸食物。
- 注意保暖,避免受凉感冒。

六、病例

江某,男,20 岁,农民。主诉:1 年前患皮肤瘙痒,初见右小腿处皮肤红色斑疹,继之糜烂,有渗出液,当时未加治疗,此后慢慢出现皮肤增厚,纹理加深,边缘清楚,可结痂,呈苔藓样,迁延不愈。诊断为慢性湿疹。予灯火灸治疗,每天 1 次,5 次后局部皮肤苔藓焦灼脱落,再过半月后加灸 5 次,局部皮肤再次结痂脱落,生长出新皮如常,经半年观察未见复发。

第十一节 疣

疣是指因风热湿毒侵犯肌肤,或因情志内伤,肝旺血燥,筋气不荣所致的一种皮肤浅表小赘生物的皮肤病,相当于现代医学的疣病。

临床表现形态各异,或如粟米,或如倒芒,色泽不变,常见的有千日疣、扁疣、鼠乳、丝状疣、尖锐湿疣,多发于年轻人、成人。本节主要介绍千日疣、扁疣、鼠乳、丝状疣的治法。

一、症状

在皮肤表面隆起的形态各异、个体不大的赘生物,颜色较暗淡,或零星分散,或簇集成群,或相互融合,常有多种疣合并发病。本病可自愈,愈后可复发。

二、治法

1. 方法一

(1)选穴　阿是穴

(2)定位　阿是穴:即患处。

(3)灸法　艾条温和灸,在患处取穴,若有多个疣体,选择最先发生的疣体为穴,灸15分钟,以局部红晕灼热为度,每日1次,10次为1个疗程,疣消失后巩固1个疗程。或用桑枝灸,点燃桑枝,灭火后直接灸在疣体上,直到局部焦黄。

2. 方法二

(1)选穴　阿是穴　中渚　丘墟　鱼际(见图 4-11-1、图 4-11-2、图 4 11 3)

(2)定位　阿是穴:即患处。
中渚:在手背部,小指与无名指指根下2厘米手背凹陷处。
丘墟:足外踝的前下方,趾长伸肌腱的外侧凹陷处。
鱼际:在拇指所属的掌骨中点,手掌与手背皮肤的交界处。

(3)灸法　艾条温和灸,在患处取穴,若有多个疣体,选择最先发生的疣体为穴,灸15分钟,以局部红晕灼热为度,每日1次,10次为1个疗程,疣消失后巩固1个疗程。

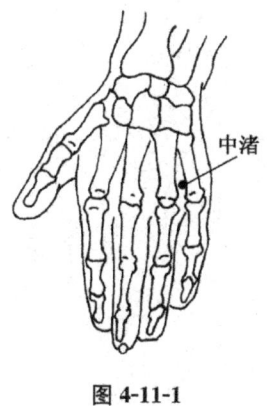

图 4-11-1

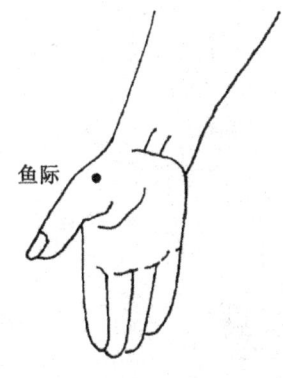

图 4-11-2

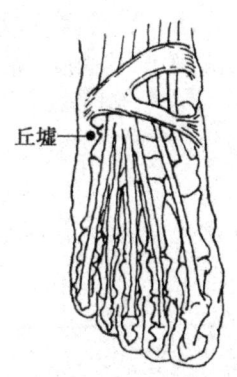

图 4-11-3

3. 方法三

(1) 选穴　阿是穴　养老　外关　丘墟（见图 4-11-3、图 4-11-4、图 4-11-5）

(2) 定位　阿是穴：即患处。

养老：在前臂背侧近腕关节处，有一突起的半圆形骨，其内侧缘凹陷处即是。

外关：在前臂背侧，腕横纹上 2 寸，两骨之间凹陷处。

丘墟：足外踝的前下方，趾长伸肌腱的外侧凹陷处。

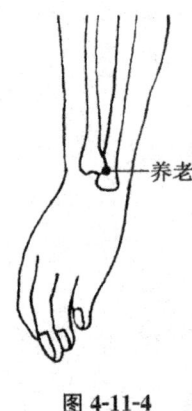
图 4-11-4

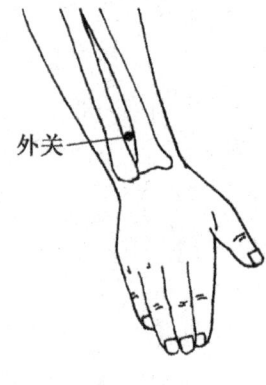
图 4-11-5

(3)灸法 艾条温和灸,在患处取穴,若有多个疣体,选择最先发生的疣体为穴,灸15分钟,以局部红晕灼热为度,每日1次,10次为1个疗程,疣消失后巩固1个疗程。

三、对症治疗

疣体可发生于身体各个部位,临床可以根据部位不同加用以下方法。

(一)生于食指

(1)选穴 曲池(见图4-11-6)

(2)定位 曲池:屈肘,肘的横纹外侧端(拇指一侧)凹陷中。

(3)灸法 艾条温和灸,每穴15分钟,以穴位红晕灼热为度,每日1次。

(二)生于足小趾

(1)选穴 阳陵泉(见图4-11-7)

(2)定位 阳陵泉:位于人体膝盖斜下方,小腿外侧之腓骨小头稍前凹陷中。

(3)灸法 艾条温和灸,每穴15分钟,以穴位红晕灼热为度,每日1次。

四、注意事项

- 忌抓挠患处,以免疣破损发生自身传染而扩散。

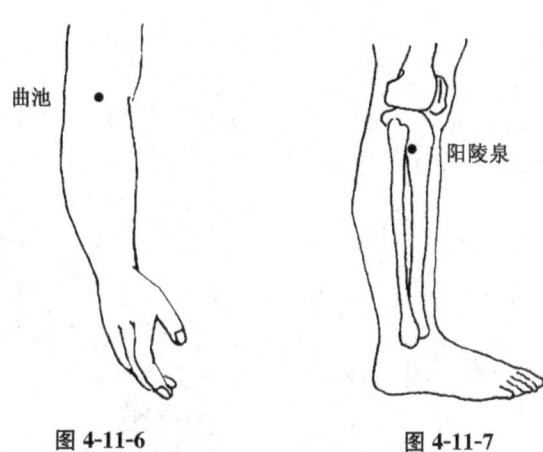

图 4-11-6 　　　　　　　图 4-11-7

- 因疣病与精神因素相关，故应保持心情畅快，有助于疾病的治疗。
- 饮食尽量清淡，忌食酸辣等刺激性及煎炸食物。
- 若为尖锐湿疣患者应及时就医并配合药物内服外洗治疗。

五、病例

朱某，男，43岁。左足底发现扁平刺疣，约有4厘米×5厘米，先从手太阳经按索无所见，又检视左侧，于支沟处发现有指头大小之压痛点，于局麻下对刺疣灸灼，至疣表面焦枯为止，至1周后刺疣自行脱落，不遗瘢痕，支沟处的压痛消失。

第十二节　牛皮癣

中医的"牛皮癣"是以阵发性皮肤瘙痒和肥厚呈苔藓样变为特征的慢性皮肤炎症，多见于成年人。因其好发于颈项部，故中医称之为"摄领疮"，又因皮肤增厚发生苔藓样变，如牛颈之皮，厚而坚硬，故又称"牛皮癣"、"顽癣"，相当于西医的"神经性皮炎"，但与西医的"牛皮癣"（即银屑病）不同。

根据临床表现的不同可分为风湿热和血虚风燥两型。

一、风湿热型

（一）症状

可见牛皮癣处潮红、糜烂、湿润和血痂。

(二)治法

(1)选穴　阿是穴　风池　血海　膈俞　三阴交(见图 4-12-1、图 4-12-2、图 4-12-3、图 4-12-4)

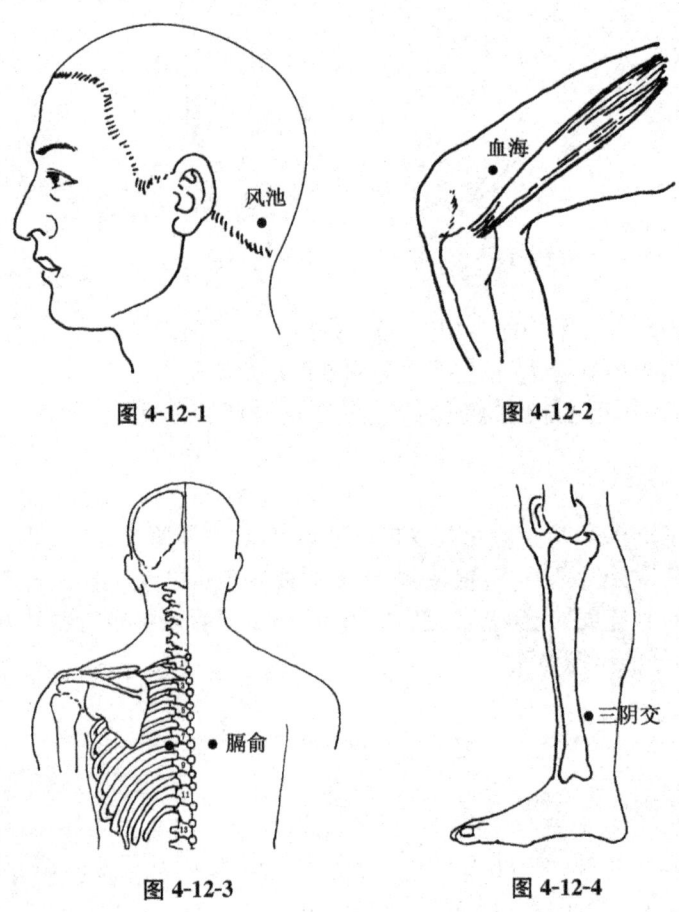

图 4-12-1　　　　　　　图 4-12-2

图 4-12-3　　　　　　　图 4-12-4

(2)定位　阿是穴：即患处。

风池：在项部，枕骨下缘，胸锁乳突肌与斜方肌之间的凹陷处。

血海：大腿内侧，距膝盖骨内侧的上角约三指的肌肉隆起处。

膈俞：在背部，第七胸椎棘突下，旁开 1.5 寸。

三阴交：小腿内侧，足内踝尖上 3 寸，胫骨内侧后方。

(3)灸法　艾炷(火柴头大小)灸，将蒜头压榨取汁涂于癣局部，每炷间隔 1.5 厘米，燃尽后扫去艾灰，怕痛者可于艾炷燃尽前有灼热感时将艾炷扑灭,每周 3 次,至皮损正常后停灸,灸点表皮色变焦黄,结痂壳后 2～3 天可脱落,灸点化脓可局部处理,一般不留瘢痕。或用艾条温和灸,主要在患处施灸,每穴 15 分钟,以穴位红晕灼热为度,每日 1 次,10 次为 1 个疗程,应长期保健施灸。

二、血虚风燥型

(一)症状

病程长,局部干燥、肥厚、脱屑,状如牛领之皮。

(二)治法

(1)选穴　阿是穴　血海　膈俞　足三里(见图 4-12-2、图 4-12-3、图 4-12-5)

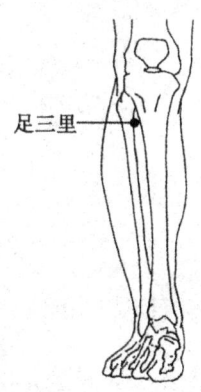

图 4-12-5

(2)定位　阿是穴:即患处。

　　　　　血海:大腿内侧,距膝盖骨内侧的上角约三指的肌肉隆起处。

　　　　　膈俞:在背部,第七胸椎棘突下,旁开 1.5 寸。

　　　　　足三里:小腿前外侧,犊鼻下(膝盖骨下缘)3 寸,距胫骨前缘约一横指。

(3)灸法　艾炷(火柴头大小)灸,将蒜头压榨取汁涂于癣局部,每炷间隔 1.5 厘米,燃尽后扫去艾灰,怕痛者可于艾炷燃尽前有灼热感时将艾炷扑灭,每周 3 次,至皮损正常后停灸,灸点表皮色变焦黄,结痂壳后 2~3 天可脱落,灸点化脓可局部处理,一般不留瘢痕。或用艾条温和灸,主要在患处施灸,每穴 15 分钟,以穴位红晕灼热为度,每日 1 次,10 次为 1 个疗程,应长期保健施灸。

三、对症治疗

牛皮癣常伴有瘙痒难眠症状,临床可以加用以下方法。

(1)选穴　神门　照海(见图 4-12-6、图 4-12-7)

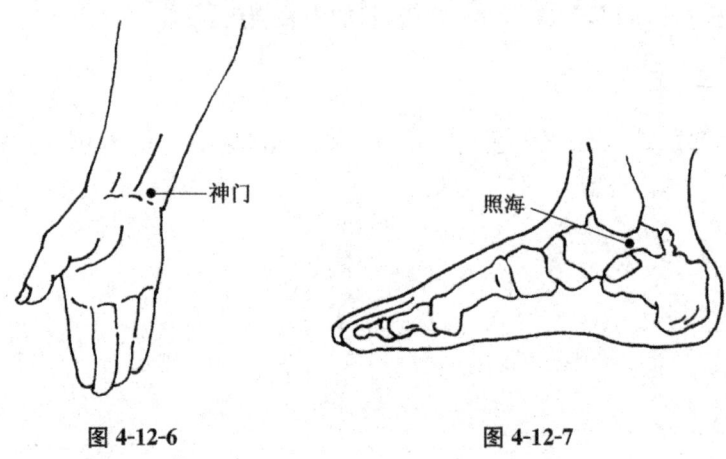

图 4-12-6　　　　　　　图 4-12-7

(2)定位　神门:仰掌,在腕部腕掌侧横纹尺侧(内侧)端,尺侧腕屈肌的桡侧凹陷处。

照海:在踝部,内踝顶点下缘凹陷处。

(3)灸法　艾条温和灸,每穴 15 分钟,灸至穴位红晕温热为度,每日 1 次。

四、注意事项

- 注意保护灸疮,避免抓挠患处,避免受污染。
- 饮食尽量清淡,忌食酸辣等刺激性及煎炸食物。
- 可配合中药外洗治疗,效果较好。

五、病例

段某,男,45 岁,福州市体委干部。罹患牛皮癣之苦(左项肩、背遍布)十余年,多方求治,均无疗效。取其病位周围共 10 穴,每穴直灸 10 壮,一次直灸百壮,3 天 1 次,经 1 个月灸治而愈,盖亦取其直灸逐湿毒生新肌之功。

第十三节 冻 伤

冻伤是指人体因体虚、劳倦、静坐少动或袜子过紧,遭受低温寒湿之邪所侵袭而引起的全身或局部损伤。现代医学的冻伤病属于此范畴。

临床表现为受冻部位皮肤苍白、红肿,或出现水泡、血泡,继之破裂等症状,根据临床表现可分为轻症和重症。

一、轻症

(一)症状

受冻部位皮肤苍白,继之红肿,出现大小不等的水泡,溃后流稀薄液体,结痂愈合,或糜烂久不收口,遇热瘙痒,或剧烈疼痛,愈后常次年又复发,一般不留瘢痕。

(二)治法

(1)选穴 阿是穴
(2)定位 阿是穴:即冻伤部位。
(3)灸法 艾条温和灸,每穴 15 分钟,以穴位红晕温热为度,每日 2 次,可灸至症状消失为止。

二、重症

(一)症状

皮肤灰暗苍白,出现大量血泡,损伤肌骨,肢体失去感觉或遇热剧烈疼痛。步行艰难,嗜睡,甚则不省人事成僵硬假死状态,若皮肤青黑,则常易坏死化脓,疮口难愈,或断肤截骨。

(二)治法

(1)选穴 阿是穴 神阙 关元 百会 命门(见图 4-13-1、图

4-13-2、图 4-13-3)

    (2)定位 阿是穴:即冻伤部位。

              神阙:在腹部,前正中线上,肚脐凹陷处。

              关元:在腹部,前正中线上,脐下3寸。

              百会:在头顶部,正中线上,两耳尖连线中点,或前发际正中直上5寸。

              命门:在腰背部,后正中线上,第二腰椎棘突下凹陷处。

    (3)灸法 神阙(艾炷隔盐灸,用食盐填埋脐窝,上置艾炷施灸,可灸至患者苏醒为止),余穴可艾条温和灸,每穴 20 分钟,以穴位红晕温热为度,每日 2 次灸至症状消失为止。

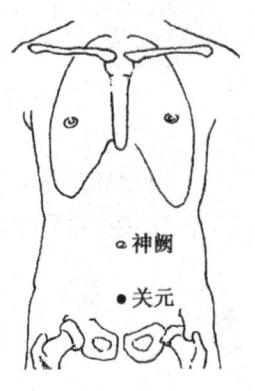

图 4-13-1

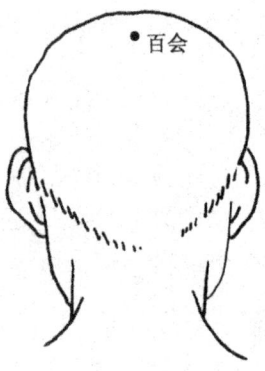

图 4-13-2

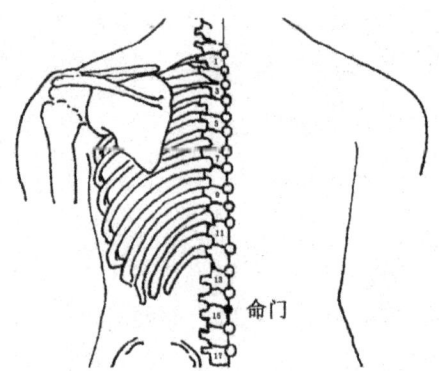

图 4-13-3

三、对症治疗

冻伤可发生于身体各个部位,临床可以根据伴随症状加用以下方法。

(一)上肢冻伤

(1)选穴　后溪　外关　曲池(见图 4-13-4、图 4-13-5)

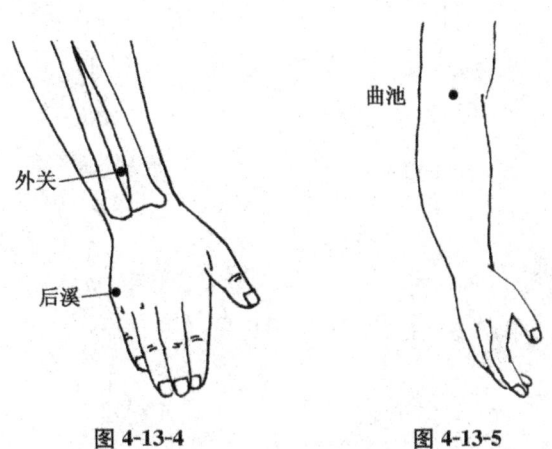

图 4-13-4　　　　　　　图 4-13-5

(2)定位　后溪:在手掌边缘,小指同侧,当握拳时手掌边缘隆起的尖端处。

外关:在前臂背侧,腕横纹上 2 寸,两骨之间凹陷处。

曲池:屈肘,肘的横纹外侧端(拇指一侧)凹陷中。

(3)灸法　艾条温和灸,每穴 15 分钟,以穴位红晕温热为度,每日 3 次。

(二)下肢冻伤

(1)选穴　昆仑　足三里　阳陵泉(见图 4-13-6、图 4-13-7)

(2)定位　昆仑:踝关节外侧后方,与足跟腱之间的凹陷处。

足三里:小腿前外侧,犊鼻下(膝盖骨下缘)3 寸,距胫骨前缘约一横指。

阳陵泉:位于人体膝盖斜下方,小腿外侧之腓骨小头稍前凹陷中。

(3)灸法　艾条温和灸,每穴 15 分钟,以穴位红晕温热为度,每日 3 次。

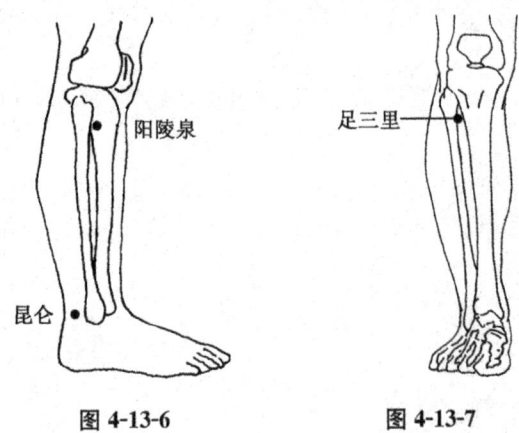

图 4-13-6　　　　　图 4-13-7

(三)面部

(1)选穴　印堂　合谷(见图 4-13-8、图 4-13-9)

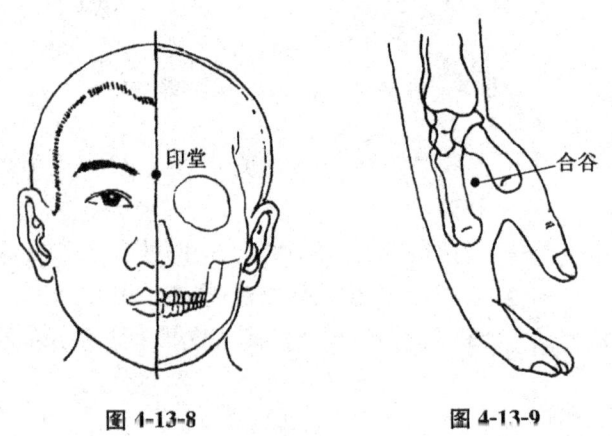

图 4-13-8　　　　　图 4-13-9

(2)定位　印堂:两眉头连线的中点处。

合谷:即通常所说的虎口,并拢拇指时肌肉隆起处。

(3)灸法　艾条温和灸,每穴 15 分钟,以穴位红晕温热为度,每日 3 次。

四、注意事项

- 施灸时应闭户关窗,避免患者再感受风寒。

- 严重冻伤者,应及时送往医院救治,若不能及时送往,应及时采取一切方式先让患者体温回升,如烤火、热毛巾外敷等。
- 可让患者服用姜糖水之类辛温补充体力的饮品。

五、病例

何某,男,45岁,线路工。1989年1月23日8点20分初诊。患者于当日晨4时左右在野外作业,6时被人发现冻僵在电线杆上,救下后送来医院。证见:四肢厥冷,皮肤暗红褐色,呼吸微弱,胸前尚温,口唇苍白,张口困难,舌淡白,脉细弱无力。诊断:冻伤。治宜温经散寒,养血通脉。取肝俞、膈俞、大包、内关、足三里。交换以艾灸,约20分钟后,患者清醒,四肢麻木、鼻流清涕,持续再灸30分钟,麻、痛、发凉感觉消失,四肢渐温如常,送入病房,经调治1个月后出院。

第五章　五官科疾病

第一节　近　视

近视是由于先天禀赋不足或长期不注意用眼卫生所致的视近清楚,视远模糊为特征的眼病,祖国医学称之为"近能怯远",与现代医学的近视相同。

一、症状

临床表现为远视能力下降,近视力正常或稍差,一般外眼无异常发现。中医认为已成近视者多属肝肾气阴不足,治疗如下。

二、治法

1. 方法一

(1)选穴　丝竹空　攒竹　光明　肝俞　肾俞(见图5-1-1、图5-1-2、图5-1-3)

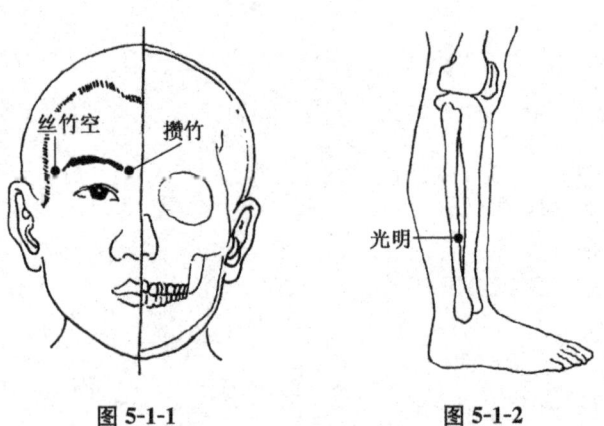

图 5-1-1　　　　　　　图 5-1-2

(2)定位　丝竹空:在眉梢的凹陷处。
　　　　　攒竹:眉毛内侧缘凹陷处。

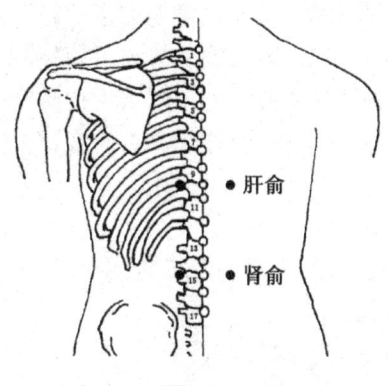

图 5-1-3

光明:踝关节内侧尖端向后 1 寸,再向上 1 寸处。
肝俞:在背部,第九胸椎棘突下,两侧旁开 1.5 寸。
肾俞:在背部,第二腰椎棘突下,两侧旁开 1.5 寸。

(3)灸法 丝竹空、攒竹两穴用手指按摩 10 分钟,余穴艾条温和灸,每穴 10 分钟,以穴位红晕温热为度,每日 1 次,可长期施灸。

2. 方法二

(1)选穴 睛明 四白 太阳 肝俞 肾俞(见图 5-1-3、图 5-1-4、图 5-1-5)

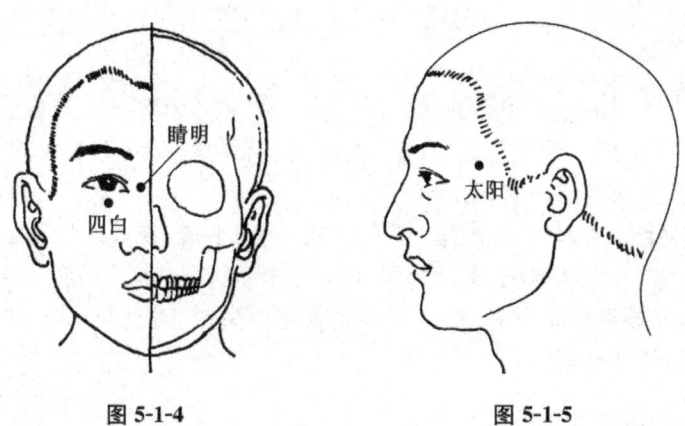

图 5-1-4   图 5-1-5

(2)定位 睛明:在面部,眼内角与鼻梁之间的凹陷处。
四白:在面部,双眼平视时,瞳孔正中央下约 2 厘米处(或瞳孔直下,眶下孔凹陷处)。
太阳:在眉梢与眼外角之间向后约 1 寸的凹陷中。

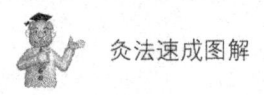

肝俞：在背部，第九胸椎棘突下，两侧旁开1.5寸。

肾俞：在背部，第二腰椎棘突下，两侧旁开1.5寸。

(3) 灸法　睛明、四白(禁灸)、太阳穴用手指按摩10分钟，肝俞、肾俞艾条温和灸，每穴10分钟，以穴位红晕温热为度，每日1次，可长期施灸。

三、注意事项

·保持正确的阅读写作姿势与环境光线充足，避免过度用眼，每用眼半小时应休息10分钟。

·保持充足的睡眠，避免眼部疲劳。

·注意用眼卫生，避免眼部感染，可在眼部疲劳时用滴眼液缓解。

四、病例

余某，男，17岁，学生。自述：自初一年级发现近视至今，现查左眼200度，右眼300度，无眼部其他病变，诊其脉属肝肾不足。取穴：丝竹空、鱼腰、睛明、肝俞、肾俞、光明，眼部穴位嘱其每日按摩10分钟以上，余穴施灸法，经治疗1个月后，视物较前明显改善，复查视力，左眼150度，右眼200度。

第二节　青光眼

青光眼中医称为"绿风内障"，是因风、火、痰等邪气导致气血失和，气机受阻，目中津液滞积而造成的一种眼病。现代医学认为本病的发生与房水的产生与排出失调、受阻有关。

临床上以初起头痛，眼胀，视力稍减，视物不清，有阵发性雾状感，虹视，瞳孔散人，呈淡绿色；继之则头痛剧烈，伴有恶心呕吐，结膜充血，角膜浑浊，最终导致眼压升高，眼底视神经萎缩而失明。根据临床症状，可分为急性期和慢性期。

一、急性期

(一)症状

起病急，偏头痛，心烦，呕吐，兼有寒热，眼部胀痛，瞳孔散大，视力锐减。

（二）治法

(1) 选穴　风池　攒竹　鱼腰　太冲　太溪（见图 5-2-1、图 5-2-2、图 5-2-3、图 5-2-4）

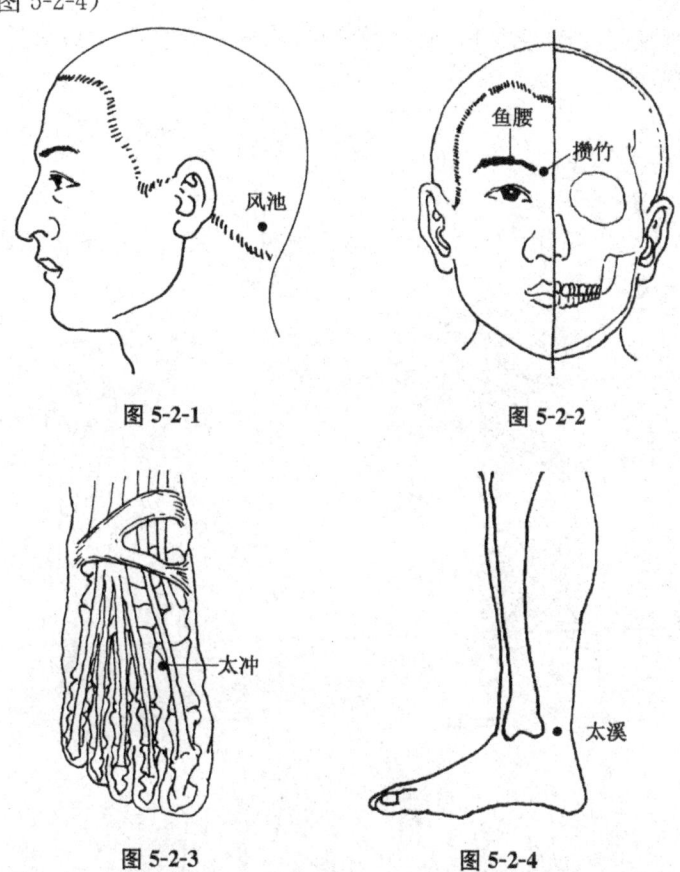

图 5-2-1　　　　　　　　　图 5-2-2

图 5-2-3　　　　　　　　　图 5-2-4

(2) 定位　风池：在项部，枕骨下缘，胸锁乳突肌与斜方肌之间的凹陷处。

攒竹：眉毛内侧缘凹陷处。

鱼腰：在额部，眼睛正视前方，瞳孔直上，眉毛中。

太冲：在足背侧，第一、第二跖骨间隙的后方凹陷处。

太溪：足内侧，内踝后方，内踝尖与跟腱的凹陷处。

(3) 灸法　艾条温和灸，每穴 15 分钟，以穴位红晕温热为度，每日 1 次，7 次为 1 个疗程，应长期坚持治疗。

二、慢性期

(一)症状

经常反复发作,目微胀,瞳孔散大,呈明显淡绿色,视力或仅见少许亮光,精神疲惫。

(二)治法

1. 方法一

(1)选穴　肝俞　肾俞　足三里　光明　合谷(见图 5-2-5、图 5-2-6、图 5-2-7、图 5-2-8)

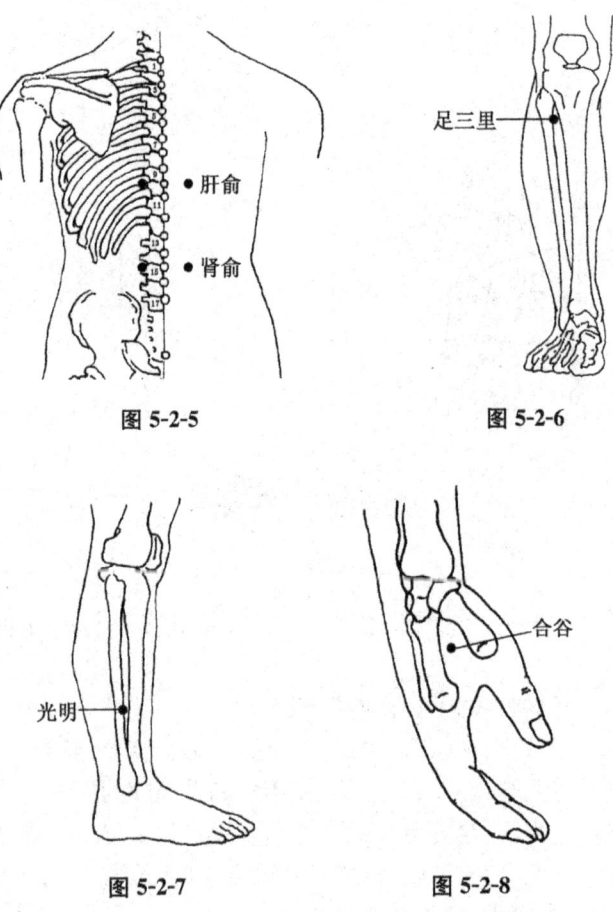

图 5-2-5　　　　　　　　图 5-2-6

图 5-2-7　　　　　　　　图 5-2-8

(2)定位　肝俞:在背部,第九胸椎棘突下,两侧旁开1.5寸。
　　　　肾俞:在背部,第二腰椎棘突下,两侧旁开1.5寸。
　　　　足三里:小腿前外侧,犊鼻下(膝盖骨下缘)3寸,距胫骨前
　　　　　　　缘约一横指。
　　　　光明:踝关节内侧尖端向后1寸,再向上1寸处。
　　　　合谷:即通常所说的虎口,并拢拇指时肌肉隆起处。
(3)灸法　艾条温和灸,每穴15分钟,以穴位红晕温热为度,每日1次,7次为1个疗程,应长期坚持治疗。

2. 方法二

(1)选穴　肝俞　肾俞　三阴交　太阳(见图5-2-5、图5-2-9、图5-2-10)

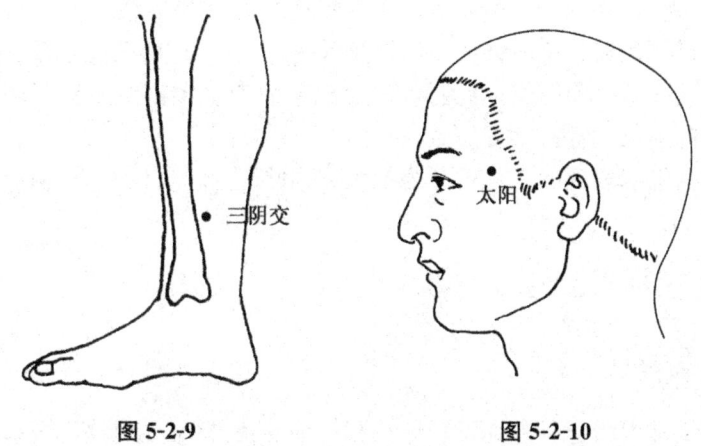

图5-2-9　　　　　　　　图5-2-10

(2)定位　肝俞:在背部,第九胸椎棘突下,两侧旁开1.5寸。
　　　　肾俞:在背部,第二腰椎棘突下,两侧旁开1.5寸。
　　　　三阴交:小腿内侧,足内踝尖上3寸,胫骨内侧后方。
　　　　太阳:在眉梢与眼外角之间向后约1寸的凹陷中。
(3)灸法　艾条温和灸,每穴15分钟,以穴位红晕温热为度,每日1次,7次为1个疗程,应长期坚持治疗。

三、注意事项

- 保持充足睡眠,避免眼部疲劳。
- 可做眼保健操,按摩局部穴位。
- 饮食尽量清淡,忌食酸辣等刺激性及煎炸食物。

四、病例

梁某,男,59岁,干部。两眼不红不肿,只觉昏蒙,入夜见灯光有彩虹圈。取风池、攒竹、鱼腰、肝俞、肾俞、至阳熏灸,灸后觉眼见清朗,停灸后6小时后,又觉昏蒙如故,再灸后又觉清朗,以后随灸治次数增多,有效时间逐渐延长,共灸16次,症状减轻而停灸。

第三节　耳源性眩晕

耳源性眩晕又称美尼尔病,是内耳膜迷路水肿引起的一种以阵发性眩晕、耳鸣、耳聋、恶心、呕吐为主要症状的内耳非炎症性疾病,属祖国医学的"眩晕"范畴。中医认为"眩"即是眼花缭乱,"晕"即天旋地转,眩为目病,晕为脑病,目为肝窍,脑为髓海,故眩晕的产生多根源于肝肾两脏,本病多由肝虚火、血虚、痰湿所致。

根据临床表现的不同可分为三大类,肝阳上亢、气血亏虚、痰湿内阻,治疗如下。

一、肝阳上亢

（一）症状

眩晕常因情志不遂而发,耳鸣目眩,口苦咽干,心烦易怒,失眠多梦,腰膝酸软。

（二）治法

(1)选穴　神门　太溪　行间　肝俞　肾俞(见图5-3-1、图5-3-2、图5-3-3、图5-3-4)

(2)定位　神门:仰掌,在腕部腕掌侧横纹尺侧(内侧)端,尺侧腕屈肌的桡侧凹陷处。

太溪:足内侧,内踝后方,内踝尖与跟腱的凹陷处。

行间:在足背,第一、第二趾间,趾根部的后方足背皮肤与足底皮肤交界处。

肝俞:在背部,第九胸椎棘突下,两侧旁开1.5寸。

肾俞:在背部,第二腰椎棘突下,两侧旁开1.5寸。

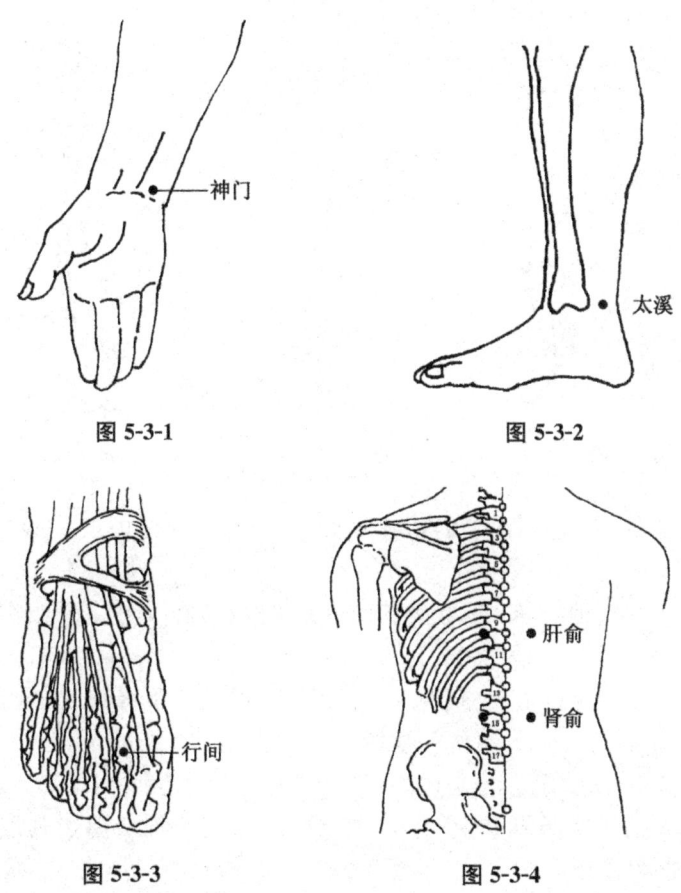

图 5-3-1　　　　　　　　图 5-3-2

图 5-3-3　　　　　　　　图 5-3-4

(3)灸法　艾条温和灸,每穴 20 分钟,灸至局部温热红晕为止,每日 1 次,10 次为 1 个疗程,平时可保健施灸。

二、气血亏虚

(一)症状

眩晕过度劳累则发作,面色㿠白,口唇指甲无光泽,四肢乏力,困倦懒言,心悸失眠。

(二)治法

(1)选穴　百会　神门　足三里　三阴交(见图 5-3-1、图 5-3-5、图 5-3-6、图 5-3-7)

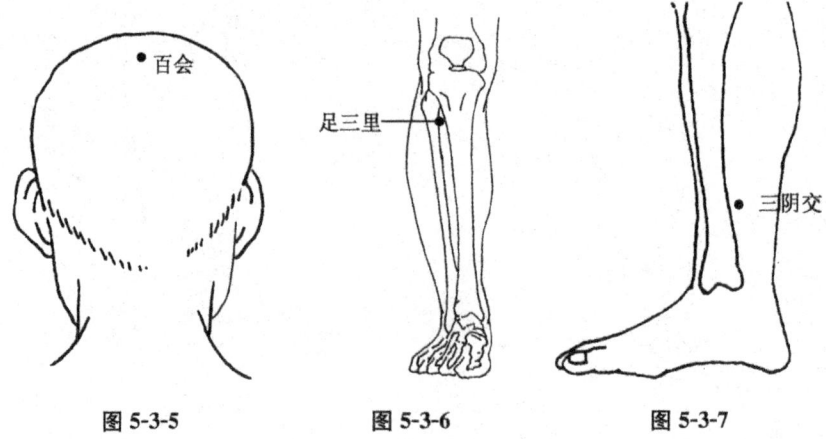

图 5-3-5　　　　图 5-3-6　　　　图 5-3-7

(2) 定位　百会：在头顶部，正中线上，两耳尖连线中点，或前发际正中直上 5 寸。

神门：仰掌，在腕部腕掌侧横纹尺侧（内侧）端，尺侧腕屈肌的桡侧凹陷处。

足三里：小腿前外侧，犊鼻下（膝盖骨下缘）3 寸，距胫骨前缘约一横指。

三阴交：小腿内侧，足内踝尖上 3 寸，胫骨内侧后方。

(3) 灸法　艾条温和灸，每穴 20 分钟，以穴位红晕温热为度，每日 1 次，可长期施灸。

三、痰湿内阻

(一) 症状

眩晕时自觉头重如裹，胸闷不舒，恶心呕吐，口中多痰，胃口差而困倦。

(二) 治法

(1) 选穴　丰隆　脾俞　气海　头维（见图 5-3-8、图 5-3-9、图 5-3-10、图 5-3-11）

(2) 定位　丰隆：小腿前外侧，外踝尖向上数 8 寸，距胫骨前缘 2 寸。

脾俞：在背部，第十一胸椎棘突下，两侧旁开 1.5 寸。

气海：在腹部，前正中线上，脐下1.5寸。
头维：在头两侧部发际里，位于发际点向上一指宽，嘴动时肌肉也会动之处，距前正中线4.5寸。

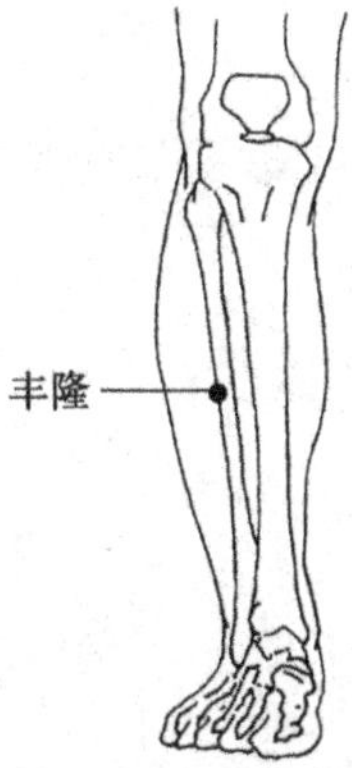

图 5-3-8

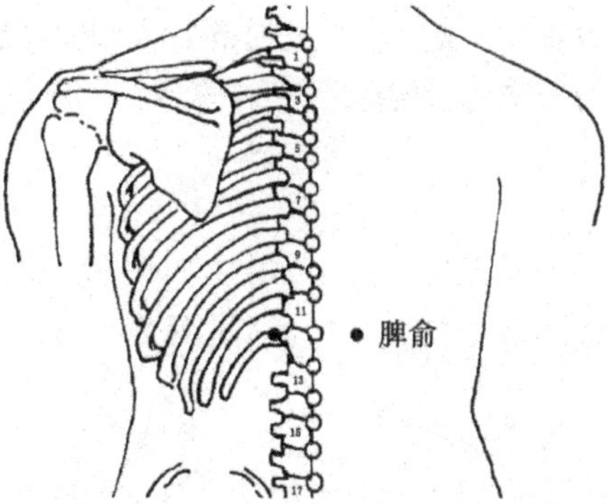

图 5-3-9

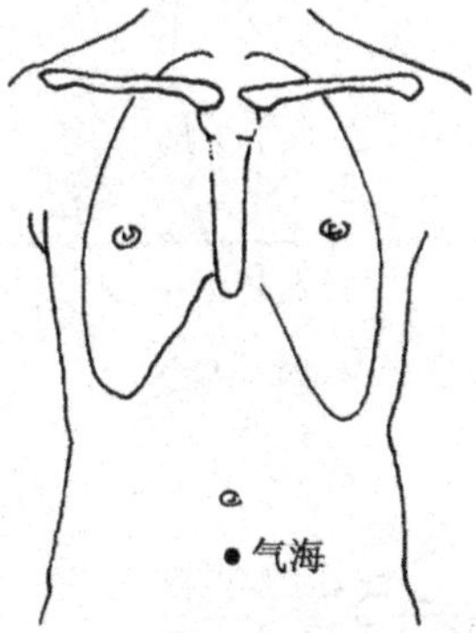

图 5-3-10

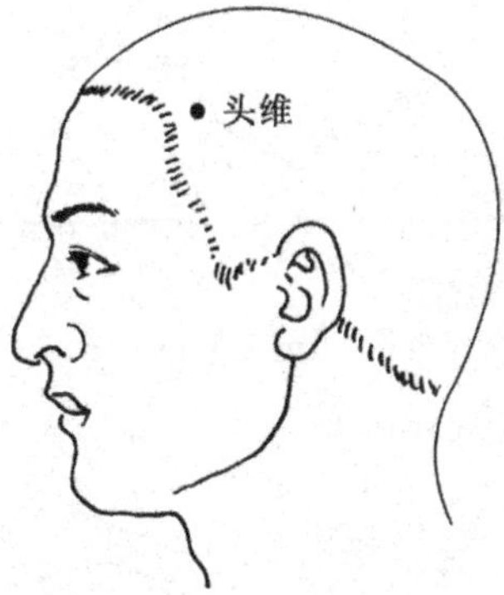

图 5-3-11

（3）**灸法** 艾条温和灸，每穴20分钟，以穴位红晕温热为度，每日1次，可长期施灸。或用艾炷隔姜灸，将生姜切成2毫米厚的生姜片，然后在生姜片上扎出10个以上分布均匀的小孔，上置如黄豆大小艾炷施灸，每穴10壮，每日或隔日1次，10次为1个疗程。

四、对症治疗

耳源性眩晕常伴有耳鸣、呕吐，临床可以根据伴随症状加用以下方法。

(一)耳鸣

(1)选穴　翳风(见图 5-3-12)

(2)定位　翳风：耳垂根部后方,两骨之间凹陷处。

(3)灸法　艾条温和灸,每穴 15 分钟,以穴位红晕温热为度,每日 1 次。

(二)呕吐

(1)选穴　内关　中脘(见图 5-3-13、图 5-3-14)

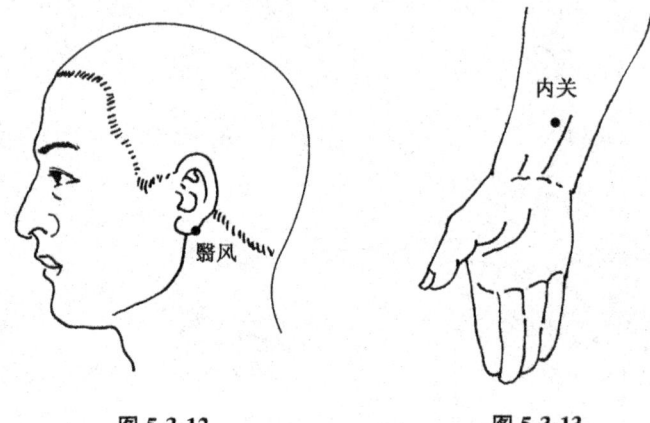

图 5-3-12　　　　　　　　图 5-3-13

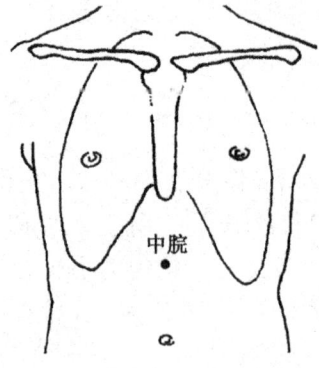

图 5-3-14

(2)定位　内关：在前臂内侧，腕横纹上2寸，两骨之间凹陷处。
　　　　　中脘：在腹部，在前正中线上，脐上4寸处。
(3)灸法　艾条温和灸，每穴15分钟，以穴位红晕温热为度，每日1次。

五、注意事项

- 灸法治疗应坚持一段时间，否则效果不佳。
- 配合中药内服效果更佳。
- 避免情绪激动，不从事繁重的劳动，保持充足睡眠。
- 饮食尽量清淡，忌食油腻及刺激性食物。

六、病例

刘某，男，52岁，工人。患内耳眩晕12年，反复发作，近日眩晕不适，头重如蒙，耳鸣耳聋，恶心呕吐，胸脘痞闷，纳差体倦，苔白腻，脉濡滑。检查：空气传导和骨传导均有下降，可见自发性水平眼颤，快向朝右，诊断为内耳性眩晕。拟调脾肾，涤痰熄风法，以艾炷隔姜灸治疗。取足三里、三阴交、内关、翳风、丰隆，每穴每次灸10壮，每日1次，灸4次则眩晕即止，诸证除；继续治疗2疗程（10次为1个疗程）以善其后。嘱其每年冬至施灸1个疗程，3年随访无复发。

第四节　耳鸣、耳聋

耳聋耳鸣是听觉异常的两种症状，耳鸣可以单见，但耳聋必伴耳鸣。中医认为起病多因气虚血滞，肾精亏虚，耳失濡养，或肝胆风火上逆少阳经气闭阻而致。现代医学认为引发耳鸣的原因有很多，常见的有药物中毒、急性传染病、噪声损伤、颅脑外伤及老年性耳鸣；而耳聋常因内耳迷路炎、中耳炎、耳硬化、耳内肿瘤、药物中毒、内耳震荡及老年性耳聋等引发。

临床表现为突然耳鸣或耳聋。耳鸣如潮涌，或如雷鸣，或如蝉鸣，夜间为甚，耳聋是以听力减退或丧失，且多伴有低音调耳鸣，轻度或暂时眩晕。证有虚实，根据临床症状，治疗如下。

一、实证

(一)症状

起病突然,耳鸣如潮涌雷鸣,听力减退或丧失,痛苦难忍,或伴有暂时眩晕,可伴鼻塞流涕,或有头痛、耳胀闷、面红目赤,口苦,鼻咽发干,或有恶寒发热、身疼,易怒,便秘尿黄,舌淡红,苔薄黄,脉数。

(二)治法

(1)选穴 太冲 丰隆 听宫 偏历 翳风(见图5-4-1、图5-4-2、图5-4-3、图5-4-4)

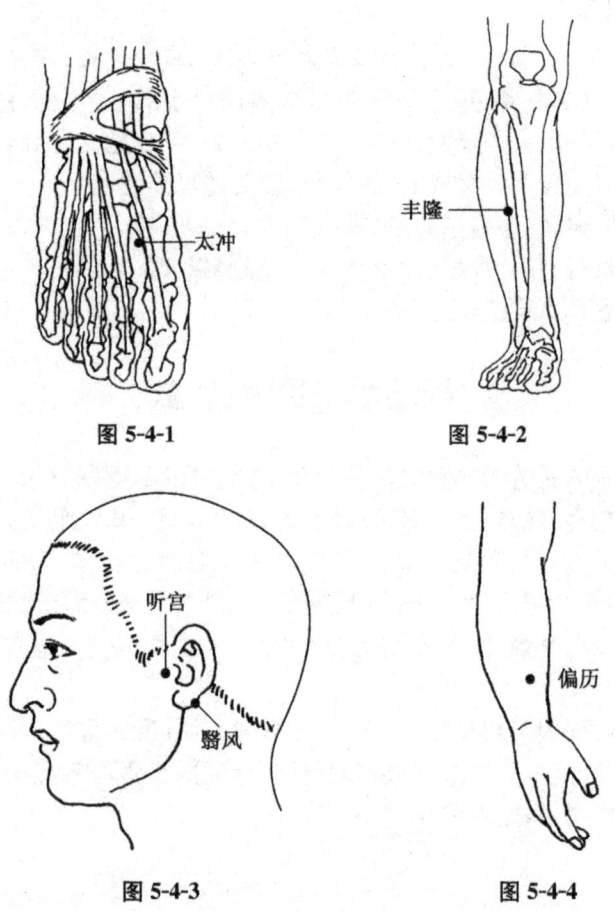

图 5-4-1

图 5-4-2

图 5-4-3

图 5-4-4

(2)定位　太冲：在足背侧，第一、第二跖骨间隙的后方凹陷处。

丰隆：小腿前外侧，外踝尖向上数8寸，距胫骨前缘2寸。

听宫：在面部侧面，耳屏前（耳腔前突起的小软骨），张口时凹陷处上缘。

偏历：在前臂背侧，腕横纹上3寸，两骨之间凹陷偏拇指侧处。

翳风：耳垂根部后方，两骨之间凹陷处。

(3)灸法　艾条雀啄灸，每穴10分钟，以穴位红晕温热为度，每日1次，10次为1个疗程，灸至耳鸣消失，听力恢复正常为止。

二、虚证

(一)症状

起病较缓，耳鸣声如蝉鸣，音调较低，听力减退较轻，腰膝酸软，失眠多梦。

(二)治法

1. 方法一

(1)选穴　太溪　肾俞　听会　关元（见图5-4-5、图5-4-6、图5-4-7、图5-4-8）

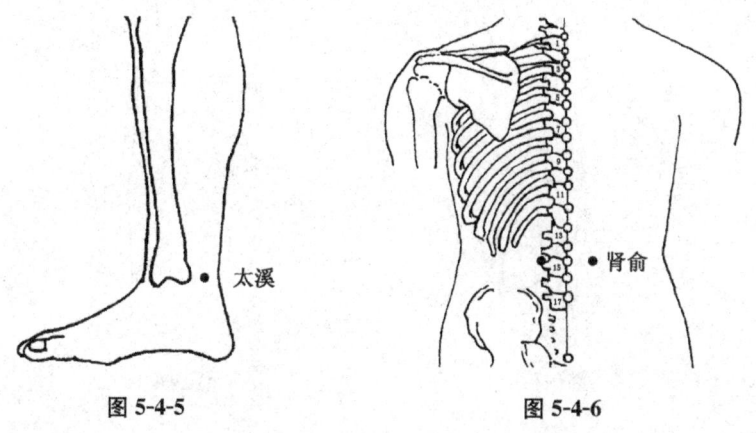

图5-4-5　　　　　　　　　图5-4-6

(2)定位　太溪：足内侧，内踝后方，内踝尖与跟腱的凹陷处。

肾俞：在背部，第二腰椎棘突下，两侧旁开1.5寸。

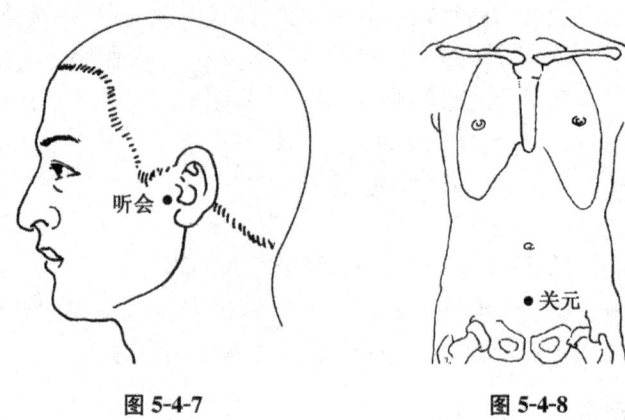

图 5-4-7　　　　　　　　图 5-4-8

听会：在面部侧面，耳屏前（耳腔前突起的小软骨），张口时凹陷处下缘。

关元：在腹部，前正中线上，脐下3寸。

（3）灸法　艾条温和灸，每穴15分钟，以穴位红晕温热为度，每日1次，10次为1个疗程，灸至耳鸣消失，听力恢复正常为止。

2. 方法二

（1）选穴　中渚　听会　足三里　神阙（见图5-4-7、图5-4-9、图5-4-10、图5-4-11）

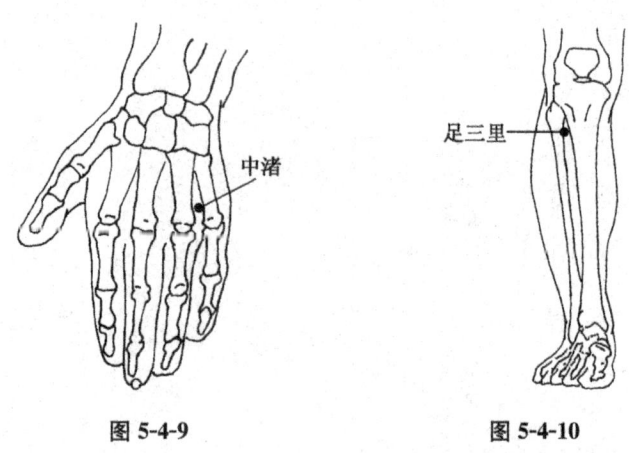

图 5-4-9　　　　　　　　图 5-4-10

（2）定位　中渚：在手背部，小指与无名指指根间下2厘米手背凹陷处。

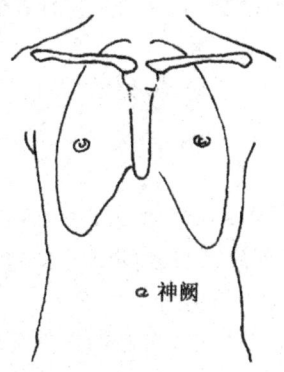

图 5-4-11

听会：在面部侧面，耳屏前（耳腔前突起的小软骨），张口时凹陷处下缘。

足三里：小腿前外侧，犊鼻下（膝盖骨下缘）3 寸，距胫骨前缘约一横指。

神阙：在腹部，前正中线上，肚脐凹陷处。

(3)灸法　艾条温和灸，每穴 15 分钟，以穴位红晕温热为度，每日 1 次，10 次为 1 个疗程，灸至耳鸣消失，听力恢复正常为止。

三、对症治疗

耳聋耳鸣常伴有眩晕等症状，临床可以加用以下方法。

(1)选穴　百会（见图 5-4-12）

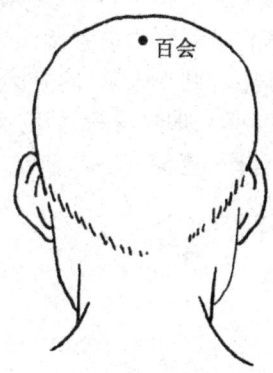

图 5-4-12

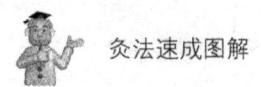

(2)定位　百会：在头顶部，正中线上，两耳尖连线中点，或前发际正中直上5寸。

(3)灸法　艾条温和灸15分钟，以穴位红晕温热为度，每日1次。

四、注意事项

- 施灸期间保持充足睡眠，避免过度劳累，禁房事。
- 饮食尽量清淡，实证患者忌食酸辣等刺激性及煎炸食物，虚证患者可多吃滋阴的食品，如牡蛎、鸭蛋等。
- 耳鸣患者应保持乐观情绪，多参加户外活动以放松心情，转移注意力则耳鸣可减轻。

五、病例

章某，男，25岁，在校研究生。2005年4月5日初诊。主诉：耳鸣3年余。1年前由于考研压力大，精神紧张，遂出现耳鸣症状。3年来，虽经各种治疗，均未见效。耳鸣嗡嗡作响，昼夜不停，静坐读书时更为明显。患者心情烦躁，纳眠尚可，二便调，苔薄红少津，脉沉细。证属心经有热，中气不足，耳窍失聪。取穴：听会、中渚、后溪、腕骨、阳谷、耳禾髎，治疗1个疗程后，耳鸣声音减小一半，病人心情平静，恢复正常生活。经3个疗程后，症状消失，随访半年未见复发。

第五节　过敏性鼻炎

过敏性鼻炎又称变态反应性鼻炎，是身体对某些过敏源的敏感性异常增高而出现的一种以鼻黏膜病变为主要特征的异常反应。现代医学认为，本病与过敏变态反应体质、精神失调、内分泌失调等因素有关，常因气温变化、化学气体、刺激性气味、烟尘花粉、药物反应等引发。临床特征有鼻黏膜潮湿、水肿、鼻炎、鼻塞、流涕、喷嚏、咳嗽、嗅觉减退等。一般分为风寒外袭和脾肾亏虚两型。

一、风寒外袭

（一）症状

鼻痒、喷嚏频频，鼻涕连续不断，质清稀，嗅觉减退，伴有头晕乏力，怕寒,口淡,多在天气变化或感冒时候症状加重,舌淡红,苔薄白,脉浮紧。

(二)治法

(1)选穴　迎香　印堂　肺俞　足三里　合谷(见图 5-5-1、图 5-5-2、图 5-5-3、图 5-5-4)

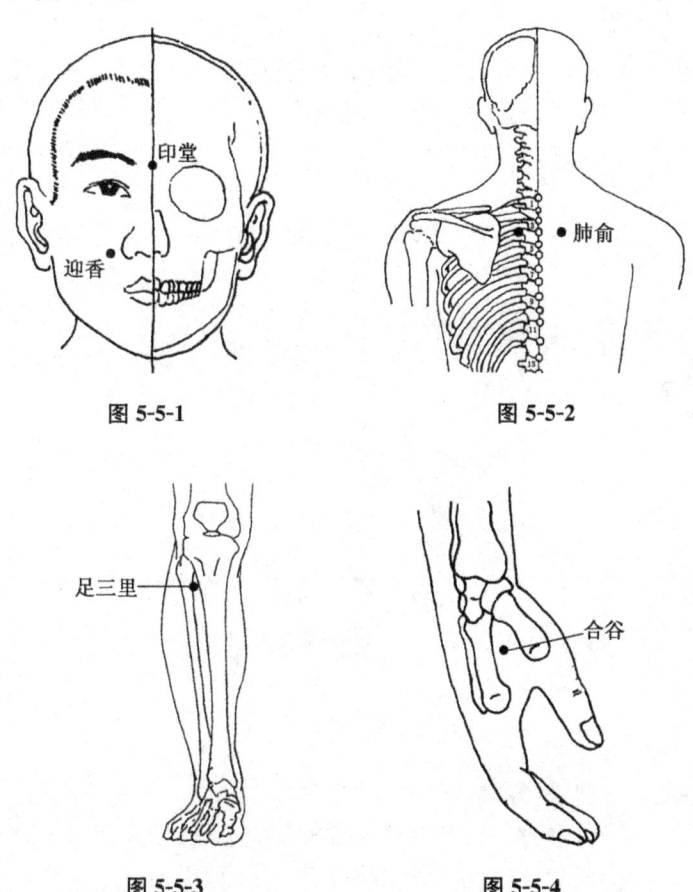

图 5-5-1　　　　　　　　　图 5-5-2

图 5-5-3　　　　　　　　　图 5-5-4

(2)定位　迎香:鼻翼外侧 0.5 厘米处。

印堂:两眉头连线的中点处。

肺俞:在背部,第三胸椎棘突下,两侧旁开 1.5 寸。

足三里:小腿前外侧,犊鼻下(膝盖骨下缘)3 寸,距胫骨前缘约一横指。

合谷:即通常所说的虎口,并拢拇指时肌肉隆起处。

(3)灸法　艾条温和灸,每穴 15 分钟,以穴位红晕温热为度,每日 1 次,10 次为 1 个疗程,平时经常保健施灸。

二、脾肾亏虚

(一)症状

症状反复发作,时好时坏,缠绵不愈,见鼻痒、鼻流涕,伴有食欲不振,腰膝酸软,潮热盗汗,舌淡胖,苔白,脉沉细弱。

(二)治法

(1)选穴　迎香　脾俞　肾俞　肺俞(见图 5-5-1、图 5-5-5)

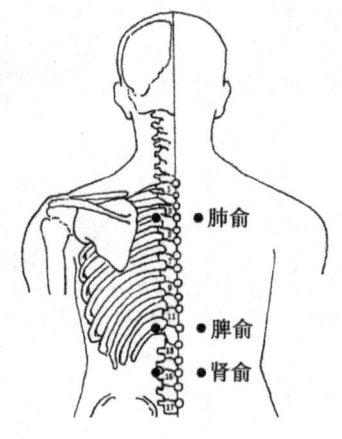

图 5-5-5

(2)定位　迎香:鼻翼外侧 0.5 厘米处。
脾俞:在背部,第十一胸椎棘突下,两侧旁开 1.5 寸。
肾俞:在背部,第二腰椎棘突下,两侧旁开 1.5 寸。
肺俞:在背部,第三胸椎棘突下,两侧旁开 1.5 寸。

(3)灸法　艾条温和灸,每穴 15 分钟,以穴位红晕温热为度,每日 1 次,10 次为 1 个疗程,平时经常保健施灸。或用艾炷隔姜灸,将生姜切成2毫米厚的生姜片,然后在生姜片上扎出 10 个以上分布均匀的小孔,上置如黄豆大小艾炷施灸,迎香穴 5～7 壮,肾俞、脾俞、肺俞三穴可选其中两穴每次 5～7 壮,每日或隔日 1 次,10 次为 1 个疗程,平时经常保健施灸。

三、对症治疗

过敏性鼻炎常伴有头痛头昏、风寒感冒等症状,临床可以根据伴随症状加用以下方法。

(一)头痛头昏

(1)选穴　百会　头维(见图 5-5-6、图 5-5-7)

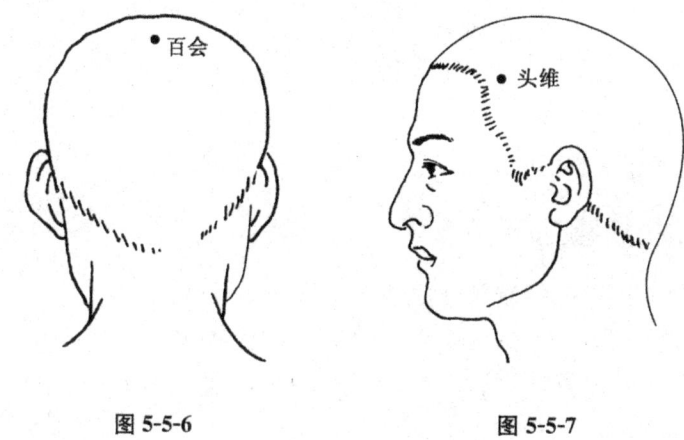

图 5-5-6　　　　　　　　　　图 5-5-7

(2)定位　百会:在头顶部,正中线上,两耳尖连线中点,或前发际正中直上 5 寸。

头维:在头两侧部发际里,位于发际点向上一指宽,嘴动时肌肉也会动之处,距前正中线 4.5 寸。

(3)灸法　艾条温和灸,每穴 15 分钟,以穴位红晕温热为度,每日 1 次。

(二)风寒感冒

(1)选穴　大椎(见图 5-5-8)

(2)定位　大椎:后正中线上,第七颈椎棘突(即低头时颈背最突起的骨头)下凹陷中。

(3)灸法　艾条温和灸,每穴 15 分钟,以穴位红晕温热为度,每日 1 次,感冒痊愈即止。

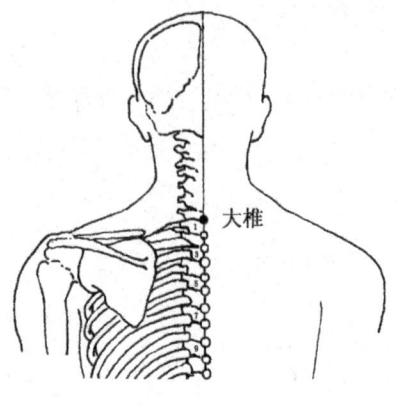

图 5-5-8

四、注意事项

- 平时注意保暖,避风寒,尤其是施灸时。
- 饮食尽量清淡,少食酸辣等刺激性及煎炸食物。
- 注意保护鼻腔,避免接近污染源,清洁鼻腔时必须先清洁所用工具。

五、病例

徐某,女,35岁,公司会计。该患者在空调房间办公,室内室外空间转换后出现鼻塞、鼻痒、打喷嚏、流清涕1年余。检查:见双侧鼻腔内有水样分泌物,鼻黏膜苍白,水肿,下鼻甲肿大。选用灸法,取穴:双侧迎香、上星、合谷单侧,用艾条温和灸,每穴20分钟,灸治7天效果明显,经2疗程治疗,症状完全消失,为巩固疗效,隔日灸1次进行了2周,半年随访未见复发。

第六节 咽 炎

咽炎属中医的喉痹范畴,多因嗜好食辛热,过度饮酒,热毒蕴积肺胃,或阴液耗损,虚火内生,上犯咽喉所致的一种急慢性呼吸道疾病。

临床表现为咽喉部红肿疼痛,吞咽时加剧,造成吞咽困难,咽痒不适。根据临床表现的差异可分为实证与虚证。

一、实证

(一)症状

发病较急,咽喉感觉疼痛难忍,如有物堵在喉间,吞咽困难,口气辛臭,常诱发风热感冒,舌红苔薄,脉浮数。

(二)治法

(1)选穴　大椎　曲池　肺俞　少商(见图 5-6-1、图 5-6-2、图 5-6-3)

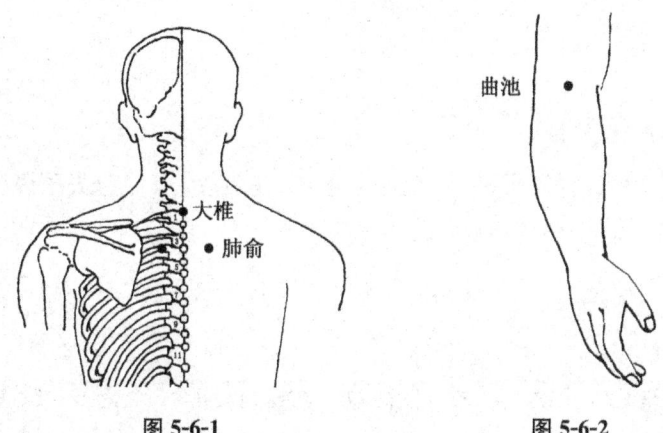

图 5-6-1　　　　　　　　　图 5-6-2

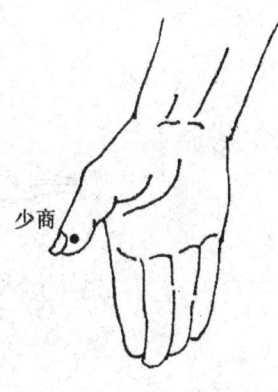

图 5-6-3

(2)定位　大椎：后正中线上，第七颈椎棘突（即低头时颈背最突起的骨头）下凹陷中。

曲池：屈肘，肘的横纹外侧端（拇指一侧）凹陷中。

肺俞：在背部，第三胸椎棘突下，旁开1.5寸。

少商：在距离拇指甲根部外侧（即远离食指侧）角1毫米处，平对指甲根部线。

(3)灸法　艾条雀啄灸，即像麻雀进食时头部一上一下地运动，艾条距皮肤最近0.5～1厘米，从而产生一阵阵的灼热感，每穴10～15分钟，以穴位红晕灼热为度，每日2次，痊愈即止。

二、虚证

（一）症状

发病较缓，喉痛不甚，但迁延不愈，咽痒难受，可伴有失眠多梦，烦热不解，舌红苔少，脉细数。

（二）治法

1. 方法一

(1)选穴　太溪　涌泉　阴陵泉　大椎（见图5-6-4、图5-6-5、图5-6-6）

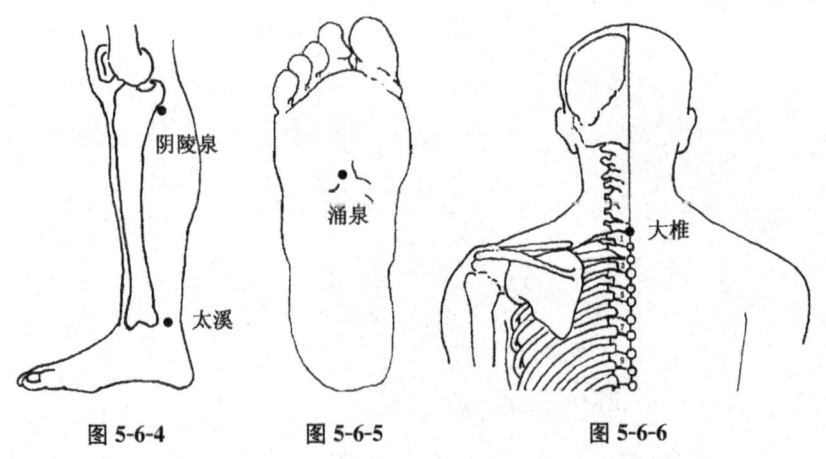

图5-6-4　　　　图5-6-5　　　　图5-6-6

(2)定位　太溪：足内侧，内踝后方，内踝尖与跟腱的凹陷处。

涌泉：在足底部，卷足时前部凹陷处，足底二、三趾趾缝纹头端与足跟连线的前 1/3 与后 2/3 交点上。

阴陵泉:在小腿内侧,胫骨内侧髁后下方凹陷处(从踝关节后方,沿骨的边缘向上推行至尽头处即是穴位)。

大椎:后正中线上,第七颈椎棘突(即低头时颈背最突起的骨头)下凹陷中。

(3)灸法　艾条温和灸,每穴 10 分钟,以穴位红晕温热为度,每日 1 次,8 次为 1 个疗程,应时常保健灸。

2. 方法二

(1)选穴　三阴交　照海　肾俞　大杼(见图 5-6-7、图 5-6-8、图 5-6-9)

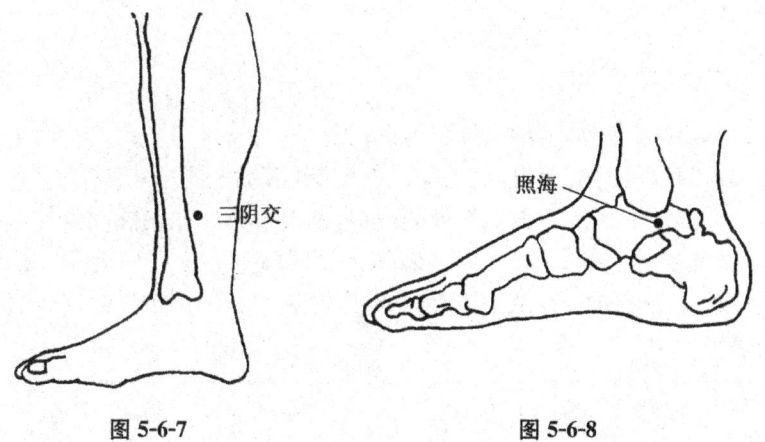

图 5-6-7　　　　　　　　　　图 5-6-8

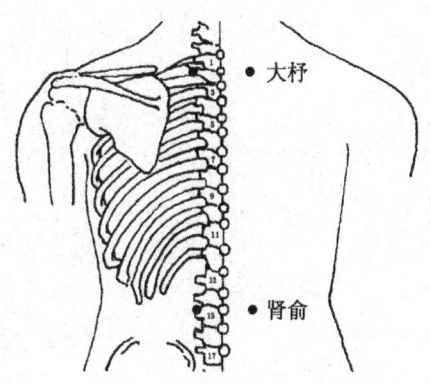

图 5-6-9

(2)定位　三阴交:小腿内侧,足内踝尖上3寸,胫骨内侧后方。
　　　　　照海:在踝部,内踝顶点下缘凹陷处。
　　　　　肾俞:在背部,第二腰椎棘突下,两侧旁开1.5寸。
　　　　　大杼:在背部,第一胸椎棘突下,两侧旁开1.5寸。
(3)灸法　艾条温和灸,每穴10分钟,以穴位红晕温热为度,每日1次,8次为1个疗程,应时常保健灸。

三、对症治疗

咽炎常伴有风热感冒、牙痛等症状,临床可以根据伴随症状加用以下方法。

(一)风热感冒

(1)选穴　曲池　合谷(见图5-6-2、图5-6-10)
(2)定位　曲池:屈肘,肘的横纹外侧端(拇指一侧)凹陷中。
　　　　　合谷:即通常所说的虎口,并拢拇指时肌肉隆起处。
(3)灸法　艾条雀啄灸,即像麻雀进食时头部一上一下运动,艾条距皮肤最近0.5~1厘米,从而产生一阵阵灼热感,10~15分钟,以穴位红晕灼热为度,每日1次。

(二)牙痛

(1)选穴　列缺(见图5-6-11)

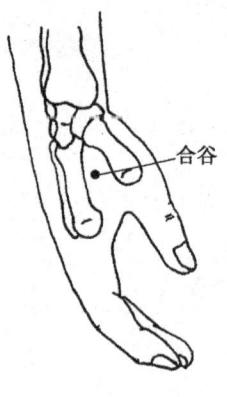
图5-6-10

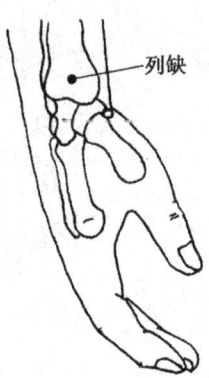
图5-6-11

(2) 定位　列缺：两手虎口自然平直交叉，一手食指按在另一手桡骨茎突上，指尖下凹陷处。

(3) 灸法　艾条温和灸，每穴 15 分钟，以穴位红晕灼热为度，每日 1 次。

四、注意事项

- 饮食尽量清淡，忌食酸辣等刺激性及煎炸食物。
- 平时多进行体育锻炼，增强体质。
- 避免熬夜，以防津液耗损。
- 虚证咽炎患者平时可服用滋阴保健凉茶。

五、病例

牛某，男，50 岁，干部。情绪不舒，咽喉疼痛 1 年，似有物卡于咽喉，咽部不肿但赤红，语音低哑，舌淡红嫩，少苔，脉弦细数。诊为肝郁化火，灼伤津液，属虚火喉痹范畴。取穴照海、三阴交、肾俞、太冲，除太冲使用雀啄灸外，余穴使用温和灸，每次每穴 10 分钟，经治疗 12 次后，患者痊愈。

第七节　牙　痛

牙痛是口腔疾病常见症状之一，中医认为风热侵袭、胃火上犯、阴虚火旺均可引起牙痛。现代医学的牙髓炎、牙周炎、冠周炎、干槽症及牙外伤引起的牙痛，均可按本病灸法治疗。

临床表现为牙齿疼痛，牙龈红肿，或伴有发热恶寒，口渴口臭，便秘，耳鸣，头晕目眩，腰膝酸软等，根据临床症状治疗如下。

一、风热侵袭

(一) 症状

牙龈红肿，牙齿疼痛，遇冷痛减，遇热痛甚，常伴有轻微发热恶风，口渴舌干。

(二)治法

(1)选穴　合谷　大椎　外关　颊车(见图 5-7-1、图 5-7-2、图 5-7-3、图 5-7-4)

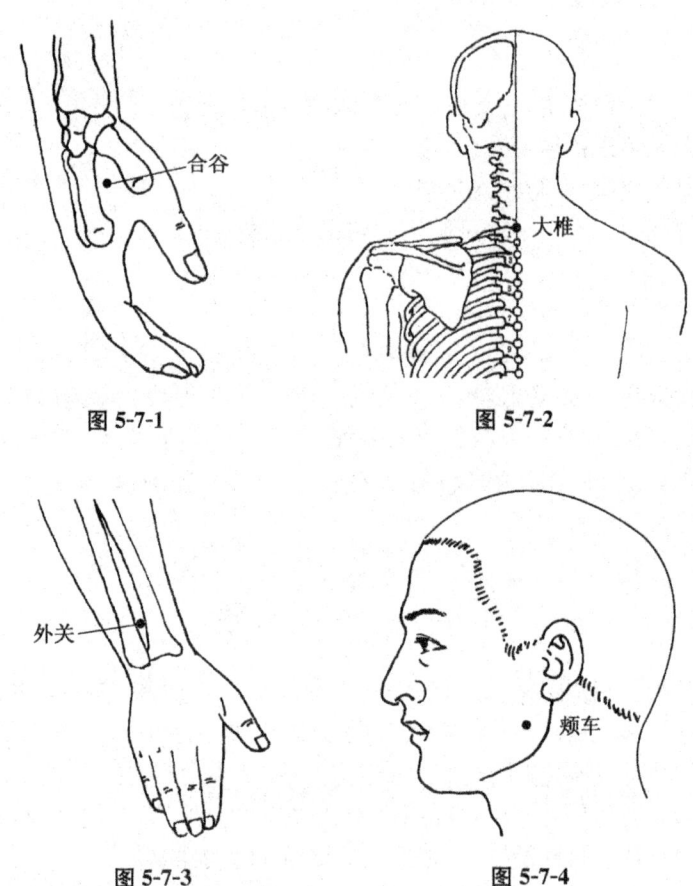

图 5-7-1　　　　　　　　图 5-7-2

图 5-7-3　　　　　　　　图 5-7-4

(2)定位　合谷:即通常所说的虎口,并拢拇指时肌肉隆起处。
　　　　大椎:在背部,后正中线上,第七颈椎棘突(即低头时颈背最突起的骨头)下凹陷中。
　　　　外关:在前臂背侧,腕横纹上2寸,两骨之间凹陷处。
　　　　颊车:在面侧部,当咬紧牙关时,肌肉隆起处。

(3)灸法　艾条雀啄灸,即像麻雀进食时头部一上一下地运动,艾条距皮肤最近0.5~1厘米,从而产生一阵阵的灼热感,每穴10~15分钟,以穴位红晕温热为度,每日1次,7次为1个疗程,痛止即止。

二、胃火上犯

(一)症状

牙齿疼痛剧烈,牙龈肿胀或渗脓血,肿胀可波及整个腮颊,可伴有头痛,口渴,口臭大便秘结,身热汗出。

(二)治法

(1)选穴　内庭　大迎　胃俞　合谷(见图5-7-1、图5-7-5、图5-7-6、图5-7-7)

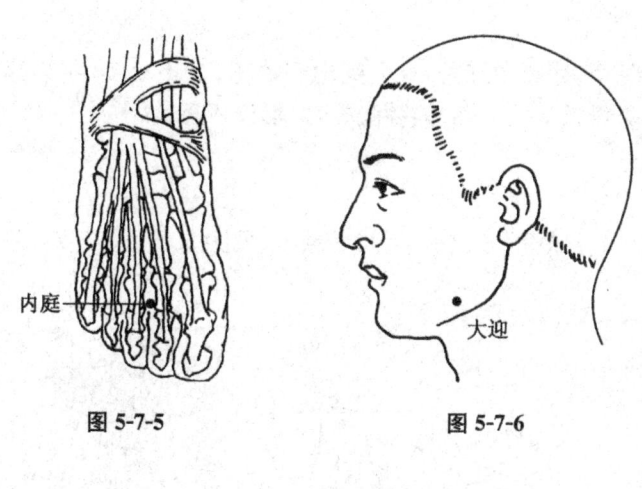

图 5-7-5　　　　　　图 5-7-6

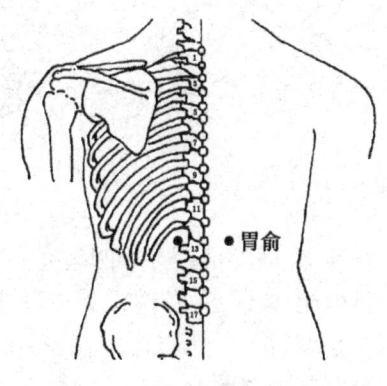

图 5-7-7

(2)定位　内庭：足背二、三趾间缝纹端。

　　　　　大迎：在面侧部，当嘴角外斜下，可触及动脉搏动处即是。

　　　　　胃俞：在背部，第十二胸椎棘突下，两侧旁开1.5寸。

　　　　　合谷：即通常所说的虎口，并拢拇指时肌肉隆起处。

(3)灸法　艾条雀啄灸，即像麻雀进食时头部一上一下地运动，艾条距皮肤最近0.5~1厘米，从而产生一阵阵的灼热感，每穴10~15分钟，以穴位红晕灼热为度，每日1次，7次为1个疗程，可配合放血疗法，痛止即止。

三、阴虚火旺

(一)症状

牙齿隐痛，牙龈微红肿，日久则出现萎缩，牙齿松动，午后疼痛加剧，并可伴有头晕、目眩、耳鸣、腰膝酸软、口渴但不欲饮。

(二)治法

(1)选穴　照海　太溪　行间　颊车（见图5-7-4、图5-7-8、图5-7-9）

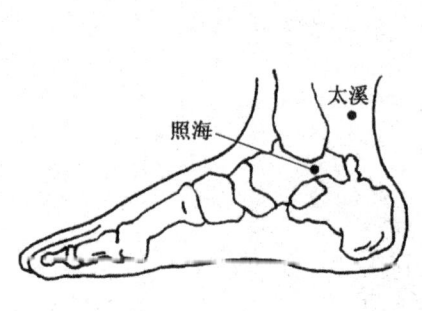
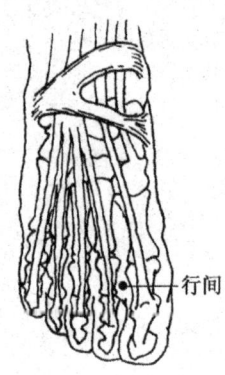

图5-7-8　　　　　　　　图5-7-9

(2)定位　照海：在踝部，内踝顶点下缘凹陷处。

　　　　　太溪：足内侧，内踝后方，内踝尖与跟腱的凹陷处。

　　　　　行间：在足背，第一、第二趾间，趾根部的后方足背皮肤与足底皮肤交界处。

　　　　　颊车：在面侧部，当咬紧牙关时，肌肉隆起处。

(3)灸法　艾条温和灸,每穴 15 分钟,以穴位红晕温热为度,每日 1 次,7 次为 1 个疗程,痛止即止。

四、对症治疗

常伴有口渴,牙齿松动等症状,临床可以根据伴随症状加用以下方法。

(一)口渴

(1)选穴　三阴交(见图 5-7-10)

(2)定位　三阴交:小腿内侧,足内踝尖上 3 寸,胫骨内侧后方。

(3)灸法　艾条温和灸 15 分钟,以穴位红晕温热为度,每日 1 次。

(二)牙齿松动

(1)选穴　阴陵泉(见图 5-7-11)

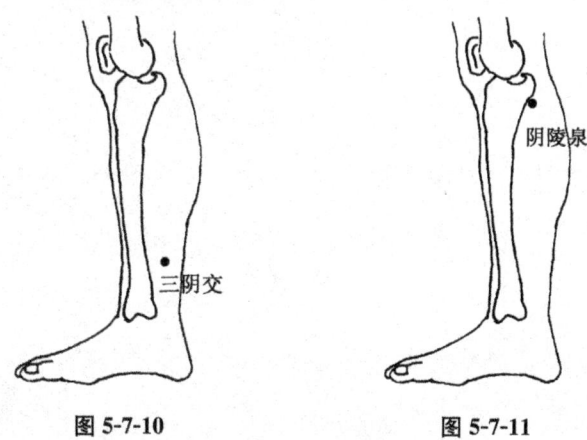

图 5-7-10　　　　　图 5-7-11

(2)定位　阴陵泉:在小腿内侧,胫骨内侧髁后下方凹陷处(从踝关节后方,沿骨的边缘向上推行至尽头处即是穴位)。

(3)灸法　艾条温和灸 15 分钟,以穴位红晕温热为度,每日 1 次。

五、注意事项

- 牙痛肿胀明显灸治无效时,应及时就医。
- 饮食尽量清淡,忌食酸辣等刺激性及煎炸食物。

- 治疗期间应配合使用药物治疗。
- 阴虚患者应避免熬夜,保证充足休息时间。

六、病例

孙某某,女,34岁,工人。牙齿疼痛4天,咀嚼时加重,晨起痛缓,午后加重,口渴,大便秘结,舌质红,苔黄,脉弦数。诊为胃火牙痛。拟清热泻火止痛法,取左侧内庭、行间及右侧大迎、下关穴,每穴雀啄灸10分钟,灸完痛止,2个月随访未复发。

参 考 文 献

1　周楣声. 灸绳. 青岛：青岛出版社,1998
2　张奇文. 中国灸法大全. 天津：天津科学技术出版社,1999
3　章逢润,耿俊英. 中国灸疗学. 北京：人民卫生出版社,1989
4　叶茶山[清]. 采艾编翼. 北京：中医古籍出版社,1985
5　谢锡亮. 实用家庭保健灸法. 北京：中国医药科技出版社,1993
6　梁华梓,肖凤勤. 实用常见病艾灸疗法. 北京：金盾出版社,1998
7　程爵棠,程功文. 艾灸疗法治百病. 北京：人民军医出版社,2005
8　李观荣. 汉英对照实用灸学. 北京：人民卫生出版社,2004
9　叶成鹄,韩碧英. 实用灸疗. 北京：中医古籍出版社,1991
10　谭支绍. 中国民间灯火灸法. 南宁：广西科学技术出版社,1990
11　穆腊梅. 实用保健灸法. 武汉：华中理工大学出版社,1994
12　闵晓俊. 灸疗法百病妙治. 北京：人民军医出版社,2002
13　常虹,李鑫. 奇特的灸疗. 哈尔滨：黑龙江科学技术出版社,1994
14　王启才,等. 针灸治疗学. 北京：中国中医药出版社,2003
15　周仲瑛,等. 中医内科学. 北京：中国中医药出版社,2003

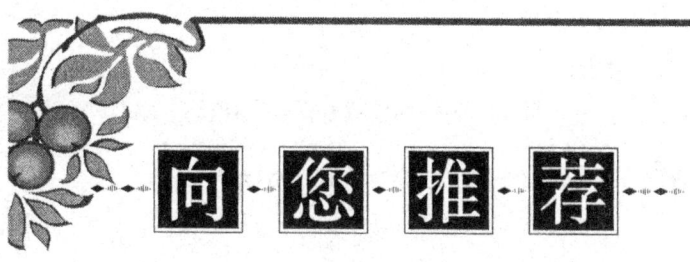

向·您·推·荐

针灸、推拿类

耳穴诊断彩色图鉴	95.00
针灸对症治疗学	158.00
段氏脏腑按摩技法	35.00
实用小儿推拿	28.00
针灸治疗损形损容疾病	29.00
名老中医谈养生延寿	18.00
再传伤寒论	98.00

注：邮费按书款总价另加 20%

图书在版编目（CIP）数据

灸法速成图解 / 柴铁劬主编. —北京：科学技术文献出版社，2009.8
（2023.9重印）
（中医实用技术丛书）
ISBN 978-7-5023-6377-2

Ⅰ.①灸…　Ⅱ.①柴…　Ⅲ.①灸法—图解　Ⅳ.① R245.8-64

中国版本图书馆 CIP 数据核字（2009）第 095051 号

灸法速成图解

策划编辑：樊雅莉　　责任编辑：周　玲　　责任校对：赵文珍　　责任出版：张志平

出　版　者	科学技术文献出版社
地　　　址	北京市复兴路15号　　邮编　100038
编　务　部	（010）58882938，58882087（传真）
发　行　部	（010）58882868，58882870（传真）
邮　购　部	（010）58882873
官 方 网 址	www.stdp.com.cn
发　行　者	科学技术文献出版社发行　全国各地新华书店经销
印　刷　者	北京虎彩文化传播有限公司
版　　　次	2009年8月第1版　2023年9月第4次印刷
开　　　本	650×950　1/16
字　　　数	335千
印　　　张	21
书　　　号	ISBN 978-7-5023-6377-2
定　　　价	32.00元

版权所有　违法必究

购买本社图书，凡字迹不清、缺页、倒页、脱页者，本社发行部负责调换